*Martina Finkel*

# Angewandte Homöosiniatrie

*Frau* Erna Dora Peters *gewidmet,
die mir ermöglichte, alle Wege
in meinem Leben zu gehen.*

*Martina Finkel*

# Angewandte Homöosiniatrie

Therapeutische Kombination von Homöopathie und TCM

75 Abbildungen
4 Tabellen

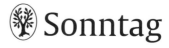

Die Deutsche Bibliothek – CIP-Einheitsaufnahme

Ein Titeldatensatz für diese Publikation ist bei
Der Deutschen Bibliothek erhältlich

Titelabbildung: Bavaria

Abbildungen im Text teilweise aus:
Geyer, Erwin, 100 wichtige Punkte der Akupunktur und Homöopathie. Sonntag, Stuttgart 1994

**Wichtiger Hinweis**
Wie jede Wissenschaft ist die Medizin ständigen Entwicklungen unterworfen. Forschung und klinische Erfahrung erweitern unsere Erkenntnisse, insbesondere was Behandlung und medikamentöse Therapie anbelangt. Soweit in diesem Werk eine Dosierung oder eine Applikation erwähnt werden, darf der Leser zwar darauf vertrauen, daß Autor, Herausgeber und Verlag große Sorgfalt darauf verwandt haben, daß diese Angaben dem Wissensstand bei Fertigstellung des Werkes entsprechen.
Für Angaben über Dosierungsanweisungen und Applikationsformen kann vom Verlag jedoch keine Gewähr übernommen werden. Jeder Benutzer ist angehalten, durch sorgfältige Prüfung der Beipackzettel bzw. Firmenliteratur der verwendeten Präparate und gegebenenfalls nach Konsultation eines Spezialisten festzustellen, ob die dort gegebene Empfehlung für Dosierungen oder die Beachtung von Kontraindikationen gegenüber der Angabe in diesem Buch abweicht. Eine solche Prüfung ist besonders wichtig bei selten verwendeten Präparaten oder solchen, die neu auf den Markt gebracht worden sind. Jede Dosierung oder Applikation erfolgt auf eigene Gefahr des Benutzers. Autor und Verlag appellieren an jeden Benutzer ihm etwa auffallende Ungenauigkeiten dem Verlag mitzuteilen.
Geschützte Warennamen (Warenzeichen) werden nicht besonders kenntlich gemacht. Aus dem Fehlen eines solchen Hinweises kann also nicht geschlossen werden, daß es sich um einen freien Warennamen handele.

ISBN 3-87758-178-1

© Johannes Sonntag Verlagsbuchhandlung GmbH, Stuttgart 2000
Jeder Nachdruck, jede Wiedergabe, Vervielfältigung und Verbreitung, auch von Teilen des Werkes oder von Abbildungen, jede Abschrift, auch auf fotomechanischem Wege oder im Magnettonverfahren, in Vortrag, Funk, Fernsehsendungen, Telefonübertragung sowie Speicherung in Datenverarbeitungsanlagen, bedarf der ausdrücklichen Genehmigung des Verlages.
Printed in Germany 2000
Gesamtherstellung: Pustet, Regensburg
Grundschrift: 9.3/10.4 Gulliver

# Inhaltsverzeichnis

Vorwort .................................. VIII

## I. Grundlagen und Basiswissen

| | | |
|---|---|---|
| **1.** | **Einführung** ..................... | 3 |
| 1.1 | Begriffe und Bereiche ............. | 3 |
| 1.1.1 | Die Akupunktur ................... | 3 |
| 1.1.2 | Die Homöopathie .................. | 3 |
| 1.1.3 | Die Homöosiniatrie ............... | 3 |
| 1.1.4 | Abgrenzung der Homöosiniatrie gegenüber anderen »Biopunktur«-Modelle ......................... | 3 |
| 1.2 | Gestaltende Persönlichkeiten ........ | 3 |
| 1.2.1 | Friedrich August Weihe ............ | 3 |
| 1.2.2 | Roger de la Fuye ................. | 4 |
| 1.2.3 | Samuel Hahnemann ................. | 5 |
| **2.** | **Die Traditionelle Chinesische Medizin (TCM)** ................... | 6 |
| 2.1 | Kurzer historischer Rückblick ....... | 6 |
| 2.2 | Yin und Yang ..................... | 7 |
| 2.3 | Die Grundsubstanzen .............. | 7 |
| 2.3.1 | Jing (Essenzen) ................... | 7 |
| 2.3.2 | Qi .............................. | 8 |
| 2.3.3 | Xue (Blut) ....................... | 8 |
| 2.3.4 | Shen (Geist) ..................... | 9 |
| 2.3.5 | Jin Ye (Körperflüssigkeiten) ........ | 10 |
| 2.4 | Ursachen und Pathophysiologie in der TCM ..................... | 10 |
| 2.4.1 | Die sechs exogenen Faktoren ....... | 10 |
| 2.4.2 | Die endogenen Faktoren ........... | 11 |
| 2.4.3 | Die neutralen Faktoren ............ | 11 |
| 2.5 | Diagnostik in der TCM ............. | 11 |
| 2.6 | Das Organ-System in der TCM ....... | 12 |
| 2.7 | Die Punktkategorien .............. | 12 |
| 2.7.1 | Tonisierungspunkte ............... | 12 |
| 2.7.2 | Sedierungspunkte ................ | 12 |
| 2.7.3 | Yuan-Punkte (Quellpunkte, Ursprungspunkte, Yuan Xue) ....... | 12 |
| 2.7.4 | Mu-Punkte (Konzentrierungspunkte, Alarmpunkte, Mu Xue) ............ | 15 |
| 2.7.5 | Shu-Punkte (Rücken-Shu Punkte, Zustimmungspunkte, Transportpunkte, Bei Shu Xue) ............. | 13 |
| 2.7.6 | Luo-Punkte (Verknüpfungspunkte, Verbindungspunkte, Passagepunkte, Durchgangspunkte, Luo Xue) ....... | 13 |
| **3.** | **Die Homöopathie** ............... | 14 |
| 3.1 | Die Ähnlichkeitsregel ............. | 14 |
| 3.2 | Die Potenzierung ................. | 14 |
| 3.3 | Zubereitungsformen .............. | 14 |
| 3.4 | Wirkungsweise ................... | 14 |
| 3.5 | Arzneimittelanwendung in der Homöopathie .................... | 15 |
| 3.6 | Einteilung und Wertung von Symptomen ..................... | 15 |
| 3.7 | Das Phänomen der »Erstverschlimmerung« ................ | 15 |
| **4.** | **Die Homöosiniatrie** ............. | 16 |
| 4.1 | Die homöosiniatrischen Akupunkturpunkte ......................... | 16 |
| 4.2 | Praktische Anwendung ............ | 16 |
| 4.2.1 | Technik ......................... | 16 |
| 4.2.2 | Kontraindikationen ............... | 17 |
| 4.2.3 | Praktische Vorgehensweise ........ | 17 |
| 4.2.4 | TCM-Syndrom → Akupunkturpunkt → Homöopathisches Arzneimittel ..... | 19 |
| 4.2.5 | Zuordnung der Akupunkturpunkte und der homöopathischen Arzneimittel nach De la Fuye ............ | 27 |
| **5.** | **Kombination und Synergie** ....... | 34 |
| 5.1 | Warum ist die Kombination von Akupunktur und Homöopathie erfolgreich? ..................... | 34 |
| 5.2 | Der Vergleich der Symptome der TCM und der Homöopathie ............ | 35 |

| | | |
|---|---|---|
| 5.3 | Kritische Anmerkungen | 38 |
| 5.3.1 | Zur Methodik der Homöosiniatrie | 38 |
| 5.3.2 | Was dieses Buch nicht berücksichtigen konnte | 38 |
| 5.3.3 | Offen gebliebene Fragen | 39 |
| 5.4 | Anspruch und Zielsetzung dieser Arbeit | 39 |

## II. Angewandte Praxis der Homöosiniatrie

| | | |
|---|---|---|
| **1.** | **Leber-Leitbahn** | 43 |
| 1.1 | Hauptpunkte | 43 |
| 1.1.1 | Le 9 als Tonisierungspunkt | 43 |
| 1.1.2 | Le 2 als Sedierungspunkt | 44 |
| 1.2 | Spezialpunkte | 47 |
| 1.2.1 | Le 3 als Yuan-Punkt | 47 |
| 1.2.2 | Le 14 als Mu-Punkt | 54 |
| 1.2.3 | Bl 18 als Shu-Punkt | 57 |
| 1.2.4 | Le 6 als Luo-Punkt | 60 |
| **2.** | **Gallenblasen-Leitbahn** | 61 |
| 2.1 | Hauptpunkte | 61 |
| 2.1.1 | Gb 43 als Tonisierungspunkt | 61 |
| 2.1.2 | Gb 38 als Sedierungspunkt | 63 |
| 2.2 | Spezialpunkte | 64 |
| 2.2.1 | Gb 40 als Yuan-Punkt | 64 |
| 2.2.2 | Gb 24 und Gb 23 als Mu-Punkte | 66 |
| 2.2.2.1 | Gb 24 als Haupt-Mu-Punkt | 66 |
| 2.2.2.2 | Gb 23 als zweiter Mu-Punkt | 67 |
| 2.2.3 | Bl 19 als Shu-Punkt | 68 |
| 2.2.4 | GB 37 als Luo-Punkt | 69 |
| **3.** | **Herz-Leitbahn** | 71 |
| 3.1 | Hauptpunkte | 71 |
| 3.1.1 | He 9 als Tonisierungspunkt | 71 |
| 3.1.2 | He 7 als Sedierungspunkt | 73 |
| 3.2 | Spezialpunkte | 77 |
| 3.2.1 | He 7 als Yuan-Punkt | 77 |
| 3.2.2 | KG 14 (Ren Mai) als Mu-Punkt | 81 |
| 3.2.3 | Bl 15 als Shu-Punkt | 83 |
| 3.2.4 | He 5 als Luo-Punkt | 86 |
| **4.** | **Dünndarm-Leitbahn** | 88 |
| 4.1 | Hauptpunkte | 88 |
| 4.1.1 | Dü 3 als Tonisierungspunkt | 88 |
| 4.1.2 | Dü 8 als Sedierungspunkt | 89 |
| 4.2 | Spezialpunkte | 90 |
| 4.2.1 | Dü 4 als Yuan-Punkt | 90 |
| 4.2.2 | KG 4 (Ren 4) als Mu-Punkt | 92 |
| 4.2.3 | Bl 27 als Shu-Punkt | 97 |
| 4.2.4 | Dü 7 als Luo-Punkt | 98 |
| **5.** | **Perikard-Leitbahn** | 99 |
| 5.1 | Hauptpunkte | 99 |
| 5.1.1 | PC 9 als Tonisierungspunkt | 99 |
| 5.1.2 | PC 7 als Dispergierungspunkt | 101 |
| 5.2 | Spezialpunkte | 103 |
| 5.2.1 | PC 7 als Yuan-Punkt | 103 |
| 5.2.2 | PC 1 und Ni 11 als Mu-Punkte | 105 |
| 5.2.2.1 | PC 1 als erster Mu-Punkt der Perikard-Leitbahn | 105 |
| 5.2.2.2 | Ni 11 als zweiter Mu-Punkt der Perikard-Leitbahn | 107 |
| 5.2.3 | Bl 14 als Shu-Punkt | 108 |
| 5.2.4 | PC 6 als Luo-Punkt | 109 |
| **6.** | **Dreifacher Erwärmer-Leitbahn** | 114 |
| 6.1 | Hauptpunkte | 114 |
| 6.1.1 | 3 E 3 als Tonisierungspunkt | 114 |
| 6.1.2 | 3 E 10 als Sedierungspunkt | 115 |
| 6.2 | Spezialpunkte | 116 |
| 6.2.1 | 3 E 4 als Yuan-Punkt | 116 |
| 6.2.2 | KG 5 (Ren 5), KG 7 (Ren 7), KG 12 (Ren 12) und KG 17 (Ren 17) als Mu-Punkte | 119 |
| 6.2.2.1 | KG 5 (Ren 5) als Mu-Punkt | 119 |
| 6.2.2.2 | KG 7 (Ren 7) als Mu-Punkt | 120 |
| 6.2.2.3 | KG 12 (Ren 12) als Mu-Punkt | 123 |
| 6.2.2.4 | KG 17 (Ren 17) als Mu-Punkt | 128 |
| 6.2.3 | Bl 22 als Shu-Punkt | 131 |
| 6.2.4 | 3 E 5 als Luo-Punkt | 133 |
| **7.** | **Milz-Leitbahn** | 134 |
| 7.1 | Hauptpunkte | 134 |
| 7.1.1 | Mi 2 als Tonisierungspunkt | 134 |
| 7.1.2 | Mi 5 als Sedierungspunkt | 136 |
| 7.2 | Spezialpunkte | 138 |
| 7.2.1 | Mi 3 als Yuan-Punkt | 138 |
| 7.2.2 | Mi 15 als Mu-Punkt | 142 |
| 7.2.3 | Bl 20 als Shu-Punkt | 144 |
| 7.2.4 | Mi 4 als Luo-Punkt | 150 |

| | | |
|---|---|---|
| **8.** | **Magen-Leitbahn** | 152 |
| 8.1 | Hauptpunkte | 152 |
| 8.1.1 | Ma 41 als Tonisierungspunkt | 152 |
| 8.1.2 | Ma 45 als Sedierungspunkt | 154 |
| 8.2 | Spezialpunkte | 156 |
| 8.2.1 | Ma 42 als Yuan-Punkt | 156 |
| 8.2.2 | KG 12 (Ren 12) als Mu-Punkt | 158 |
| 8.2.3 | Bl 21 als Shu-Punkt | 163 |
| 8.2.4 | Ma 40 als Luo-Punkt | 167 |
| **9.** | **Lungen-Leitbahn** | 169 |
| 9.1 | Hauptpunkte | 169 |
| 9.1.1 | Lu 9 als Tonisierungspunkt | 169 |
| 9.1.2 | Lu 5 als Sedierungspunkt | 171 |
| 9.2 | Spezialpunkt | 174 |
| 9.2.1 | Lu 9 als Yuan-Punkt | 174 |
| 9.2.2 | Lu 1 als Mu-Punkt | 177 |
| 9.2.3 | Bl 13 als Shu-Punkt | 179 |
| 9.2.4 | Lu 7 als Luo-Punkt | 182 |
| **10.** | **Dickdarm-Leitbahn** | 186 |
| 10.1 | Hauptpunkte | 186 |
| 10.1.1 | Di 11 als Tonisierungspunkt | 186 |
| 10.1.2 | Di 2 und Di 3 als Sedierungspunkte | 189 |
| 10.1.2.1 | Di 2 als erster Sedierungspunkt | 189 |
| 10.1.2.2 | Di 3 als zweiter Sedierungspunkt | 190 |
| 10.2 | Spezialpunkte | 191 |
| 10.2.1 | Di 4 als Yuan-Punkt | 191 |
| 10.2.2 | Ma 25 als Mu-Punkt | 196 |
| 10.2.3 | Bl 25 als Shu-Punkt | 201 |
| 10.2.4 | Di 6 als Luo-Punkt | 203 |
| **11.** | **Nieren-Leitbahn** | 204 |
| 11.1 | Hauptpunkte | 204 |
| 11.1.1 | Ni 7 als Tonisierungspunkt | 204 |
| 11.1.2 | Ni 1 und Ni 2 als Sedierungspunkte | 209 |
| 11.1.2.1 | Ni 1 als erster Sedierungspunkt | 209 |
| 11.1.2.2 | Ni 2 als zweiter Sedierungspunkt | 210 |
| 11.2 | Spezialpunkte | 212 |
| 11.2.1 | Ni 3 als Yuan-Punkt | 212 |
| 11.2.2 | Gb 25 als Mu-Punkt | 223 |
| 11.2.3 | Bl 23 als Shu-Punkt | 224 |
| 11.2.4 | Ni 4 als Luo-Punkt | 229 |
| **12.** | **Blasen-Leitbahn** | 230 |
| 12.1 | Hauptpunkte | 230 |
| 12.1.1 | Bl 67 als Tonisierungspunkt | 230 |
| 12.1.2 | Bl 65 als Sedierungspunkt | 231 |
| 12.2 | Spezialpunkte | 232 |
| 12.2.1 | Bl 64 als Yuan-Punkt | 232 |
| 12.2.2 | KG 3 (Ren 3) als Mu-Punkt | 234 |
| 12.2.3 | Bl 28 als Shu-Punkt | 236 |
| 12.2.4 | Bl 58 als Luo-Punkt | 237 |

| **III.** | **Anhang** | |
|---|---|---|
| 1. | Verzeichnis der beschriebenen homöopathischen Arzneimittel | 241 |
| 2. | Übersicht: Akupunkturpunkte und zugeordnete homöopathische Arzneimittel | 242 |
| 3. | Literaturverzeichnis | 245 |

# Vorwort

Die Traditionelle Chinesische Medizin und die Homöopathie erfahren in der Homöosiniatrie ein Synthese, die den Einzelerfolg beider Therapierichtungen erhöhen kann.

▬ Beide Lehren berufen sich auf die Aufrechterhaltung des gleichmäßigen Flusses des *Qi* bzw. der *Lebenskraft* respektive ihrer Wiederherstellung. Bei beiden Behandlungsmethoden steht nicht das isolierte Krankheitsgeschehen im Mittelpunkt, sondern der Mensch als Ganzes.

▬ Der Beginn der Homöosiniatrie ist auf die Entdeckung WEIHES zu datieren, der als homöopatisch tätiger Arzt bei bestimmten Arzneimittelbildern eine Druckdolenz auf bestimmte Körperareale bzw. Körperpunkte feststellte und so als erster eine Beziehung zwischen einem *bestimmten* Arzneimittelbild und einem *bestimmten* Körperpunkt herstellte.

▬ Diese Beziehungen untereinander wurden durch ROGER DE LA FUYE systematisch überprüft und teilweise korrigiert oder um neue Zusammenhänge ergänzt.

▬ Diese Arbeit versucht nun, zwischen der energetischen Wirkung der Akupunkturpunkte und dem entsprechenden homöopathischen Arzneimittel eine Deckungsgleichheit anzuzeigen. Dabei bildet die Traditionelle Chinesische Medizin bewußt den Ausgangspunkt. Als Grundlage dienen die von DE LA FUYE aufgezeigten Zusammenhänge zwischen Akupunkturpunkten und homöopathischen Mitteln.

Lübeck, im Sommer 2000      Martina Finkel

# I.
# Grundlagen und Basiswissen

# 1. Einführung

## 1.1 Begriffe und Bereiche

### 1.1.1 Akupunktur

Der Begriff der Akupunktur setzt sich zusammen aus *acus* = Nadel und *punctura* = Einstich. Es handelt sich also um den Einstich in bestimmte Areale des Körpers mit Hilfe von Nadeln. Bei der Akupunktur handelt es sich um eine **Regulationstherapie,** bei der abnorme Energiezustände ausgeglichen werden.

### 1.1.2 Die Homöopathie

Bei der Homöopathie handelt es sich, wie bei der Traditionellen Chinesischen Medizin, ebenfalls um eine **Regulationstherapie**. Mit einem für jeden Kranken individuell zu findenden homöopathischen Mittel kommt es zu einer körpereigenen Regulation und damit zur Gesundung. Hierbei erzeugt das Mittel zunächst eine relativ schwache *»Kunstkrankheit«*, die die Lebenskraft des Kranken zu bewältigen vermag und die der eigentlichen Krankheit ähnlich ist. Indem die Lebenskraft die Kunstkrankheit bewältigt, tut sie dies zugleich auch mit der eigentlichen Krankheit.

### 1.1.3 Die Homöosiniatrie

> Homöosiniatrie beschreibt die Kombination der Traditionellen Chinesischen Medizin mit der Homöopathie. Definitionsgemäß handelt es sich um subcutanes oder intracutanes Spritzen von homöopathischen Mitteln in Akupunkturpunkten. Dabei kommt es nicht nur zur Vereinigung der Technik zweier Therapierichtungen, sondern auch zum Zusammenschluß der Philosophien zweier grundlegend verschiedener Kulturen.

Eine 3000 Jahre alte und in Religion und Philosophie eingebettete Diagnose- und Behandlungsform trifft hier auf eine relativ junge, nur auf ein Wissenschaftsbild gegründete Therapierichtung.

Trotz dieser Unterschiede basieren beide Medizingebiete jedoch auf einem ähnlichen energetischen Grundmodell, so daß eine Kombination als möglich erscheint. Der Zusammenschluß wurde jedoch erst in dem Augenblick möglich, als das hergebrachte westliche Therapiemodell von der Homöopathie aufgegeben wurde, die, ebenso wie die chinesische Medizin, den kranken Menschen als Ganzes betrachtet.

### 1.1.4 Abgrenzung der Homöosiniatrie gegenüber anderen »Biopunktur«-Modellen

Neben der Homöosiniatrie, die sich auf Definition (siehe 1.1.3) gründet, gibt es noch andere, davon abzugrenzende Modelle:

- Bei der **Biopunktur** werden Homöopathika oder Phytotherapeutika nicht nur auf Akupunkturpunkte, sondern auch auf Triggerpunkte oder lokal schmerzhafte Punkte aufgetragen.
- Bei der **Mesotherapie** werden Anästhetika und Antiphlogistika aufgetragen, und zwar ausschließlich auf Triggerpunkte oder lokal. Es besteht kein Zusammenhang zu Akupunkturpunkten.
- Bei der **Neuraltherapie** werden ausschließlich Anästhetika in Trigger- oder Akupunkturpunkte oder lokal in Narben injiziert. Das Medikament wird nicht nur s. c. oder i. c. verabreicht, sondern auch in Myogelosen oder Ganglien.

## 1.2 Gestaltende Persönlichkeiten

### 1.2.1 Friedrich August Weihe

Dr. WEIHE war ein homöopathischer Arzt, der sich schwerpunktmäßig mit den Hochpotenzen der Homöopathie befaßte. Durch seine individuelle Betrachtung der Kranken entdeckte er erneut das Prinzip der östlichen Medizin von der Ganzheit des Menschen, ohne Kenntnisse der Akupunktur zu besitzen, und stellte so einen Zusammenhang zwischen schmerzhaften Körperpunkten bzw. Hautresistenzen und einer verordneten homöopathischen Arznei her.

▬ Durch seine Beobachtungen seit 1875 fand WEIHE 195 Punkte, die bei bestimmten Symptomenbildern, die jeweils homöopathischen Arzneimittelbildern entsprechen, schmerzhaft oder druckschmerzhaft waren.

▬ Allerdings wurde seine erste große Arbeit erst im Jahre 1886 veröffentlicht. Diese Arbeit beinhaltet als Kernaussage, daß alle Krankheiten, auch die im Latenzstadium, hypergetische Punkte auf die Körperoberfläche projizieren.

▬ Jedoch stieß WEIHE durch unkritische, unsystematische und verworrene Veröffentlichungen auf Kritik. So äußert sich KÖCK, ein Zeitgenosse Weihes, daß dessen Theorien »... ein Mischmasch von Unklarem, Unsicherem, ja Falschem« seien, und »nur dazu angetan sind, die Hahnemann'sche Therapie zu trüben.« (Heinz Schoeler, »Die Weihe'schen Druckpunkte«, Haug Verlag 1954).

▬ Auf den Druck anderer Wissenschaftler hin hat WEIHE dann mit seinen Schülern GÖRUM und LEESER-BONN Arzneimittelprüfungen durchgeführt, die den Zusammenhang der von ihnen gefundenen hyperalgetischen Punkte und den betreffenden homöopathischen Mitteln beweisen sollten. Allerdings sind diese Prüfungen als mißlungen zu werten, da die Erklärungsversuche jeglicher Grundlage entbehren.

▬ In dieser Veröffentlichung werden Universalmittel anorganischen Ursprungs von Organmitteln organischen Ursprungs unterschieden und nach WEIHE als *Doppelmittel* verordnet. Da dies jedoch dem homöopathischen Grundsatz der Verordnung eines Einzelmittels widerspricht, stellte WEIHE eine nicht nachvollziehbare Gleichung auf, was hier an einem Beispiel gezeigt werden soll:

Universalmittel $NaNO_3$ + Organmittel Belladonna → Chelidonium

Diese Gleichung ist heute ebensowenig nachvollziehbar wie zur damaligen Zeit.

▬ Weitere Untersuchungen, besonders von LEESER-BONN, stellten dann einen Zusammenhang zwischen Hautarealen und inneren Organen her, ebenso wie Parallelen zur Neuraltherapie nach HUNECKE.

▬ Im Jahre 1935 wies BONNET-LENAUER viele Übereinstimmungen zwischen den chinesischen Punkten und den Weihe'schen Druckpunkten nach.

▬ Auch Weihes Beobachtungen wurden später von HEAD, MACKENZIE, SOULIÉ DE MORANT und v. STAA nachträglich bestätigt. Somit war nun der Kreis geschlossen, denn die Traditionelle Chinesische Medizin basierte ursprünglich ebenfalls auf der Entdeckung *hyperalgetischer Körperpunkte*.

### 1.2.2 Roger de la Fuye

Durch Prof. Dr. ROGER DE LA FUYE wurde die Synthese zwischen Akupunktur und Homöopathie, also die **Schaffung der Homöosiniatrie**, vollzogen. Die Grundlage seines Schaffens ist der Vergleich zwischen den Weihe'schen Druckpunkten und den Akupunkturpunkten der Traditionellen Chinesischen Medizin.

DE LA FUYE entwickelte die Arbeiten Weihes konsequent weiter, überprüfte die Weihe'schen Druckpunkte und fügte auch neue Punkte hinzu.

▬ Er folgerte aus den Theorien Weihes, daß »wenn ein Punkt auf die orale Gabe eines homöopathischen Mittels oder auf einen tonisierenden oder sedierenden Nadelstich die Schmerzhaftigkeit verliere und so ein Ausgleich des Energieflusses wieder hergestellt wäre und in Folge eine Symptomatologie nicht mehr vorhanden ist, so müsse doch ein schnellerer Effekt zu erzielen sein, wenn das homöopathische Arzneimittel direkt mit Hilfe einer Nadel in den Schmerzpunkt appliziert werden würde.«

▬ ROGER DE LA FUYE stellte dann Kriterien auf, die die **hyperalgetischen Punkte** im Zusammenhang mit der Traditionellen Chinesischen Akupunktur erfüllen sollten:

❶ Chinesischer Haupt- oder Spezialpunkt: **vollständiges Simile**

   a) Das Mittel vereinigt in sich
      → Organbezug des Medikamentes
      → energetische Wirkung
      → primäre und sekundäre Verwandtschaften; primäre Verwandtschaften beziehen sich auf den direkten Bezug zwischen Akupunkturpunkt und Organsystem, z. B. zwischen **Lu 1** und dem Atmungssystem; sekundäre Verwandtschaften auf den Einfluß auf andere Organsysteme

   b) Das Mittel vereinigt in sich
      → Organbezug des Medikamentes
      → energetische Wirkung
      → primäre Verwandtschaft

   c) Das Mittel vereinigt in sich
      → Organbezug
      → energetische Wirkung

❷ Chinesische Punkte von sekundärer Bedeutung: **Symptomatische Simile**

❸ Chinesische Punkte mit lokaler Wirkung: **lokale Simile**

▶ Nach diesen Kriterien konnte bei 153 Punkten von 195 Weihe'schen Druckpunkten eine Übereinstimmung mit denen der Traditionellen Chinesischen Medizin festgestellt werden.

### 1.2.3 Samuel Hahnemann

SAMUEL HAHNEMANN wurde am 10.4. 1755 in Meißen geboren und starb am 2. 3. 1843 in Paris. Zu dieser Zeit war das ärztliche Handwerk durch sehr eingreifende Therapien wie Aderlässe oder Klistiere gekennzeichnet, die den Kranken nur schwächten und nicht heilten. In der Pharmazie wurden oft hochgradig toxische Pharmaka meist ohne jegliche Kenntnis ihrer Wirkungsweisen eingesetzt.

▬ SAMUEL HAHNEMANN wollte nicht nach der in seiner Zeit üblichen Medizin heilen, an der er das menschenunwürdige Experimentieren mit Arzneien kritisierte. So gab er das Praktizieren auf und widmete sich der Übersetzung medizinischer Texte. Im Rahmen dieser Tätigkeit übersetzte er eine Veröffentlichung von Prof. WILLIAM CULLEN über die Heilwirkung der Chinarinde bei Malaria. HAHNEMANN führte daraufhin einen Selbstversuch durch, indem er als Gesunder Chinarinde zu sich nahm und bestimmte Symptome entwickelte, durch die eigentlich das Wechselfieber, also die Malaria, charakterisiert wird.

▬ Seitdem widmete HAHNEMANN sein Leben der Erprobung verschiedener Substanzen tierischer, pflanzlicher oder mineralischer Herkunft und hatte bis zu seinem 88. Lebensjahr 99 Substanzen geprüft. Heute sind über 3000 Mittel getestet und bekannt.

▬ HAHNEMANN überlieferte sein Wissen im methodischen Grundlagenwerk »Organon der Heilkunst« in Form von 291 Paragraphen.

# 2. Die Traditionelle Chinesische Medizin (TCM)

## 2.1 Kurzer historischer Rückblick

Die Grundlagen der Traditionellen Chinesischen Medizin sind eng mit dem *Taoismus* verbunden. Diese fundamentale philosophische Grundlage bildet die Wurzel einer über Jahrtausende entstandenen Medizin.

- Nach LAO-TSE, dem Begründer des Taoismus, steht vor der Schöpfung des Kosmos das namenlose Tao, mit dem sich der Mensch durch Wu Wei (»Nichthandeln«) vereinigt. Zwischen dem Tao des Himmels als aktivem Prozeß des Makrokosmos (Yang) und dem Tao der Erde als räumlichem, strukturivem Prozeß (Yin) befindet sich der Mensch. Das Tao soll gefunden werden – wer das Tao lebt, lebt im Einklang mit der Natur.
- Die *Legendäre Periode* (3000–2000 v. Chr.) wird heute als Beginn der Traditionellen Chinesischen Medizin angesehen, in der die legendären Gestalten FU XI (Yi Jing, *Buch der Wandlungen*), SHEN NONG *(Shen Nong Ben Chao Jing)* und der Legende nach auch HUANG DI *(Nei Jing)* mit ihren Werken ihre Grundlagen bildeten.
- Die nachweislichen Anfänge der Traditionellen Chinesischen Medizin werden in die Zeit der *Shang-Dynastie* (1760–1100 v. Chr.) datiert. In dieser Zeit spielte der Ahnenkult in der chinesischen Gesellschaft eine zentrale Rolle. Krankheiten wurden demgemäß als Verfluchung durch die Verstorbenen gedeutet, Heilung entsprechend als die Versöhnung mit den Ahnen. Diese herbeizuführen lag in den Händen von Priesterärzten, die eine Dämonenmedizin praktizierten.
- Während der *Zhou-Dynastie* (1100–770 v. Chr.) bildete die Dämonenmedizin, aus deren Sicht z. B. falsch ausgeführte Bestattungsriten die Geister Verstorbener zu bösen Dämonen (Gui) werden ließen, zunächst noch die Grundlage des Heilwesens. Dann jedoch kam es zu einer Trennung zwischen den Priestern und den Ärzten bzw. ihren medizinischen Organisationen.
- In der *Frühlings- und Herbst-Periode* (770–480 v. Chr.) bildete sich ein feudales System heraus. Eng verbunden mit dieser Zeit ist BIAN QUE, der Begründer der Puls- und Antlitz-Diagnostik.
- In der *Periode der Streitenden Reiche* (481–221 v. Chr.) kämpften die Feudalstaaten um die Vorherrschaft. Die Lehren des Konfuzius in der Literaturschule, die des LAO-TSE in der Taoistenschule und das **Yin-Yang-Prinzip** in der Naturalistenschule stellten in dieser Zeit die wichtigsten philosophischen Richtungen dar. Auch das **Nei Jing** wurde in dieser Zeit schriftlich verfaßt.
- In der *Han Dynastie* (205 v. Chr.–220 n. Chr.) wurden wissenschaftliche Behandlungspläne und Falldokumentationen (CHUN YU YI) oder auch Abhandlungen über einzelne Erkrankungen wie die über die Kältekrankheiten vor ZHANG ZHONG JING erarbeitet. Auch entwickelten sich schon Behandlungsrichtungen wie die der Hydrotherapie und Chirurgie von HUA TUO.
- In der folgenden *Jing Dynastie* (220–420 n. Chr.) wurden bedeutende Werke schriftlich fixiert wie der Pulsklassiker *Mai Jing* (WANG SHU HE) oder der Nadelklassiker *Zhen Jiu Jia Yi Jing* von HUAN FU MI. Sie vereinigten das gesamte Wissen der damaligen Zeit über Akupunktur- und Moxa-Therapie.
- Der größte Gelehrte in der *Tang-Dynastie* (618–906) war SUN SI MIAO als wohl letzter Vertreter der Generation, in der das Wissen ausschließlich vom Meister auf den Schüler übermittelt wurde. Sein Werk *Quian Jin Yao Fang* (»Rezepte, die wertvoller sind als 1000 Goldstücke«) faßte das Wissen aller Dynastien zusammen und bereitete die Teilung der Medizin in einzelne Fachbereiche vor.
- In der *Song-Dynastie* (960–1279 n. Chr.) gründete sich das Große Medizinamt (Taeyiju) als eigenständige Behörde und schuf damit die Voraussetzungen zur Entfaltung der TCM, besonders durch Gründung einer Ärzteschule.
- In der *Ming-Dynastie* (1368–1644) entstanden große Werke wie *Das große Kompendium der Akupunktur- und Moxa-Therapie* (ZHEN JIU DA CHENG) Yang Ji Zhou, Ben Cao Gang Mu als Große Materia medica mit über 1000 Drogen und Teerezepturen oder die Neugliederung des Nei Jing.
- Seit dem 12. bis 14. Jahrhundert begann jedoch auch der Niedergang der chinesischen

Medizin. In der *Qing-Dynastie* (1644–1911) nahm die Westliche Medizin ihren Aufschwung, die Akupunktur wurde in Frage gestellt, bis letztlich hin zu einem Gesetzesantrag zur Abschaffung der chinesischen Medizin im Jahre 1829.

▬ Als es unter MAO TSE TUNG (VR China ab 1949) zu einem Engpaß in der Medizin kam, besann man sich wieder auf die alten traditionellen Heilweisen, und damit kam es zu einer **Wiederbelebung der TCM**.

▬ Nach Europa wurde die chinesische Medizin von MARCO POLO im 16. Jahrhundert überliefert. Bis Ende des 19. Jahrhunderts ist die TCM mit Namen wie ANDREAS CLEYER, ENGELBERT KÄMPFER, BERLIOZ oder CHURCHILL verbunden, geriet dann jedoch in Vergessenheit. SOLIÉ DE MORAT übersetzte Quellen aus der Ming-Dynastie, DE LA FUYE befaßte sich 1947 mit der Synthese der chinesischen Medizin und der Homöopathie, was in dieser Arbeit näher beleuchtet werden soll.

▬ Die Entwicklung der chinesischen Medizin in Deutschland ist verbunden mit Namen wie HERIBERT SCHMIDT, GERHARD BACHMANN, AUGUST BRODDE, ELSE MÜNSER oder MANFRED PORKERT.

▬ Dennoch bildet heute die erste klassische Niederschrift – das *Nei Jing* – immer noch die Basis jeglichen Denkens in der TCM. In diesem *Klassiker des Gelben Kaisers* werden grundlegende Themen in Form eines Dialoges zwischen HUANG DI und seinem Leibarzt QI BO beschrieben.

## 2.2 Yin und Yang

▶ Eine Grundlage der chinesischen Philosophie ist das **Yin-Yang-Prinzip,** welches auf zwei polaren Gegensätzen beruht, was schon aus dem Schriftzeichen ersichtlich ist: Yin bedeutet die schattige Seite eines Hügels, Yang die Sonnenseite.

Die chinesische Monade als Symbol von Yin und Yang macht sowohl die Gegensätzlichkeiten als auch die Einheit deutlich – im quantitativ größten Yang ist das Yin qualitativ am stärksten und mit der größten Potenz der Umwandlung und umgekehrt.

▬ Das Denken in der Chinesischen Medizin gründet sich auf dieses Prinzip. Dabei werden Yin und Yang folgende fünf Eigenschaften zugeschrieben:

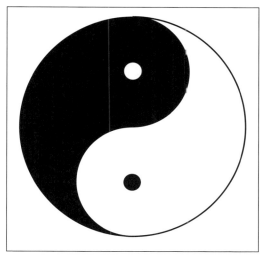

Symbol von Yin und Yang

❶ Alle Dinge haben einen Yin- und einen Yang-Aspekt.
❷ Jeder Yin- und jeder Yang-Aspekt kann wiederum in einen Yin- und Yang-Aspekt unterteilt werden.
❸ Yin und Yang schaffen einander.
❹ Yin und Yang kontrollieren sich gegenseitig.
❺ Yin und Yang verwandeln sich ineinander.

▶ Bei Krankheiten kommt es zu Störungen dieses Gleichgewichts. Je nachdem, welche Energie überwiegt, werden **Yin- von Yang-Krankheiten** unterschieden.

## 2.3 Die Grundsubstanzen

### 2.3.1 Jing (Essenz)

Jing liegt allem organischen Leben zu Grunde und bildet die Basis für Reproduktion und Entwicklung. Nach der Herkunft unterscheidet man die angeborene von der erworbenen Essenz. Beide ergänzen sich gegenseitig. Das Schriftzeichen für Jing stellt ein Bündel aus Reis oder Hirse als Ausdruck für die Entwicklungsmöglichkeiten des Jing dar.

▬ Bei der Empfängnis kommt es zur Mischung der sexuellen Energien von Vater und Mutter und damit zur Bildung der Vor-Himmels-Essenz *(Xian Tian Zhi Jing)*, die den grundlegenden konstitutionellen Aufbau und die Stärke des neu entstandenen Wesens bestimmt. Die Nach-Himmels-Essenz *(Hou Tian Zhi Jing)* wird nach der Geburt aus Nahrung/Getränken und aus der Atemluft gewonnen.

> **Die Niere stellt den Speicher für das Jing dar.** Bei seiner Aktivierung steigt dieses durch das Ming Men über den Dreifachen Erwärmer auf in die Leitbahnen und kann so die Funktion aller Organe erhalten.

- Die Essenz kontrolliert Wachstum, Entwicklung und Geschlechtlichkeit, es stellt die Grundlage und die Kontrolle über das **Nieren-Qi** dar, produziert das Mark, um Knochenmark und Rückenmark zu erzeugen und das Gehirn zu füllen und bildet so die Grundlage der konstitutionellen Stärke.
- Zu den Disharmonien der Essenz zählen unzureichende Reifung, sexuelle Dysfunktionen, Fortpflanzungsunfähigkeiten oder vorzeitiges Altern.

## 2.3.2 Qi

Qi bedeutet zielgerichtete Aktivität als Ausdruck einer Funktion mit Anfang und Ende. Im Schriftzeichen wird in Form von »Dampf« eine feine, immaterielle Substanz dargestellt, die aus einer groben, dichten, materiellen Substanz, im Schriftzeichen als »Reis« dargestellt, entsteht.

▬ Das **Yuan-Qi** *(Ursprungs-Qi)* steht in enger Beziehung zur Essenz, es ist aktiviertes Jing und sitzt wie dieses zwischen den beiden Nieren, am Tor der Vitalität. Yuan-Qi ist die treibende Kraft, die Grundlage von Vitalität und Stärke. Außerdem bildet es die Grundlage des Nieren-Qi und hat somit eine enge Verbindung zu allen Nierenfunktionen. Es stellt die nötige Wärme für alle Körperfunktionen bereit. Es katalysiert die Umwandlung von Qi ebenso wie die Transformation von Nahrungs-Qi *(Gu-Qi)* in Blut. Außerdem erscheint das Yuan-Qi an den Yuan-Punkten, an denen es direkt durch die Akupunktur angezapft werden kann.

▬ Beim **Gu-Qi** *(Nahrungs-Qi)* handelt es sich um das aus Nahrung und Getränken entstandene Qi, welches von der Milz zur Lunge und dann zum Herzen geleitet wird. Es bildet in der Lunge mit dem Qing-Qi das Zong Qi. Im Herzen wird das Gu-Qi unter Beteiligung der Yuan-Qi und der Nieren-Qi in Blut *(Xue)* umgewandelt.

▬ Beim **Qing-Qi** *(»Reines Qi« der Luft)* handelt es sich um das mit der Atemluft aufgenommene Qi, welches zusammen mit dem Gu Qi das Zong Qi bildet.

▬ Das **Zong-Qi** *(Essentielles Qi/Versammlungs-Qi)*, entstanden aus Gu-Qi und Qing-Qi, sorgt für eine geordnete Atmung, einen regelmäßigen Herzschlag, beeinflußt Stimmstärke und Stimmbildung und ernährt Hände und Füße mit Blut.

▬ Unter Einfluß des Yuan-Qi als Katalysator entsteht aus dem Zong-Qi das **Zhen Qi** *(Wahres Qi)*, wobei zwei Darstellungsformen unterschieden werden:

▬ Das **Ying-Qi** *(Nährendes Qi)* stellt den Yin-Aspekt des Zhen-Qi dar und kreist in den Leitbahnen. Es ist verantwortlich für alle Körperfunktionen und ernährt über die Leitbahnen die Zang Fu. Der Yang-Aspekt des Zhen-Qi ist das Wei-Qi, welches außerhalb der Gefäße zirkuliert; seine Aufgabe beinhaltet die Bildung von Abwehrkräften, Erwärmung der Speicher- und Hohlorgane und das Öffnen und Schließen der Poren.

▬ Die **Funktion des Qi** stellt sich dar in
▷ der *Umwandlung* von Nahrungs-Qi, Flüssigkeiten, u. ä.
▷ im *Transport* von Nahrungs-Qi, Flüssigkeit zur Haut, u. ä.
▷ *Halten* von Blut in den Gefäßen, von Urin oder Schweiß u. ä.
▷ *Heben* der Organe u. ä.
▷ *Schutz* vor pathogenen Faktoren
▷ *Wärmen* der Körpers

▬ Zu den Disharmoniemustern zählen
- Qi-Mangel
- Absinken des Qi
- Stagnation des Qi oder
- rebellierendes Qi.

## 2.3.3 Xue (Blut)

> Blut ist eine sehr dichte und materielle Form von **Qi**. Es handelt sich um den *Yin-Aspekt* des Qi.

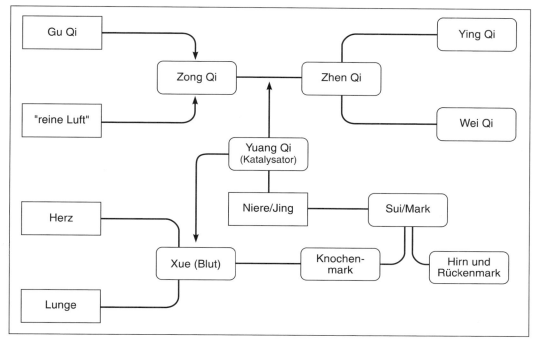

**Abb. 1** Zusammenhänge Qi und Blut

**Milz** und **Magen** sind die Hauptquellen des Blutes. Der vom Magen fermentierte und von der Milz extrahierte Nahrungsbrei wird weiter über die Lunge und mit Hilfe des Lungen-Qi zum Herzen geschickt. Die Umwandlung vom Nahrungs-Qi in Blut wird durch das Ursprungs-Qi katalysiert. Außerdem ist das Knochenmark an der Blutbildung beteiligt, welches vom Mark, das von der Essenz hervorgebracht wird, genährt wird. Xue wird mit Ying-Qi durch Leitbahnen und Adern über den ganzen Körper verteilt.

▬ Xue ernährt und befeuchtet den gesamten Körper, wie z. B. das Leber-Xue die Augen und Sehnen oder das Herz-Xue die Zunge. Außerdem bildet Xue die materielle Voraussetzung für Shen. Daneben bestehen vielfältige Aufgaben im Zusammenhang mit den einzelnen Organen, so beherrscht das Herz das Blut, die Leber speichert das Blut oder das Milz-Qi gewährleistet, daß das Blut in den Gefäßen verbleibt.

▷ Zu den **Disharmonien** zählen Blut-Mangel, Blut-Hitze oder Blut-Stagnation.

### 2.3.4 Shen (Geist)

Der Geist (Shen) stellt die schöpferische Kraft des Himmels, das *geistige Prinzip,* dar. Es handelt sich um die positive geistige Kraft mit Wohnsitz im Herzen. Geist (Shen) besteht bereits vorgeburtlich aus Essenz und Qi, nach der Geburt muß es durch feine Nahrungsessenzen ergänzt werden.

Im weiteren Sinne stellt Shen die äußere Erscheinung der Aktivität des gesamten Körpers dar. Im engeren Sinne bezeichnet Geist-Shen das vom **Herzen** gesteuerte *Bewußtsein,* die *Aktivität seines Denkens* und das *seelische Befinden*.

▬ Es kann ausreichend Shen vorhanden sein oder es kann ein Mangel an Shen bestehen. Falsches Shen zu haben bedeutet ein vorübergehendes Aufflackern von Shen, das einen Zusammenbruch ankündigt.

## 2.3.5 Jin Ye (Körperflüssigkeiten)

Bei den Jin Ye handelt es sich um die durch stufenweise Trennung in reine und unreine Substanzen entstandenen **Körperflüssigkeiten** aus der Nahrung.

Die **Milz** sortiert die Nahrung in reine und unreine Anteile. Der unreine Teil wird weiter zum Dünndarm geleitet, der diesen wiederum in einen reinen und unreinen Teil aufteilt; der unreine Teil wird zum Dickdarm weitergeleitet, der noch Wasser resorbiert, der reine Teil gelangt weiter zur Blase, die wiederum den reinen Teil aufwärts zur Lunge und dann weiter zum subkutanen Fettgewebe leitet; der unreine Teil des Blaseninhaltes wird als Harn ausgeschieden. Der reine von der Milz extrahierte Anteil gelangt aufwärts zur Lunge als oberer Pol der Wasserzirkulation, die einen Teil der Flüssigkeiten zur Haut weiterleitet, den anderen zur Niere als unteren Pol der Wasserzirkulation.

— Es werden zwei Arten von **Körperflüssigkeiten** mit unterschiedlichen Aufgaben unterschieden:

|  | Jin (Flüssigkeiten) | Ye (Säfte) |
| --- | --- | --- |
| Eigenschaften | klar, leicht, wäßrig | trübe, schwer, dicht |
| Zirkulation | zirkuliert mit dem Abwehr-Qi in der Haut und in der Muskulatur; bewegt sich relativ schnell | zirkuliert mit dem Nähr-Qi im Inneren des Körpers, bewegt sich langsam |
| Kontrolle durch | steht unter Kontrolle der Lunge; Verteilung über Haut und den Oberen Erwärmer | steht unter Kontrolle von Milz und Niere (Umwandlung), sowie von Mittlerem und Unterem Erwärmer (Bewegung und Ausscheidung betreffend) |
| Funktion | Befeuchtung, z. T. Ernährung von Haut und der Muskulatur; manifestiert sich als Schweiß, Speichel, Schleimsekretion | Befeuchtung der Gelenke, des Rückens, des Gehirns und Knochenmarks, schmiert die Öffner der Sinnesorgane wie Augen, Ohren, Nase, Mund |

Tab. 1 Jin und Ye

## 2.4 Ursachen und Pathophysiologie in der TCM

**Gesundheit** definiert sich in der chinesischen Medizin als harmonisches Fließen von Qi, Blut und Jin Ye. **Krankheit** bedeutet so eine Fülle, Leere, Stagnation oder gegenläufiges Fließen dieser Grundsubstanzen.

Die **äußeren Ursachen in der TCM** sind von vielfältiger Art:

### 2.4.1 Die sechs exogenen Faktoren

❶ Die Krankheitssymptome des **Windes** werden durch seine Eigenschaften wie die ständige Bewegung, die Bewegungsrichtung nach oben und außen und das Wehen in Böen charakterisiert. Diese äußern sich in Symptomen wie wandernde Schmerzen, Spasmen, Zittern oder Benommenheit. Der äußere Wind tritt plötzlich mit Schweißausbrüchen, verstopfter Nase und rauhem Hals auf. Der innere Wind geht mit Benommenheit, Tinnitus, Schwindel, Zittern, Apoplexieneigung u. ä. einher. Der Puls ist gespannt. Langandauernder Windeinfluß schädigt die Leber.

❷ Nach dem Eindringen von äußerer **Kälte** zeigen sich Symptome wie Frösteln, Kopf- und Halsschmerzen, Abneigung gegen Kälte, ein langsamer und oberflächlicher Puls sowie ein weißer Zungenbelag. Bei innerer Kälte kommt es zu einem inneren Frieren, erhöhtem Schlafbedürfnis und einer Bevorzugung von Wärme. Die Kälte ist der Niere zugeordnet.

❸ Äußere **Hitze** ist verbunden mit hohem Fieber, fast immer ohne Frösteln, Kopfschmerzen, rotem Hals, großem Durst und Verlangen nach Kälte. Innere Hitze geht einher mit fieberhaften Zuständen und Benommenheit, Schweißausbrüchen, Durst, spärlichem und dunklem Urin, einem schnellen Puls und einer roten Zunge u. ä. Bei langanhaltendem Einwirken kommt es zu einer Störung des Herzens.

❹ **Feuer** oder Gluthitze ist eine stärkere Ausprägung der Hitze, und die Symptome manifestieren sich heftiger. Die Krankheiten sind eher von akuter Natur.

❺ Die Symptome von exogener **Feuchtigkeit** äußern sich in dumpfen, fixierten und ziehenden Schmerzen mit Abgeschlagenheitsgefühl. Ein weiteres Merkmal sind ständige und reichliche Absonderungen, eine ständige Steifheit und Dumpfheit. Neben der äußeren Ursache kann auch innere Feuchtigkeit vorkommen. Verbunden ist dieser pathogene Faktor mit der Milz.

❻ Die **Trockenheit** kann sowohl eine äußere, als auch eine innere Ursache aufweisen. Es treten Symptome wie rissige Haut, Schweißlosigkeit und Trockenheit von Haut oder Stuhl auf. Die Trockenheit wird der Lunge zugeordnet.

### 2.4.2 Die endogenen Faktoren

Zu den sieben emotionalen, endogenen Faktoren zählen:

| | | |
|---|---|---|
| ❶ | **Freude, Lust** | → dem Herzen zugeordnet |
| ❷ | **Zorn, Erregung** | → der Leber zugeordnet |
| ❸ | **Sorge** | → der Lunge zugeordnet |
| ❹ | **Trauer** | → der Lunge zugeordnet |
| ❺ | **Grübeln, Nachdenken** | → der Milz zugeordnet |
| ❻ | **Furcht** | → der Niere zugeordnet |
| ❼ | **Schreck** | → dem Herzen zugeordnet |

### 2.4.3 Die neutralen Faktoren

Zu den neutralen, verschiedenen Faktoren zählen
❶ **Ernährungsfehler**
❷ **Überanstrengung**
❸ **sexuelle Exzesse**
❹ **andere neutrale Einflüsse** wie Traumata, Gifte, Parasiten, iatrogene Ursachen.

## 2.5 Diagnostik in der TCM

Die Diagnostik in der chinesischen Medizin beinhaltet vier Untersuchungen:

**Beobachten**

Bei der Beobachtung des Patienten werden Erscheinungsform, Konstitution, Gesichtsfarbe, körperliche Ausscheidungen und Absonderungen beurteilt. Hier läßt sich eine Parallele zur Homöopathie ziehen, wo der Zustand des Patienten ebenfalls durch genaues Beobachten aller Symptome beurteilt wird. In der TCM wird jedoch im Gegensatz zur Homöopathie der **Zungen-Diagnostik** ein höherer Stellenwert eingeräumt.

**Hören und Riechen**

Dieser Untersuchungsbereich in der TCM wird auch in der Homöopathie berücksichtigt.

**Befragen**

Die Anamnese bildet in der TCM sowie auch in der Homöopathie die Basis für die Therapie und wird in beiden Behandlungsformen sehr ausführlich durchgeführt, da sich der Therapeut ein möglichst umfassendes Bild vom Patienten machen möchte.

**Betasten**

Die Untersuchungsform des Betastens von Akupunkturpunkten oder die Beurteilung des Pulses sowie auch die Bauchdiagnostik findet keinen Gegenpol in der Homöopathie.

## 2.6 Das Organ-System in der TCM

In der chinesischen Medizin sind **zwölf Organe** bekannt, die sich wie folgt voneinander unterscheiden:

|  | Yang | Yin |
|---|---|---|
| Definition | Fu-Organe: muskuläre Hohlorgane mit einer Verbindung nach außen: Gallenblase, Magen, Dünndarm, Dickdarm, Blase, Dreifacher Erwärmer | Zang-Organe: Speicherorgane ohne Verbindung nach außen: Herz, Lunge, Milz, Leber, Niere, Perikard |
| Funktion | Empfangen, Transport, Transformation, Verdauung, Ausscheidung unreiner Anteile | Produktion, Umwandlung, Speicherung und Verteilung von Jing, entsprechenden Flüssigkeiten, Qi, Blut und geistig-seelischen Anteilen |
| bei Krankheit | akute Krankheiten, eher Fülle-Syndrome | chronische Prozesse, emotionale Krankheiten, eher Leere-Syndrome |

**Tab. 2** Das zwölfteilige Organsystem

▶ Diese zwölf Organe und die Grundsubstanzen bilden eine bei Gesundheit in Harmonie arbeitende Einheit. In der Diagnostik und Therapie nach diesen Syndromen werden prinzipiell Fülle- und Leere-Zustände der Organe, sowie eine Kombination von *Fülle* und *Leere* voneinander unterschieden. Diese **Syndromenordnung** bildet die Grundlage zu dieser Arbeit.

## 2.7 Die Punktkategorien

In der Traditionellen Chinesischen Medizin sind ca. **15 Punktkategorien** bekannt. Den Punkten jeder einzelnen Kategorie können bestimmte funktionelle Bedeutungen zugeordnet werden.
― Bei den in der Homöosiniatrie wichtigen Gruppen von Akupunkturpunkten handelt es sich um:
▶ **Tonisierungspunkte**
▶ **Sedierungspunkte**
▶ **Yuan-Punkte**
▶ **Mu-Punkte**
▶ **Shu-Punkte**
▶ **Luo-Punkte**

### 2.7.1 Tonisierungspunkte

Die Aufgabe des Tonisierungs- bzw. Mutterpunktes liegt in der Tonisierung im Sinne einer Funktionssteigerung seines leitbahnbezogenen Speicherorgans auf der entsprechenden Leitbahn.

### 2.7.2 Sedierungspunkte

Die Aufgabe des Sedierungs- bzw. Sohnpunktes liegt in der Sedierung im Sinne einer Funktionsminderung seines leitbahnbezogenen Speicherorgans auf der entsprechenden Leitbahn.

### 2.7.3 Yuan-Punkte (Quellpunkte, Ursprungspunkte, Yuan Xue)

**Lokalisation**
Die Yuan-Punkte sind immer am Handgelenk oder oberen Sprunggelenk lokalisiert.

**Funktion**
Da durch die Yuan-Punkte eine direkte Beziehung zum Ursprungs-Qi gegeben ist, das wiederum in direkter Beziehung zur Niere und damit zu den Yin-Organen steht, findet dieser Punkt seinen Einsatz besonders zur Stärkung der *Yin-Organe*. Die Aktivierung dieser Punkte kann also

das Yuan-Qi mobilisieren. Durch die Mobilisierung von aktiviertem Jing, also Yuan-Qi, sind so **konstitutionelle Schwächen** therapierbar.

▬ Desweiteren sind die Yuan-Punkte Impulsgeber für die Qi-Verwirklichung im entsprechenden Funktionskreis. Die vorher diffuse **Energie** wird gesammelt und kann so einen gezielten Impuls geben.

▬ Die Yuan-Punkte können bei einem Energieungleichgewicht zwischen zwei gekoppelten Leitbahnen für einen **Ausgleich** sorgen, indem sie über die transversalen Luo-Gefäße Energie aus dem gekoppelten Meridian abziehen.

### 2.7.4 Mu-Punkte (Konzentrierungspunkte, Alarmpunkte, Mu Xue)

▷ Mu bedeutet sammeln oder, falls zu wenig, aufbauen.

**Lokalisation:**
Die Mu-Punkte sind auf oder in der Nähe des entsprechenden Organs lokalisiert. Im allgemeinen sind sie auf der Yin-Seite, sprich *Körpervorderseite,* zu finden.

**Funktion:**
Die Mu-Punkte besitzen einen Zugang zu den inneren Strukturen und Ästen des Funktionskreises, also den Augen oder Sehnen. Desweiteren besteht eine Beziehung zur Energie des **Ren Mai**. In der Diagnostik wirken die Mu-Punkte im allgemeinen auf den Yin-Aspekt. Sie dienen zur Therapie der *Fu-Organe.*

### 2.7.5 Shu-Punkte (Rücken-Shu-Punkte, Zustimmungspunkte, Transportpunkte, Bei Shu Xue)

**Lokalisation:**
Die Rücken-Shu-Punkte befinden sich auf der Blasen-Leitbahn 1,5 cun lateral der Wirbelsäule, jeweils unter dem Dornfortsatz.

**Funktion:**
Die Rücken-Shu-Punkte wirken auf den *Yang-Aspekt,* stärken also das Qi mit besonderer Betonung auf den Yang-Aspekt. Sie beeinflussen besonders die Zang-Organe. Der Bezug zu den Sinnesorganen ist hier noch stärker ausgeprägt als bei den Mu-Punkten. Die Rücken-Shu-Punkte haben eine enge Beziehung zur Energie der Leitbahn des **Du Mai,** bedingt durch die zahlreichen Verbindungen des **Du Mai** zur Blasen-Leitbahn.

▬ Die Rücken-Shu-Punkte werden besonders bei Leerezuständen der entsprechenden Organe und bei der Therapie **chronischer Krankheiten** eingesetzt. Daneben wirken sie als Lokalpunkte bei **Rückenbeschwerden**.

### 2.7.6 Luo-Punkte (Verknüpfungspunkte, Verbindungspunkte, Passagepunkte, Durchgangspunkte, Luo Xue)

**Lokalisation:**
Die Luo-Punkte befinden sich proximal des Handgelenkes oder oberhalb des Sprunggelenkes.

**Funktion:**
Die transversalen Luo-Gefäße verknüpfen dabei den *Yin- und Yang-Aspekt* einer Wandlungsphase und gleichen energetische Gefälle zwischen beiden aus, wobei die Energie vom Luo-Punkt zum Yuan-Punkt der gekoppelten Wandlungsphase fließt. Die longitudinalen Luo-Gefäße verbinden die inneren und äußeren Aspekte eines Funktionskreises miteinander. Außerdem bilden die Luo-Gefäße ein Auffangbecken für exogene Faktoren, die dort gespeichert und mit der Zeit abgebaut werden können. Mit den Luo-Gefäßen ist es also möglich, die **Energie zu stärken**. Sie finden ihren Einsatz bei allen **Leitbahnen-Störungen,** sei es durch den Ausgleich der Energie zweier komplementärer Partner oder bei oberflächlichen Leitbahnenstörungen.

# 3. Die Homöopathie

## 3.1 Die Ähnlichkeitsregel

Grundlage der Homöopathie bildet die Ähnlichkeitsregel: **Ähnliches werde mit Ähnlichem geheilt (Similia similibus curantur).** Das bedeutet, daß ein Mittel, das in einer starken Konzentration beim Gesunden bestimmte Krankheitssymptome hervorruft, in einer geringen Konzentration eine Krankheit mit ähnlichem Erscheinungsbild heilen kann.

▬ HAHNEMANN versuchte, die Konzentration der Arznei zu reduzieren, ohne daß es zu Qualitätseinbußen kommen sollte. In diesem Rahmen entwickelte er das **Potenzieren**, wobei das **Arzneimittel hoch verdünnt und dynamisiert** wird.

▬ Der durch die Ähnlichkeitsregel aufgestellte Grundsatz wird durch die **Arzneimittelprüfung** (AMP) festgelegt. Sie beinhaltet die Symptome auf körperlicher und geistig-seelischer Ebene, die ein Gesunder entwickelt, wenn ihm das homöopathische Arzneimittel appliziert wird. Diese **individuellen Symptome** der AMP im Vergleich zu den Symptomen eines Erkrankten führen zur Wahl des nur für diesen Erkrankten passenden und geeigneten Arzneimittels.

## 3.2 Die Potenzierung

Ausgangsmaterialien der Homöopathie bilden faßbare Stoffe wie Mineralien, Pflanzen, Tiere oder Krankheitskeime, die so aufbereitet werden, daß ihr Informationsgehalt auf eine neutrale Trägersubstanz wie Alkohol oder Milchzucker übertragen wird. Die »geistige« Information wird dem Patienten verabreicht. Dieser Vorgang wird als **Potenzierung** oder **Dynamisierung** bezeichnet.

▬ Bei flüssigen Potenzen erfolgt der Vorgang der Dynamisierung nach Verdünnung mit Alkohol durch zehn kräftige, nach unten gerichtete Schüttelschläge. Bei der Verreibung mit Milchzucker werden Anteile zur Ursubstanz hinzugefügt und diese eine Stunde lang vermischt.

> Ausgehend von der **Urtinktur** mit Weingeist, der Ursubstanz mit Milchzucker oder der Urlösung mit Wasser erfolgt die Potenzierung stufenweise in **Zehner-(Dezimal-), Hunderter-(Centesimal-)** oder **50 000er-(LM- oder Q-)Potenzen**.

Einige Beispiele sollen dieses verdeutlichen:
- Bei einer **D2-Potenz** wird ein Teil einer D1-Potenz mit 9 Teilen Weingeist, Wasser oder Milchzucker verdünnt; die D1-Potenz entsteht aus 9 Teilen Weingeist, Wasser oder Milchzucker und 1 Teil der Ursubstanz.
- Die weitere Verdünnung erfolgt in 10er-Schritten, so daß eine **D5-Potenz** eine Verdünnung von 1 zu 100 000 entspricht.
- Bei den **C-Potenzen** erfolgt die Verdünnung in Hunderterschritten. Daraus resultiert, daß eine **C2-Potenz** aus 99 Teilen Weingeist, Wasser oder Milchzucker und 1 Teil einer C1-Potenz besteht.
- Die **LM- oder Q1-Potenz** entspricht einer Verdünnung von 1 zu 50 000.

Ab einer **D22-Potenz** sind Moleküle des Wirkstoffs nicht mehr nachweisbar.

## 3.3 Zubereitungsformen

Homöopathische Arzneimittel werden in verschiedenen Formen angeboten:
1. **Dilution** (Tropfen)
2. **Trituration** (Verreibung, Pulverform)
3. **Globuli** (Streukügelchen)
4. **Tabletten**
5. **Ampullen**
6. **Salben, Cremes**

## 3.4 Wirkungsweise

Die homöopathische Therapierichtung spricht die Selbstheilungskräfte des Körpers an. Aufgrund ihrer Potenzierung wirken die homöopathischen Arzneimittel als schwacher, aber gezielter Reiz auf den Körper. Dadurch wird die gestörte Funktion nach der Arndt-Schulz-Regel, wonach kleine Heilreize anregen, mittelstarke fördern, starke hemmen und stärkste Reize die Lebenstätigkeit aufheben, wieder ins Gleichgewicht gebracht, sodaß der Körper so in der Lage ist, aus eigener Kraft eine Heilung anzustreben.

## 3.5 Arzneimittelanwendung in der Homöopathie

**❶ Konstitutionsmittel**
Es handelt sich um tiefreichende homöopathische Arzneimittel, welche sich im besonderen Umfang und Tiefe mit Körper, Seele und Geist befassen. Zur Auswahl des Mittels wird eine umfassende Anamnese benötigt.

**❷ Systemmittel**
Systemmittel wirken auf ein Organsystem und finden ihren Einsatz vorwiegend bei **akutem Krankheitsgeschehen**.

Bei der Auswahl des für den Patienten geeigneten homöopathischen Mittels werden im besonderen auch die **Leitsymptome** und die **Modalitäten** berücksichtigt. Bei den **Leitsymptomen** handelt es sich um *körperliche* oder *geistige Symptome*, die im Vordergrund des Krankheitsbildes stehen und daher bei der Verordnung besonders berücksichtigt werden müssen. Unter **Modalitäten** versteht man demgegenüber *Umstände* aller Art, die die Symptome des Patienten *auffällig bessern* oder *verschlechtern*.

---

Allgemein wird bei **akuten Beschwerden organotrop** therapiert, d. h. das direkt aus dem Gleichgewicht geratene Organ wird behandelt. Hier werden vorwiegend **C- oder D-Potenzen** mit wenigen Verschüttlungsschritten angewendet (z. B. D6). Die **Einnahme** erfolgt **häufig**, d. h. stündlich bzw. mehrmals täglich.

Bei **funktionellen Beschwerden,** die oft über einen langen Zeitraum bestehen, werden über einen **längeren Zeitraum höhere Potenzen** verabreicht.

---

▶ Bei der Verordnung eines **konstitutionellen** homöopathischen Mittels sind sog. **Hochpotenzen** üblich (z. B. **C200**), die über Wochen und länger wirken.

## 3.6 Einteilung und Wertung von Symptomen

**❶ § 153-Symptome**\*
Diese Symptomgruppe ist charakterisiert durch die Individualität und die Besonderheiten in der Persönlichkeit der Erkrankten und seiner Erkrankungen. Die Symptome setzen sich aus den *Geistes-* und *Gemütssymptomen*, den *Allgemeinsymptomen, Lokalsymptomen, Modalitäten* u. ä. zusammen.

**❷ Geistes- und Gemütssymptome**
Dieser Komplex befaßt sich mit Symptomen wie *Ängsten, Sorgen* usw.

**❸ Allgemeinsymptome**
In dieser Kategorie werden Symptome beschrieben, die den ganzen Menschen betreffen wie z. B. *Körpertemperatur,* besonderes *Verlangen oder Abneigungen* gegenüber Speisen oder Getränken, *Schlafverhalten* u. ä.

**❹ Lokalsymptome**
Hierher gehören Symptome aller Art, die sich auf einen *bestimmten Krankheitsort* beschränken, so etwa Schmerzen eines bestimmten Körperteils, einer verstopften Nase u. ä. Obwohl sie häufig Anlaß dafür sind, daß sich der Patient in eine Behandlung begibt, stehen sie in der Hierarchie der Symptome weit unten.

## 3.7 Das Phänomen der »Erstverschlimmerung«

Nach der Einnahme von homöopathischen Arzneimitteln kann es vorübergehend zu einer Verschlimmerung des Beschwerdebildes kommen, was als Erstverschlimmerung bezeichnet wird. Dies stellt eine Reaktion des erkrankten Organismus durch das homöopathische Mittel dar und ist als gewollt zu bewerten.

---

\* (So benannt nach den Bestimmungen des § 153 aus dem »Organon« von S. Hahnemann, dem Basiswerk der Homöopathie).

# 4. Die Homöosiniatrie

## 4.1 Die homöosiniatrischen Akupunkturpunkte

Bei den homöosiniatrischen Punkten stimmen deren energetische Wirkung als **Akupunkturpunkt** und die Wirkung der ihnen analogen **homöopathischen Arzneimittel** weitgehend überein. Daher kann jedem dieser Akupunkturpunkte ein bestimmtes homöopathisches Mittel zugeordnet werden. Es wird bei dieser Therapierichtung nicht nur die Wirkung der Akupunkturnadeln auf den Akupunkturpunkt, sondern auch der Reiz des homöopathischen Arzneimittels ausgenutzt.

**Hauptpunkte:**
Zu den Hauptpunkten zählen *Tonisierungs-* und *Sedierungspunkte*.

**Spezialpunkte:**
Zu den Spezialpunkten zählen *Yuan-Punkte, Shu-Punkte, Mu-Punkte* und *Luo-Punkte*.

**Neue Punkte:**
Als Neue Punkte werden die von DE LA FUYE noch zusätzlich zu den *Weihe'schen Druckpunkten* gefundenen Punkte bezeichnet.

Nach Überprüfung von DE LA FUYE stimmten von den 195 Weihe'schen Druckpunkten 153 Punkte hinsichtlich der Symptomatik und Lokalisation mit den chinesischen Akupunkturpunkten überein. Mit den zusätzlichen 329 Neuen Punkten nach DE LA FUYE ergeben sich so 434 homöosiniatrische Punkte, bei denen AMP und Akupunkturwirkung übereinstimmen. Dabei kann jeder Akupunkturpunkt mit einem oder mehreren homöopatischen Mitteln übereinstimmen.

▶ Diese Punkte nach DE LA FUYE bilden die Grundlage dieser Arbeit. Die wichtigsten Punkte sind im Anhang mit ihrem analogem homöopathischem Arzneimittel zusammen aufgeführt.

*Von der Traditionellen Chinesischen Medizin abweichende Akupunkturpunkte*
Beim Vergleich der homöosiniatrischen Punkte nach DE LA FUYE mit den Punkten der Traditionellen Chinesischen Medizin stimmen einige Punkte nicht überein. Es kann jedoch ein Zusammenhang mit der Nomenklatur nach BISCHKO festgestellt werden:

| Punktkategorie | Punkte nach DE LA FUYE | Entsprechende Punkte nach der TCM |
| --- | --- | --- |
| Tonisierungspunkt der Leber-Leitbahn | Le 9* | Le 8 |
| Luo-Punkt der Leber-Leitbahn | Le 6* | Le 5 |
| Mu-Punkt der PC-Leitbahn | PC 1*, Ni 14 | Ren 17 |
| Mu-Punkt der Milz-Leitbahn | Mi 15 | Le 13 |

\* Punktqualifikationen nach DE LA FUYE stimmen mit den Qualifikationen nach BISCHKO überein

**Tab. 3** Abweichende Akupunkturpunkte

## 4.2 Praktische Anwendung

### 4.2.1 Technik

Weihes homöosiniatrische Technik bestand darin, durch die Akupunkturpunkte mit Gold- oder Silbernadeln zu tonisieren bzw. zu sedieren und die entsprechenden homöopathischen Mittel oral zu applizieren.

▶ Heute wird **das homöopathische Mittel direkt in den Akupunkturpunkt injiziert**. Nach Desinfektion der Haut werden in den Akupunkturpunkt ca. 0,1 bis 0,2 ml homöopathisches Mittel s. c. oder i. c. und, etwas tiefer gestochen, ein kleiner Pool, appliziert, wobei das Arzneimittel in mehrere Punkte injiziert werden kann.

> In **akuten Fällen** kann die Behandlung **jeden zweiten Tag**, in **chronischen Fällen 1 bis 2 mal pro Woche in ca. zehn Sitzungen** angewendet werden.

### 4.2.2 Kontraindikationen

Absolute Kontraindikationen speziell für die homöosiniatrische Behandlung sind nicht bekannt. Jedoch gelten die allgemeinen Kontraindikationen der Akupunktur. Desweiteren müssen allergische Reaktionen auf das homöopathische Mittel beachtet werden, wie z. B. gegen Korbblütler (**Arnica**) oder wehenauslösende Mittel wie **Colchicum** oder **Leptandra**.

### 4.2.3 Praktische Vorgehensweise

Die praktische Umsetzung einer homöosiniatrischen Therapie kann sich aus der Sicht der Traditionellen Chinesischen Medizin so gestalten, wie es hier an einem Beispiel dargestellt wird.

**Beispiel**

| Anamnese | • Brennen und Schmerzen im Epigastrium<br>• Durst mit Verlangen nach kalten Getränken<br>• andauernder Hunger<br>• Schwellungen, Schmerzen und Blutungen des Zahnfleisches<br>• saurer Reflux<br>• Mundtrockenheit<br>• Verstopfung<br>• schlechter Mundgeruch<br>• Reizbarkeit<br>• Zunge: Farbe normal bis rot; gelber, dicker, trockener Belag<br>• Puls: voll, tief, schnell, gespannt, mittlere, rechte Position überflutend |
|---|---|
| Diagnose nach TCM | Magen-Feuer |
| Vorschläge Akupunkturpunkte | **Ma 21** → beseitigt Magen-Hitze, stimuliert das Absteigen des Magen-Qi<br>**Ren 13** → unterdrückt rebellierendes Magen-Qi<br>**Ma 44** → beseitigt Magen-Hitze, gegen Fülle und Schmerzen des Magens<br>**Ma 45** → kühlt Magen-Hitze, beruhigt den Geist<br>**Mi 6** → nährt die Säfte, beruhigt den Geist<br>**Ren 12** → beseitigt Magen-Hitze, reguliert rebellierendes Magen-Qi<br>**Ren 6** → unterdrückt rebellierendes Magen-Qi, beruhigt den Geist<br>**Le 2** → bei zusätzlichem Leber-Feuer |

| Mögliche homöopathische Mittel | | |
|---|---|---|
| | **Arsenicum** | kann Anblick/Geruch von Essen nicht ertragen, durstig mit kleinen Schlucken, brennende Schmerzen, unruhig; besser durch Hitze, warme Getränke, erhöhten Kopf, schlechter durch kalte Getränke, Kälte |
| | **Bryonia** | gereizt, durstig auf große Mengen kalten Wassers, stechende und ziehende Schmerzen, bitteres Aufstoßen, Magen empfindlich gegen Berührung; besser durch Liegen auf der schmerzfreien Seite, Essen, Ruhe, Druck; schlechter durch Berührung, warme Getränke |
| | **Carbo vegetabilis** | Fröstelnd, Patient krümmt sich vor krampfartigen Schmerzen, Aufstoßen, Blähungen, Kleidung locker um den Bauch; besser durch Aufstoßen und Kälte; schlechter durch Hinlegen, Wein und am Abend |
| | **Chamomilla** | extreme Unruhe, eine Wange heiß, die andere blaß und kalt, überempfindlich gegen Schmerzen, bitterer Geschmack, Bauchkrämpfe, geblähter Bauch; besser durch warmes oder feuchtes Wetter; schlechter durch Hitze, Ärger, frische Luft und in der Nacht |
| | **China** | festsitzende Darmgase, Aufstoßen verschafft keine Erleichterung, Völlegefühl im Magen; besser durch Druck, frische Luft, Wärme; schlechter durch Berührung, Zug und in der Nacht |
| | **Lycopodium** | Völlegefühl, aufgebläht, unvollständiges, brennendes Aufstoßen, Sodbrennen, Verlangen nach Süßem; besser durch warmes Essen oder Getränke, Bewegung; schlechter durch kalte Getränke, warme Räume |
| | **Nux vomica** | überaktiv, gereizt, saures Aufstoßen, geblähter Bauch, Sodbrennen; besser durch starken Druck, Schlafen, Wärme, am Abend; schlechter nach dem Essen, Kälte, am Morgen |
| | **Pulsatilla** | Abneigung gegen fettes Essen und warme Nahrung/Getränke, Aufstoßen, trockener Mund mit bitterem Geschmack, Blähungen, Sodbrennen, Magenschmerzen wie ein Stein im Bauch; besser durch Bewegung, frische Luft, kalte Speisen und Getränke; schlechter durch Liegen auf der linken Seite, nach dem Essen |

⬇ ⬇

Größtmögliche Übereinstimmung von Akupunkturpunkt und dem entsprechenden homöopathischen Arzneimittel bezüglich Energetik des Akupunkturpunktes und AMB des homöopathischen Mittels wählen

Bevorzugter Punkt: **Quaddelung von Ma 45 mit Nux vomica**

## 4.2.4 TCM-Syndrom → Akupunkturpunkt → Homöopathisches Arzneimittel

Zur schnelleren Auffindung der Kombination von Akupunkturpunkt und des entsprechenden homöopathischen Arzneimittels sei an dieser Stelle eine **modifizierte Gegenüberstellung**, ausgerichtet nach den Syndromen der Traditionellen Chinesischen Medizin, eingefügt:

| TCM-Syndrom | Akupunkturpunkt | Homöopathisches Mittel |
| --- | --- | --- |
| Leber-Qi-Stagnation | Le 2 | Bryonia |
| | Le 3 | Phosphorus |
| | Le 3 | Cuprum |
| | Le 14 | Nux moschata |
| | PC 6 | Calcium carbonicum |
| Leber-Yin/Blut-Mangel | Le 3 | Phosphorus |
| | Le 3 | Cuprum |
| | Le 14 | Nux moschata |
| | Ren 4 | Hydrastis |
| | Bl 20 | Ceanothus |
| | Bl 23 | Terebinthina |
| Hyperaktivität/Aufsteigendes Leber-Yang | Le 3 | Phosphorus |
| | Le 3 | Cuprum |
| | Le 14 | Nux moschata |
| | Gb 43 | China |
| | Gb 38 | Berberis |
| | PC 6 | Calcium carbonicum |
| | 3E 5 | Phosphorus |
| | Ni 3 | Arsenicum album |
| | Ni 3 | Phosphorus |
| Emporloderndes Leber-Feuer | Le 2 | Bryonia |
| | Le 3 | Phosphorus |
| | Le 3 | Cuprum |
| | Gb 43 | China |
| | Ren 4 | Hydrastis |
| | Ni 3 | Arsenicum album |
| | Ni 3 | Phosphorus |
| | Ren 3 | Rhus toxicodendron |
| Leber-Wind im Inneren durch extreme Hitze | Le 2 | Bryonia |
| | Le 3 | Phosphorus |
| | Le 3 | Cuprum |
| | Dü 3 | Plumbum |
| | Di 11 | Alumina |
| Leber-Wind durch aufsteigendes Leber-Yang | Le 3 | Phosphorus |
| | Le 3 | Cuprum |
| | Gb 43 | China |
| | Ni 3 | Arsenicum album |
| | Ni 3 | Phosphorus |
| Leber-Wind durch Leber-Blut-Mangel | Le 3 | Phosphorus |
| | Le 3 | Cuprum |
| | Mi 3 | China |

| TCM-Syndrom | Akupunkturpunkt | Homöopathisches Mittel |
|---|---|---|
| Leber-Wind durch Leber-Blut-Mangel (Forts.) | Mi 3 | Aloe |
| | Bl 20 | Ceanothus |
| | Di 4 | Opium |
| | Di 4 | Hydrastis |
| | Di 4 | Veratrum album |
| | Ni 3 | Arsenicum album |
| | Ni 3 | Phosphorus |
| | Bl 23 | Terebinthina |
| Kälte blockiert die Leber-Leitbahn | Le 2 | Bryonia |
| | Ren 4 | Hydrastis |
| | Ren 3 | Rhus toxicodendron |
| Leber-Blut-Stagnation | Le 3 | Phosphorus |
| | Le 3 | Cuprum |
| Nässe-Hitze in Leber und Gallenblase | Le 2 | Bryonia |
| | Le 14 | Nux moschata |
| | Gb 43 | China |
| | Gb 24 | Kalium carbonicum |
| | Bl 19 | Berberis |
| | Ren 12 | Thuja |
| | Mi 3 | China |
| | Mi 3 | Aloe |
| | Bl 20 | Ceanothus |
| | Di 11 | Alumina |
| Leber-Feuer verletzt die Lunge | Le 2 | Bryonia |
| | Le 14 | Nux moschata |
| | PC 6 | Calcium carbonicum |
| | Ren 17 | Raphanus sativus |
| | Lu 7 | Phosphorus |
| | Di 11 | Alumina |
| Leber attackiert die Milz | Le 3 | Phosphorus |
| | Le 3 | Cuprum |
| | Le 14 | Nux moschata |
| Leber attackiert den Magen | Le 14 | Nux moschata |
| | Ren 12 | Thuja |
| | Bl 21 | Abrotanum |
| | Bl 21 | Aethusa |
| Herz-Qi-Mangel | He 5 | Phosphorus |
| | PC 6 | Calcium carbonicum |
| | Ren 17 | Raphanus sativus |
| Herz-Yang-Mangel | He 5 | Phosphorus |
| | Ren 4 | Hydrastis |
| | PC 6 | Calcium carbonicum |
| | Ren 17 | Raphanus sativus |
| | Bl 23 | Terebinthina |

| TCM-Syndrom | Akupunkturpunkt | Homöopathisches Mittel |
|---|---|---|
| Herz-Yang-Kollaps | PC 6 | Calcium carbonicum |
|  | Bl 23 | Terebinthina |
| Kalter Schleim umnebelt den Geist | PC 6 | Calcium carbonicum |
|  | Ren 12 | Thuja |
|  | Bl 20 | Ceanothus |
|  | Ma 40 | Moschus |
| Herz-Blut-Mangel | He 7 | Aurum metallicum |
|  | He 7 | Spigelia |
|  | He 7 | Crataegus |
|  | He 7 | Aconitum |
|  | Ren 4 | Hydrastis |
|  | PC 6 | Calcium carbonicum |
|  | Bl 20 | Ceanothus |
| Stagnation des Herz-Blutes | He 7 | Aurum metallicum |
|  | He 7 | Spigelia |
|  | He 7 | Crataegus |
|  | He 7 | Aconitum |
|  | Bl 14 | Agaricus |
|  | PC 6 | Calcium carbonicum |
|  | Ren 17 | Raphanus sativus |
|  | Bl 20 | Ceanothus |
|  | Bl 23 | Terebinthina |
| Herz-Yin-Mangel | He 7 | Aurum metallicum |
|  | He 7 | Spigelia |
|  | He 7 | Crataegus |
|  | He 7 | Aconitum |
|  | Ren 14 | Tabacum |
|  | Ren 14 | Ipecacuanha |
|  | Ren 4 | Hydrastis |
|  | PC 6 | Calcium carbonicum |
|  | Ni 7 | Mercurius solubilis |
|  | Ni 7 | Sepia |
| Loderndes Herz-Feuer | He 9 | Digitalis |
|  | Ni 3 | Arsenicum album |
|  | Ni 3 | Phosphorus |
| Schleim-Feuer quälte das Herz | Le 2 | Bryonia |
|  | Le 3 | Phosphorus |
|  | Le 3 | Cuprum |
|  | He 9 | Digitalis |
|  | He 7 | Aurum metallicum |
|  | He 7 | Spigelia |
|  | He 7 | Crataegus |
|  | He 7 | Aconitum |
|  | PC 7 | Spigelia |
|  | PC 7 | Staphisagria |
|  | PC 7 | Origanum |

| TCM-Syndrom | Akupunkturpunkt | Homöopathisches Mittel |
| --- | --- | --- |
| Schleim-Feuer quälte das Herz (Forts.) | PC 7 | Naja |
| | PC 7 | Ginseng |
| | PC 7 | Cactus |
| | Ren 12 | Thuja |
| | Ma 40 | Moschus |
| | Lu 5 | Ferrum phosphoricum |
| Fülle-Hitze des Dünndarms | He 5 | Phosphorus |
| | Ren 3 | Rhus toxicodendron |
| Qi-Schmerz des Dünndarms | Le 3 | Phosphorus |
| | Le 3 | Cuprum |
| Gefesseltes Dünndarm-Qi | Le 3 | Phosphorus |
| | Le 3 | Cuprum |
| Leere-Kälte des Dünndarms | Bl 27 | Cantharis |
| | Bl 20 | Ceanothus |
| Milz-Qi-Mangel | Ren 12 | Thuja |
| | Mi 3 | China |
| | Mi 3 | Aloe |
| | Bl 20 | Ceanothus |
| | Bl 21 | Abrotanum |
| | Bl 21 | Aethusa |
| Milz-Yang-Mangel | Bl 22 | Argentum nitricum |
| Kälte-Nässe befällt die Milz | Ren 12 | Thuja |
| Nässe-Hitze befällt die Milz | Bl 20 | Ceanothus |
| | Di 11 | Alumina |
| Nässe-Obstruktion der Milz und Leber-Qi-Stagnation | Le 14 | Nux moschata |
| | Gb 24 | Kalium carbonicum |
| | Ren 12 | Thuja |
| | Mi 3 | China |
| | Mi 3 | Aloe |
| Milz- und Leber-Blut-Mangel | Mi 3 | China |
| | Mi 3 | Aloe |
| | Bl 20 | Ceanothus |
| | Bl 21 | Abrotanum |
| | Bl 21 | Aethusa |
| Milz- und Lungen-Qi-Mangel | Mi 3 | China |
| | Mi 3 | Aloe |
| | Bl 20 | Ceanothus |
| | Bl 21 | Abrotanum |
| | Bl 21 | Aethusa |
| | Lu 9 | Ammonium carbonicum |
| | Lu 9 | Carbo vegetabilis |
| | Lu 9 | Sanguinaria |
| | Bl 13 | Antimonium tartaricum |

| TCM-Syndrom | Akupunkturpunkt | Homöopathisches Mittel |
| --- | --- | --- |
| Nässe-Obstruktion der Milz und Leber-Qi-Stagnation | Bl 20 | Ceanothus |
| Magen-Qi-Mangel | Ren 12<br>Bl 21<br>Bl 21 | Thuja<br>Abrotanum<br>Aethusa |
| Magen-Qi rebelliert aufwärts | PC 6<br>Mi 4<br>Mi 4 | Calcium carbonicum<br>Podophyllum<br>Sepia |
| Magen-Yin-Mangel | Mi 3<br>Mi 3 | China<br>Aloe |
| Kälte befällt den Magen | Mi 4<br>Mi 4 | Podophyllum<br>Sepia |
| Magen-Leere und Magen-Kälte | Bl 20<br>Bl 21<br>Bl 21 | Ceanothus<br>Abrotanum<br>Aethusa |
| Nahrungsstagnation im Magen | PC 6<br>Mi 4<br>Mi 4<br>Ma 45 | Calcium carbonicum<br>Podophyllum<br>Sepia<br>Nux vomica |
| Magen-(Schleim-)Feuer | PC 6<br>Ma 45 | Calcium carbonicum<br>Nux vomica |
| Lungen-Qi-Mangel | Ren 17<br>Lu 9<br>Lu 9<br>Lu 9<br>Bl 13<br>Lu 7 | Raphanus sativus<br>Ammonium carbonicum<br>Carbo vegetabilis<br>Sanguinaria<br>Antimonium tartaricum<br>Phosphorus |
| Lungen-Yin-Mangel | Ren 4<br>Ren 12<br>Ren 17<br>Lu 9<br>Lu 9<br>Lu 9<br>Lu 5<br>Bl 13<br>Lu 1<br>Lu 7 | Hydrastis<br>Thuja<br>Raphanus sativus<br>Ammonium carbonicum<br>Carbo vegetabilis<br>Sanguinaria<br>Ferrum phosphoricum<br>Antimonium tartaricum<br>Hepar sulfuris<br>Phosphorus |
| Befall der Lunge durch Wind-Kälte | Bl 13<br>Lu 7<br>Di 4<br>Di 4<br>Di 4 | Antimonium tartaricum<br>Phosphorus<br>Opium<br>Hydrastis<br>Veratrum album |

| TCM-Syndrom | Akupunkturpunkt | Homöopathisches Mittel |
|---|---|---|
| Befall der Lunge durch Wind-Hitze | Lu 5 | Ferrum phosphoricum |
| | Di 11 | Alumina |
| | Di 4 | Opium |
| | Di 4 | Hydrastis |
| | Di 4 | Veratrum album |
| Nässe-Schleim verlegt die Lunge | PC 6 | Calcium carbonicum |
| | Ren 12 | Thuja |
| | Ren 17 | Raphanus sativus |
| | Bl 20 | Ceanothus |
| | Ma 40 | Moschus |
| | Lu 5 | Ferrum phosphoricum |
| | Bl 13 | Antimonium tartaricum |
| | Lu 1 | Hepar sulfuris |
| Schleim-Hitze verlegt die Lunge | Ren 12 | Thuja |
| | Ma 40 | Moschus |
| | Lu 5 | Ferrum phosphoricum |
| | Bl 13 | Antimonium tartaricum |
| | Lu 1 | Hepar sulfuris |
| | Lu 7 | Phosphorus |
| | Di 11 | Alumina |
| Schleim-Flüssigkeit verlegt die Lunge | Ma 40 | Moschus |
| | Lu 9 | Ammonium carbonicum |
| | Lu 9 | Carbo vegetabilis |
| | Lu 9 | Sanguinaria |
| | Lu 5 | Ferrum phosphoricum |
| | Bl 13 | Antimonium tartaricum |
| Befall der Lunge durch Wind-Wasser | Lu 7 | Phosphorus |
| | Di 4 | Opium |
| | Di 4 | Hydrastis |
| | Di 4 | Veratrum album |
| | Di 6 | Antimonium tartaricum |
| Trockenheit der Lunge | Ren 4 | Hydrastis |
| | Ren 12 | Thuja |
| | Lu 9 | Ammonium carbonicum |
| | Lu 9 | Carbo vegetabilis |
| | Lu 9 | Sanguinaria |
| | Lu 5 | Ferrum phosphoricum |
| Hitze des Dickdarms | Ren 4 | Hydrastis |
| | Ren 12 | Thuja |
| | Mi 15 | Nux vomica |
| | Mi 15 | China |
| | Mi 15 | Ceanothus |
| | Di 11 | Alumina |
| | Di 2 | Argentum nitricum |
| | Di 4 | Opium |
| | Di 4 | Hydrastis |
| | Di 4 | Veratrum album |

| TCM-Syndrom | Akupunkturpunkt | Homöopathisches Mittel |
| --- | --- | --- |
| Nässe-Hitze im Dickdarm | Ren 12 | Thuja |
| | Bl 22 | Argentum nitricum |
| | Bl 20 | Ceanothus |
| | Di 11 | Alumina |
| | Bl 25 | Aloe |
| | Ren 3 | Rhus toxicodendron |
| Kälte befällt den Dickdarm | Le 3 | Phosphorus |
| | Le 3 | Cuprum |
| | Bl 20 | Ceanothus |
| | Bl 25 | Aloe |
| Trockenheit des Dickdarms | Ren 4 | Hydrastis |
| | Di 11 | Alumina |
| | Di 2 | Argentum nitricum |
| Kollaps des Dickdarms | Bl 20 | Ceanothus |
| | Bl 21 | Abrotanum |
| | Bl 21 | Aethusa |
| Nieren-Essenz-Mangel | Ren 4 | Hydrastis |
| | Ni 3 | Arsenicum album |
| | Ni 3 | Phosphorus |
| | Bl 23 | Terebinthina |
| Nieren-Yin-Mangel | Ren 5 | Phosphorus |
| | Ren 12 | Thuja |
| | Ni 2 | Sulfur |
| | Ni 3 | Arsenicum album |
| | Ni 3 | Phosphorus |
| Nieren-Yin-Mangel mit implodierendem Leere-Feuer | He 5 | Phosphorus |
| | Lu 7 | Phosphorus |
| | Ni 1 | Lycopodium |
| | Ni 2 | Sulfur |
| | Ni 3 | Arsenicum album |
| | Ni 3 | Phosphorus |
| Nieren-Yang-Mangel | Ren 4 | Hydrastis |
| | Ni 7 | Mercurius solubilis |
| | Ni 7 | Sepia |
| | Ni 3 | Arsenicum album |
| | Ni 3 | Phosphorus |
| | Bl 23 | Terebinthina |
| Nieren-Yang-Mangel mit Überfließen des Wassers | Le 9 | Lycopodium |
| | Bl 22 | Argentum nitricum |
| | Bl 20 | Ceanothus |
| | Bl 13 | Antimonium tartaricum |
| | Lu 7 | Phosphorus |
| | Ni 7 | Mercurius solubilis |
| | Ni 7 | Sepia |
| | Ni 3 | Arsenicum album |

| TCM-Syndrom | Akupunkturpunkt | Homöopathisches Mittel |
| --- | --- | --- |
| Nieren-Yang-Mangel mit Überfließen des Wassers (Forts.) | Ni 3<br>Bl 23 | Phosphorus<br>Terebinthina |
| Unfähigkeit der Niere, das Qi zu empfangen | Ren 17<br>Lu 7<br>Ni 7<br>Ni 7<br>Ni 3<br>Ni 3<br>Bl 23 | Raphanus sativus<br>Phosphorus<br>Mercurius solubilis<br>Sepia<br>Arsenicum album<br>Phosphorus<br>Terebinthina |
| Mangelnde Festigkeit des Nieren-Qi | Ren 4<br>Ni 3<br>Ni 3<br>Bl 23 | Hydrastis<br>Arsenicum album<br>Phosphorus<br>Terebinthina |
| Nieren- und Leber-Yin-Mangel | Bl 20<br>Ni 3<br>Ni 3<br>Bl 23 | Ceanothus<br>Arsenicum album<br>Phosphorus<br>Terebinthina |
| Nieren- und Milz-Yang-Mangel | Bl 25<br>Ni 7<br>Ni 7<br>Ni 3<br>Ni 3<br>Bl 23 | Aloe<br>Mercurius solubilis<br>Sepia<br>Arsenicum album<br>Phosphorus<br>Terebinthina |
| Nieren- und Lungen-Yin-Mangel | Ren 4<br>Lu 9<br>Lu 9<br>Lu 9<br>Lu 1<br>Lu 7<br>Ni 3<br>Ni 3 | Hydrastis<br>Ammonium carbonicum<br>Carbo vegetabilis<br>Sanguinaria<br>Hepar sulfuris<br>Phosphorus<br>Arsenicum album<br>Phosphorus |
| Niere und Herz harmonisieren nicht | He 7<br>He 7<br>He 7<br>He 7<br>He 5<br>Ren 4<br>Ni 3<br>Ni 3 | Aurum metallicum<br>Spigelia<br>Crataegus<br>Aconitum<br>Phosphorus<br>Hydrastis<br>Arsenicum album<br>Phosphorus |
| Nässe-Hitze der Blase | Bl 22<br>Ren 3<br>Bl 28 | Argentum nitricum<br>Rhus toxicodendron<br>Pareira brava |

| TCM-Syndrom | Akupunkturpunkt | Homöopathisches Mittel |
|---|---|---|
| Nässe-Kälte der Blase | Bl 22 | Argentum nitricum |
| | Bl 23 | Terebinthina |
| | Ren 3 | Rhus toxicodendron |
| | Bl 28 | Pareira brava |
| Leere und Kälte der Blase | Ren 4 | Hydrastis |
| | Bl 23 | Terebinthina |
| | Bl 28 | Pareira brava |

## 4.2.5 Zuordnung der Akupunkturpunkte und der homöopathischen Arzneimittel nach DE LA FUYE (Untergliederungen der Punkte sind nicht berücksichtigt)

| Leitbahn | Punkte | Eigenschaften | chinesische Bezeichnung | Homöopathikum |
|---|---|---|---|---|
| Leber-Leitbahn | Hauptpunkte | Tonisierung | Le 9 | Lycopodium |
| | | Sedierung | Le 2 | Bryonia |
| | Spezialpunkte | Yuan-Punkt | Le 3 | Phosphorus |
| | | | | Cuprum |
| | | Mu-Punkt | Le 14 | Nux moschata |
| | | Shu-Punkt | Bl 18 | Fabiana imbricata |
| | | Luo-Punkt | Le 6 | Chelidonium |
| | Ergänzungspunkte | | Le 5 | Secale cornutum |
| | | | | Kalium carbonicum |
| | | | Le 6 | Chelidonium |
| | | | Le 12 | Iris versicolor |
| | | | | Antimonium crudum |
| | | | Le 13 | Nux vomica (re) |
| | | | | China (li) |
| | | | | Ceanothus (li) |
| Gallenblasen-Leitbahn | Hauptpunkte | Tonisierung | Gb 43 | China |
| | | Sedierung | Gb 38 | Berberis |
| | Spezialpunkte | Yuan-Punkt | Gb 40 | Lycopodium |
| | | | | Colocynthis |
| | | Mu-Punkt | Gb 23 | Chelidonium |
| | | | Gb 24 | Kalium carbonicum |
| | | Shu-Punkt | Bl 19 | Berberis |
| | | Luo-Punkt | Gb 37 | Myrica |
| | Ergänzungspunkte | | Gb 30 | Rhus toxicodendron |
| | | | Gb 34 | Plumbum |
| | | | Gb 37 | Silicea |
| | Sekundärpunkte | | Gb 2 | Chininum sulfuricum |
| | | | Gb 3 | Kalium muriaticum |
| | | | Gb 21 | Phosphorus |
| | | | | Arsenicum album |
| | | | Gb 22 | Ptelea |
| | | | Gb 25 | Berberis |
| | | | Gb 26 | Terebinthina |
| | | | Gb 28 | Solidago |

| Leitbahn | Punkte | Eigenschaften | chinesische Bezeichnung | Homöopathikum |
|---|---|---|---|---|
| Herz-Leitbahn | Hauptpunkte | Tonisierung | He 9 | Digitalis |
| | | Sedierung | He 7 | Aurum metallicum |
| | | | | Spigelia |
| | Spezialpunkte | Yuan-Punkt | He 7 | Crataegus |
| | | | | Aconitum |
| | | Mu-Punkt | Ren 14 | Tabacum |
| | | | | Ipecacuanha |
| | | Shu-Punkt | Bl 15 | Gelsemium (li) |
| | | | | Kalium carbonicum (re) |
| | | Luo-Punkt | He 5 | Phosphorus |
| | Ergänzungspunkte | | He 3 | Kalium phosphoricum |
| | | | He 5 | Gelsemium |
| Dünndarm-Leitbahn | Hauptpunkte | Tonisierung | Dü 3 | Plumbum |
| | | Sedierung | Dü 8 | Oenanthe crocata |
| | Spezialpunkte | Yuan-Punkt | Dü 4 | Alumina |
| | | | | Cuprum metallicum |
| | | Mu-Punkt | Ren 4 | Hydrastis |
| | | Shu-Punkt | Bl 27 | Cantharis |
| | | Luo-Punkt | Dü 7 | Veratrum album |
| | Ergänzungspunkte | | Dü 3 | Zincum sulfuricum |
| | | | Dü 7 | Staphisagria |
| | | | Dü 15 | Phosphorus |
| | | | | Arsenicum album |
| Perikard-Leitbahn | Hauptpunkte | Tonisierung | PC 9 | Aconitum |
| | | | | Ginseng |
| | | Sedierung | PC 7 | Spigelia |
| | | | | Staphisagria |
| | | | | Origanum |
| | Spezialpunkte | Yuan-Punkt | PC 7 | Naja |
| | | | | Ginseng |
| | | | | Cactus |
| | | | | Staphisagria |
| | | | | Origanum |
| | | Mu-Punkt | PC 1 | Cactus |
| | | | Ni 11 | Cantharis |
| | | Shu-Punkt | Bl 14 | Agaricus |
| | | Luo-Punkt | PC 6 | Calcium carbonicum |
| | Ergänzungspunkte | | PC 6 | Zincum |
| Dreifacher Erwärmer-Leitbahn | Hauptpunkte | Tonisierung | 3E 3 | Silicea |
| | | Sedierung | 3E 10 | Phosphorus |
| | Spezialpunkte | Yuan-Punkt | 3E 4 | Psorinum |
| | | | | Sulfur |
| | | Mu-Punkt | Ren 5 | Phosphorus |
| | | | Ren 7 | Cantharis |
| | | | Ren 12 | Thuja |
| | | | Ren 17 | Raphanus sativus |
| | | Shu-Punkt | Bl 22 | Argentum nitricum |

| Leitbahn | Punkte | Eigenschaften | chinesische Bezeichnung | Homöopathikum |
|---|---|---|---|---|
| Dreifacher Erwärmer-Leitbahn (Forts.) | *Spezialpunkte (Forts.)* *Ergänzungspunkte* | Luo-Punkt | 3E 5 | Phosphorus |
|  |  |  | 3E 5 | Causticum |
|  |  |  | 3E 15 | Natrium sulfuricum |
|  |  |  | 3E 16 | Phosphorus |
|  |  |  |  | Arsenicum album |
|  |  |  | 3E 17 | Kalium muriaticum |
|  |  |  | 3E 22 | Kalium muriaticum |
|  |  |  | 3E 23 | Capsicum |
| Milz-Leitbahn | *Hauptpunkte* | Tonisierung | Mi 2 | Arsenicum album |
|  |  | Sedierung | Mi 5 | Silicea |
|  |  |  |  | Acidum fluoricum |
|  | *Spezialpunkte* | Yuan-Punkt | Mi 3 | China |
|  |  |  |  | Aloe |
|  |  | Mu-Punkt | Mi 15 | Nux vomica (re) |
|  |  |  |  | China |
|  |  |  |  | Ceanothus (li) |
|  |  | Shu-Punkte | Bl 20 | Ceanothus |
|  |  | Luo-Punkt | Mi 4 | Podophyllum (re) |
|  |  |  |  | Sepia (li) |
|  | *Ergänzungspunkte* |  | Mi 6 | Secale |
|  |  |  |  | Kalium carbonicum |
|  |  |  | Mi 5 | Calcium fluoratum |
|  |  |  |  | Aesculus |
|  |  |  | Mi 9 | Causticum (re) |
|  |  |  |  | Nux vomica (li) |
|  | *Sekundärpunkte* |  | Mi 11 | Iris versicolor |
|  |  |  | Mi 21 | Kalium carbonicum |
| Magen-Leitbahn | *Hauptpunkte* | Tonisierung | Ma 41 | Graphites |
|  |  | Sedierung | Ma 45 | Nux vomica |
|  | *Spezialpunkte* | Yuan-Punkt | Ma 42 | Arsenicum album |
|  |  |  |  | Acidum nitricum |
|  |  | Mu-Punkt | Ren 12 | Thuja |
|  |  | Shu-Punkt | Bl 21 | Abrotanum |
|  |  |  |  | Aethusa |
|  |  | Luo-Punkt | Ma 40 | Moschus |
|  | *Ergänzungspunkte* |  | Ma 15 | Aranea diadema |
|  |  |  | Ma 28 | Plumbum |
|  |  |  | Ma 30 | Helonias |
|  |  |  |  | Aurum metallicum |
|  |  |  | Ma 31 | Iris versicolor |
|  |  |  | Ma 36 | Arsenicum jodatum |
|  |  |  |  | Pulsatilla |
|  | *Magen-Punkte v. WEIHE* |  | Ma 10 | Petroleum (re) |
|  |  |  |  | Conium (li) |
|  |  |  | Ma 12 | Zincum (re) |
|  |  |  |  | Hyoscyamus (li) |
|  |  |  | Ma 14 | Arnica |
|  |  |  | Ma 16 | Drosera |

| Leitbahn | Punkte | Eigenschaften | chinesische Bezeichnung | Homöopathikum |
|---|---|---|---|---|
| Magen-Leitbahn (Forts.) | Magen-Punkte v. WEIHE (Forts.) | | Ma 18 | Nux moschata |
| | | | Ma 19 | Adonis vernalis |
| | | | Ma 21 | Carduus marianus |
| | | | Ma 23 | Bryonia (re) |
| | | | | Staphisagria (li) |
| | | | Ma 25 | Berberis (re) |
| | | | | Sepia (li) |
| | | | Ma 26 | Ignatia |
| | | | Ma 27 | Acidum phosphor. (re) |
| | | | | Cuprum (li) |
| | | | Ma 29 | Juniperus |
| Lungen-Leitbahn | Hauptpunkte | Tonisierung | Lu 9 | Ammonium carbonicum |
| | | Sedierung | Lu 5 | Ferrum phosphoricum |
| | Spezialpunkte | Yuan-Punkt | Lu 9 | Carbo vegetabilis |
| | | | | Sanguinaria |
| | | Mu-Punkt | Lu 1 | Hepar sulfuris |
| | | Shu-Punkt | Bl 13 | Antimonium tartaricum |
| | | Luo-Punkt | Lu 7 | Phosphorus |
| | weitere Punkte | | Lu 7 | Ipecacuanha |
| | | | Lu 11 | Belladonna |
| | Sekundärpunkte | | Lu 2 | Acidum benzoicum (re) |
| | | | | Euphrasia (li) |
| Dickdarm-Leitbahn | Hauptpunkte | Tonisierung | Di 11 | Alumina |
| | | Sedierung | Di 2 | Argentum nitricum |
| | | | Di 3 | |
| | Spezialpunkte | Yuan-Punkt | Di 4 | Opium |
| | | | | Hydrastis |
| | | | | Veratrum album |
| | | Mu-Punkt | Ma 25 | Berberis (re) |
| | | | | Sepia (li) |
| | | Shu-Punkt | Bl 25 | Aloe |
| | | Luo-Punkt | Di 6 | Antimonium tartaricum |
| | Ergänzungspunkte | | Di 1 | Plantago major |
| | | | Di 10 | Antimonium crudum |
| | | | | Arsenicum album |
| | | | Di 11 | Causticum |
| | | | Di 15 | Arnica |
| | Sekundärpunkte | | Di 20 | Alumina |
| Nieren-Leitbahn | Hauptpunkte | Tonisierung | Ni 7 | Mercurius solubilis |
| | | | | Sepia |
| | | Sedierung | Ni 1 | Lycopodium |
| | | | Ni 2 | Sulfur |
| | Spezialpunkte | Yuan-Punkt | Ni 3 | Arsenicum album |
| | | | | Phosphorus |
| | | Mu-Punkt | Gb 25 | Berberis |
| | | Shu-Punkt | Bl 23 | Terebinthina |
| | | Luo-Punkt | Ni 4 | Equisetum |

| Leitbahn | Punkte | Eigenschaften | chinesische Bezeichnung | Homöopathikum |
|---|---|---|---|---|
| Nieren-Leitbahn (Forts.) | weitere Punkte | | Ni 8 | Secale cornutum |
| | | | | Kalium carbonicum |
| | | | Ni 4 | Gelsemium |
| | | | | Plumbum |
| | | | Ni 6 | Apis (re) |
| | | | | Lachesis (li) |
| | Sekundärpunkte | | Ni 11 | Cantharis |
| | | | Ni 26 | Antimonium tartaricum |
| | | | Ni 27 | Antimonium tartaricum |
| | Nieren-Punkte v. Weihe | | Ni 13 | Pulsatilla |
| | | | Ni 14 | Kalium bichromicum |
| | | | Ni 15 | Plumbum |
| | | | Ni 16 | Aurum |
| | | | Ni 18 | Natrium sulfuricum (re) |
| | | | | Sulfur (li) |
| | | | Ni 20 | Arsenicum album |
| | | | Ni 21 | Crataegus (re) |
| | | | | Strophantus (li) |
| | | | Ni 22 | Graphites |
| | | | Ni 23 | Glonoinum |
| | | | Ni 25 | Lycopodium |
| Blasen-Leitbahn | Hauptpunkte | Tonisierung | Bl 67 | Kalium carbonicum |
| | | Sedierung | Bl 65 | Cantharis |
| | Spezialpunkte | Yuan-Punkt | Bl 64 | Nux vomica |
| | | | | Causticum |
| | | | | Apis |
| | | Mu-Punkt | Ren 3 | Rhus toxicodendron |
| | | Shu-Punkt | Bl 28 | Pareira brava |
| | | Luo-Punkt | Bl 58 | Medorrhinum |
| | Ergänzungspunkte | | Bl 17 | Naja (li) |
| | | | | Apis (re) |
| | | | Bl 31 | Lachesis |
| | | | Bl 39 | Ferrum metallicum |
| | | | | Marmoreck |
| | | | | Cuprum |
| | | | Bl 54 | Luesinum |
| | | | Bl 60 | Magnesium phosphoricum |
| | | | Bl 62 | Cimicifuga |
| | Zustimmungspunkte | Lunge | Bl 13 | Antimonium tartaricum |
| | | Perikard | Bl 14 | Agaricus |
| | | Herz | Bl 15 | Gelsemium |
| | | Leber | Bl 18 | Kalium carbonicum |
| | | | | Fabiana imbricata |
| | | Gallenblase | Bl 19 | Berberis |
| | | Milz | Bl 20 | Ceanothus |
| | | Magen | Bl 21 | Abrotanum |
| | | | | Aethusa |

| Leitbahn | Punkte | Eigenschaften | chinesische Bezeichnung | Homöopathikum |
|---|---|---|---|---|
| Blasen-Leitbahn (Forts.) | Zustimmungspunkte (Forts.) | Dreif. Erwärmer | Bl 22 | Argentum nitricum |
| | | Niere | Bl 23 | Terebinthina |
| | | Dickdarm | Bl 25 | Aloe |
| | | Dünndarm | Bl 27 | Cantharis |
| | Nieren-Punkte v. WEIHE | | Bl 2 | Mercurius corrosivus (re) Magnesium carbonicum (li) |
| | | | Bl 11 | Phellandrium |
| | | | Bl 12 | Millefolium |
| | | | Bl 16 | Phytolacca |
| | | | Bl 41 | Terebinthina Capsicum |
| | | | Bl 42 | Solidago |
| | | | Bl 45 | Cantharis |
| | | | Bl 47 | Coccus cacti |
| Ren Mai | | | Ren 2 | Ferrum jodatum |
| | | | Ren 3 | Rhus toxicodendron |
| | | Mu-Punkt des Dü | Ren 4 | Hydrastis |
| | | Mu-Punkt des 3E | Ren 5 | Phosphorus |
| | | | Ren 6 | Silicea Cantharis |
| | | Mu-Punkt des 3E | Ren 7 | Cantharis |
| | | Weihe Punkt | Ren 9 | Silicea |
| | | | Ren 11 | Mezereum |
| | | Mu-Punkt des 3E | Ren 12 | Thuja |
| | | | Ren 13 | Cuprum |
| | | Mu-Punkt des He | Ren 14 | Ipecacuanha Tabacum Veratrum album |
| | | | Ren 15 | Acidum phosphoricum |
| | | Weihe Punkt | Ren 16 | Phosphorus Argentum metallicum |
| | | Mu-Punkt des 3E | Ren 17 | Raphanus sativus |
| | | Weihe Punkt | Ren 18 | Merc. bijod. rub. |
| | | | Ren 19 | Calcium jodatum |
| | | | Ren 20 | Bromium |
| | | | Ren 21 | Rumex |
| | | | Ren 22 | Rumex |
| Du Mai | | Weihe Punkt | Du Mai 3 | Hypericum Ginseng Staphisagria Murex Origanum Uranium nitricum |
| | | | Du Mai 4 | Selenium |
| | | | Du Mai 5 | Argentum nitricum |

| Leitbahn | Punkte | Eigenschaften | chinesische Bezeichnung | Homöopathikum |
|---|---|---|---|---|
| Du Mai (Forts.) | | | Du Mai 6 | **Corallium rubrum** |
| | | | | **Bufo** |
| | | | Du Mai 10 | **Osmium** |
| | | | | **Tellurium** |
| | | | Du Mai 11 | **Stramonium** |
| | | | | **Hydrophobinum** |
| | | | | **Paris quadrifolia** |
| | | | Du Mai 12 | **Coca** |
| | | Weihe Punkt | Du Mai 13 | **Picricum acidum** |
| | | | | **Carbonium sulfuricum** |
| | | | | **Lathyrus sativus** |
| | | | Du Mai 14 | **Menyanthes** |
| | | | Du Mai 15 | **Cuprum arsenicosum** |
| | | Weihe Punkt | Du Mai 16 | **Rhus radicans** |
| | | | Du Mai 19 | **Zincum** |
| | | | | **Theridion** |

# 5. Kombination und Synergie

## 5.1 Warum ist die Kombination von Akupunktur und Homöopathie erfolgreich?

Um die Frage zu beantworten, warum die Traditionelle Chinesische Medizin speziell mit der Homöopathie eine Synthese als Homöosiniatrie einging, sollen an dieser Stelle die Gemeinsamkeiten und die Gegensätze beider Therapierichtungen dargestellt werden:

| | Traditionelle Chinesische Medizin | Homöopathie |
|---|---|---|
| Definition | Regulationstherapie bei Störungen der Lebensenergie/Qi »Wenn der Mensch Angriffe der pathogenen bioklimatischen Energien erleidet, dann war seine Grundenergie bereits geschwächt.« Nei Jing | → »Wenn der Mensch erkrankt, so ist ursprünglich nur diese geistartige, in seinem Organismus überall anwesende selbsttätige Lebenskraft ... verstimmt.« Organon § 11 |
| Grundlage bzw. Energetik | durch feine Reize von Selbstregulationsmechanismen des Körpers wird eine Heilung angeregt; regulierende und aktivierende Eigenheilungsprozesse über Steuerung komplexer energetischer Muster | → |
| Diagnostik | sehr umfassende Diagnostik, Grundlage ist das Erscheinungsbild der Kranken; mechanische oder thermische Einwirkung auf die Akupunkturpunkte | Diagnostik im Sinne einer Krankheitsursache und des Pathomechanismus findet nicht statt, Symptomatik dient lediglich der Repertorisation des Simile |
| Therapie | Therapie des ganzen Menschen Therapie von Symptomenbildern | → |
| Therapiemittel | eine Nadel Ziel ist der gleichmäßige Fluß von Energie, Xue und Flüssigkeiten | ein Mittel Ziel ist die Beseitigung des Übels und des komplexen Krankheitsprozesses |
| Erscheinungen, die bei der Therapie auftreten können → Regulationsstarren/Blockaden → Verschiebung des Krankheitsbildes nach Innen | bei nicht gestärkter Mitte<br><br>nach den 6 Schichten geht ein pathogener Faktor von der äußeren Schicht in die innere | u. U. Nicht-Vorschaltungen eines konstitutionellen Mittels (Miasmenlehre)<br>nach der Hering'schen Regel* |
| Anwendung | eher für Störungen im funktionellen Bereich | → |

\* Hering'sche Regel, Schichtenmodell nach KONSTANTIN HERING: eine Heilung geht von innen nach außen, von oben nach unten und von jetzt zu früher

**Tab. 4** Gemeinsamkeiten und Gegensätze

Natürlich stellt sich die Frage, warum zwei erfolgreiche Therapierichtungen kombiniert werden sollen. Therapeuten, die sich nur einer von beiden Behandlungsformen widmen, werden kaum eine Kombination suchen. Diese Arbeit möchte jedoch weitere Möglichkeiten für die Traditionelle Chinesische Medizin als eine sinnvolle Ergänzung vermitteln – hier um den Baustein der Homöopathie.

## 5.2 Der Vergleich der Symptome in der TCM und der Homöopathie

Um die große Übereinstimmung beider Behandlungsformen und damit ein gegenseitiges Ergänzen zu belegen, ist dieser Arbeit im Anhang eine Gegenüberstellung der Symptome der TCM und der Homöopathie beigefügt (siehe auch 4.2.4). Dieser Vergleich geht von der *Syndromlehre* der TCM und den von DE LA FUYE genannten Punkten aus und stellt diese den entsprechenden homöopathischen AMB gegenüber. Als Ergebnis wird die prozentuale Übereinstimmung der Symptome zwischen TCM und Homöopathie gewertet.

- Teilweise sind die Symptome der TCM in Gruppen zusammengefaßt, die im Prinzip ein *gleiches Symptombild* beschreiben, wie z. B. Hitze-Symptome. Zum Teil sind die TCM-Symptome einzeln aufgeführt, wenn eine Zuordnung zum homöopathischen AMB gefunden werden konnte.
- Bestimmte für die Traditionelle Chinesische Medizin wichtige Symptome wie *Puls-* oder *Zungen-Befunde* werden bei der Gegenüberstellung nur teilweise berücksichtigt, da diese Diagnoseform in der Homöopathie keine tragende Rolle spielt. Nur wenn sich im AMB bzw. in den Syndromen der TCM ein ausdrücklicher Hinweis fand, wurden diese Symptome in den Vergleich aufgenommen.
- Da diese Arbeit ihren Ausgangspunkt in der Traditionellen Chinesischen Medizin findet, kommen viele Symptome aus der Homöopathie hier nicht zum Tragen.
- Die den Akupunkturpunkten zugeordneten Syndrome ergeben sich aus der in dieser Arbeit verwendeten Literatur.

| Bewertung der Übereinstimmung |
|---|
| Für jedes Symptom der Traditionellen Chinesischen Medizin, das mit einem homöopathischen Symptom übereinstimmt, wird **ein Punkt** vergeben. |
| Die mit »!« gekennzeichneten Symptome wurden in der Literatur mit besonderer Wichtigkeit benannt und so bei der prozentualen Berechnung mit 1,5 Punkten pro Symptom beurteilt. Wenn kein entsprechendes Symptom im homöopathischen Vergleich gefunden werden konnte, wurden entsprechend 0,5 Punkte subtrahiert. So ist in Einzelfällen eine Bewertung von mehr als 100 % möglich. |
| Mit »(...)« gekennzeichnete homöopathische Symptome stellen eine **geringe Übereinstimmung** dar bzw. können als **Erklärungsversuch** des TCM-Symptoms gewertet werden. Es werden pro Symptom 0,5 Punkte minus berechnet. |
| Um den Rahmen dieser Arbeit nicht zu sprengen, wurden nur die **Haupt-** und **Spezialpunkte** mit den entsprechenden homöopathischen Mitteln verglichen. |

| Leitbahn | Eigenschaften | chinesische Bezeichnung | Homöopathikum | prozentuale Übereinstimmung |
|---|---|---|---|---|
| Leber-Leitbahn | Tonisierungspunkt | Le 9 | Lycopodium | ●●●●●●●●●● |
| | Sedierungspunkt | Le 2 | Bryonia | ●●●●●●●●● |
| | Yuan-Punkt | Le 3 | Phosphor | ●●●●●●●● |
| | | | Cuprum | ●●●●●● |
| | Mu-Punkt | Le 14 | Nux moschata | ●●●●● |
| | Shu-Punkt | Bl 18 | Pichy-Pichy | ●● |
| | Luo-Punkt | Le 6 | Chelidonium | ●●●●●●●●●● |
| Gallenblasen-Leitbahn | Tonisierungspunkt | Gb 43 | China | ●●●●●●●●● |
| | Sedierungspunkt | Gb 38 | Berberis | ●●● |
| | Yuan-Punkt | Gb 40 | Lycopodium | ●●●●●●●●● |
| | | | Colocynthis | ●●● |
| | Mu-Punkt | Gb 23 | Chelidonium | ●●●●●●●●●● |
| | | Gb 24 | Kalium carbonicum | ● |
| | Shu-Punkt | Bl 19 | Berberis | ●●●●● |
| | Luo-Punkt | Gb 37 | Myrica | ●●●● |
| Herz-Leitbahn | Tonisierungspunkt | He 9 | Digitalis | ●●●●●● |
| | Sedierungspunkt | He 7 | Aurum metallicum | ●●●●●● |
| | | | Spigelia | ●●●●●●●●● |
| | Yuan-Punkt | He 7 | Crataegus | ●●●●●● |
| | | | Aconitum | ●●●●●●●● |
| | Mu-Punkt | Ren 14 | Tabacum | ●●● |
| | | | Ipecacuanha | ●●●●●● |
| | Shu-Punkt | Bl 15 | Gelsemium (li) | ●●●●●●●●● |
| | | | Kalium carbonicum (re) | ●●●●● |
| | Luo-Punkt | He 5 | Phosphor | ●●●●●●●●●● |
| Dünndarm-Leitbahn | Tonisierungspunkt | Dü 3 | Plumbum | ●●●●●●●●● |
| | Sedierungspunkt | Dü 8 | Oenanthe croc. | ●● |
| | Yuan-Punkt | Dü 4 | Alumina | ●●●●●●●● |
| | | | Cuprum metallicum | ●●●●● |
| | Mu-Punkt | Ren 4 | Hydrastis | ●●●●●●●●● |
| | Shu-Punkt | Bl 27 | Cantharis | ●●●●●●●● |
| | Luo-Punkt | Dü 7 | Veratrum album | ●●●● |
| Perikard-Leitbahn | Tonisierungspunkt | PC 9 | Aconitum | ●●●●●●● |
| | | | Ginseng | ●● |
| | Sedierungspunkt | PC 7 | Spigelia | ●●●●●●●●● |
| | | | Staphisagria | ●●●●● |
| | | | Origanum | ●●●● |
| | Yuan-Punkt | PC 7 | Naja | ●●● |
| | | | Ginseng | ●●●● |
| | | | Cactus | ●●●●●●● |
| | | | Staphisagria | ●●●●● |
| | | | Origanum | ●●●●● |
| | Mu-Punkt | PC 1 | Cactus | ●●●●●●● |
| | | Ni 11 | Cantharis | ●●●●●●● |
| | Shu-Punkt | Bl 14 | Agaricus | ●●●●●●●● |
| | Luo-Punkt | PC 6 | Calcium carbonicum | ●●●●●●●●● |

| Leitbahn | Eigenschaften | chinesische Bezeichnung | Homöopathikum | prozentuale Übereinstimmung |
|---|---|---|---|---|
| Dreifacher Erwärmer-Leitbahn | Tonisierungspunkt | 3E 3 | Silicea | ●●●●●●●● |
| | Sedierungspunkt | 3E 10 | Phosphorus | ●●●●●● |
| | Yuan-Punkt | 3E 4 | Psorinum | ●●●●●●● |
| | | | Sulfur | ●●●●●●●●●● |
| | Mu-Punkt | Ren 5 | Phosphorus | ●●●●●●●●● |
| | | Ren 7 | Cantharis | ●●●●●● |
| | | Ren 12 | Thuja | ●●●●●●●● |
| | | Ren 17 | Raphanus sativus | ●●●●●●●● |
| | Shu-Punkt | Bl 22 | Argentum nitricum | ●●●●●●●● |
| | Luo-Punkt | 3E 5 | Phosphorus | ●●●●●●●●● |
| Milz-Leitbahn | Tonisierungspunkt | Mi 2 | Arsenicum album | ●●●● |
| | Sedierungspunkt | Mi 5 | Silicea | ●●●●●●● |
| | | | Acidum fluoricum | |
| | Yuan-Punkt | Mi 3 | China | ●●●●●●●●● |
| | | | Aloe | ●●● |
| | Mu-Punkt | Mi 15 | Nux vomica | ●●●●●●●●●●●● |
| | | | China | ●●●●●●● |
| | | | Ceanothus | ●● |
| | Shu-Punkt | Bl 20 | Ceanothus | ●●●●●●● |
| | Luo-Punkt | Mi 4 | Podophyllum | ●●●●●●●● |
| | | | Sepia | ●●●●●●●●● |
| Magen-Leitbahn | Tonisierungspunkt | Ma 41 | Graphites | ●●●●●● |
| | Sedierungspunkt | Ma 45 | Nux vomica | ●●●●●●●● |
| | Yuan-Punkt | Ma 42 | Arsenicum album | ●●●●●●●●● |
| | | | Acidum nitricum | ●● |
| | Mu-Punkt | Ren 12 | Thuja | ●●●●●●●●● |
| | Shu-Punkt | Bl 21 | Abrotanum | ●●●●●●●● |
| | | | Aethusa | ●●●●●● |
| | Luo-Punkt | Ma 40 | Moschus | ●●●●●● |
| Lungen-Leitbahn | Tonisierungspunkt | Lu 9 | Ammonium carbonicum | ●●●●●● |
| | Sedierungspunkt | Lu 5 | Ferrum phosphoricum | ●●●●●●● |
| | Yuan-Punkt | Lu 9 | Carbo vegetabilis | ●●●●●●●●●● |
| | | | Sanguinaria | ●●●●●● |
| | Mu-Punkt | Lu 1 | Hepar sulfuris | ●●●●●●●● |
| | Shu-Punkt | Bl 13 | Antimonium tartaricum | ●●●●●●●● |
| | Luo-Punkt | Lu 7 | Phosphorus | ●●●●●●●●● |
| Dickdarm-Leitbahn | Tonisierungspunkt | Di 11 | Alumina | ●●●● |
| | Sedierungspunkt | Di 2 | Argentum nitricum | ●●●● |
| | | Di 3 | Argentum nitricum | |
| | | | Euphrasia | |
| | | | Sulfur | |
| | Yuan-Punkt | Di 4 | Opium | ●●●●● |
| | | | Hydrastis | ●●●●●●● |
| | | | Veratrum album | ●●●●● |
| | Mu-Punkt | Ma 25 | Berberis (re) | ●●●●●●● |
| | | | Sepia (li) | ●●●●●●●●●● |
| | Shu-Punkt | Bl 25 | Aloe | ●●●●●●●●● |
| | Luo-Punkt | Di 6 | Antimonium tartaricum | ●●●●● |

| Leitbahn | Eigenschaften | chinesische Bezeichnung | Homöopathikum | prozentuale Übereinstimmung |
|---|---|---|---|---|
| Nieren-Leitbahn | Tonisierungspunkt | Ni 7 | Mercurius solubilis | ●●●●●●●● |
| | | | Sepia | ●●●●●●● |
| | Sedierungspunkt | Ni 1 | Lyopodium | ●●●●●●●●● |
| | | Ni 2 | Sulfur | ●●●●●●●●●● |
| | Yuan-Punkt | Ni 3 | Arsenicum album | ●●●●●●● |
| | | | Phosphorus | ●●●●●●●●● |
| | Mu-Punkt | Gb 25 | Berberis | ●●●●●●●● |
| | Shu-Punkt | Bl 23 | Terebinthina | ●●●●●●● |
| | Luo-Punkt | Ni 4 | Equisetum | |
| Blasen-Leitbahn | Tonisierungspunkt | Bl 67 | Kalium carbonicum | ●●●●●●● |
| | Sedierungspunkt | Bl 65 | Cantharis | ●●●●●●●●● |
| | Yuan-Punkt | Bl 64 | Nux vomica | ●●●●●●●●● |
| | | | Causticum | ●●●●●●●●● |
| | | | Apis | ●●●●●●●●●●●● |
| | Mu-Punkt | Ren 3 | Rhus toxicodendron | ●●●●●●●● |
| | Shu-Punkt | Bl 28 | Pareira brava | ● |
| | Luo-Punkt | Bl 58 | Medorrhinum | ●●●●●●●● |

## 5.3 Kritische Anmerkungen

### 5.3.1 Zur Methodik der Homöosiniatrie

WEIHE definierte für jedes homöopathische Mittel **nur einen Punkt,** was, wenn die Spannbreite der Polychreste, der großen homöopathischen Mittel, betrachtet wird, nicht aufrechtzuerhalten ist. So sind **heute** einem Akupunkturpunkt mehrere Mittel bzw. einer homöopathischen Arznei **mehrere Punkte** zuzuordnen. Wie die großen homöopathischen Mittel viele Ansatzpunkte haben, können auch Akupunkturpunkte vielfältige Wirkrichtungen aufweisen.

Beispiel: China → **Ma 36, Le 13, Lu 7, Mi 3**
Beispiel: He 7 → **Spigelia, Aurum metallicum, Aconitum, Crataegus**

WEIHE stellte eine Übereinstimmung der Akupunkturpunkte mit homöopathischen Mitteln fest, die teilweise noch nicht vollständig geprüft waren.

– Desweiteren beachtete WEIHE nicht die *Organotropie,* was DE LA FUYE jedoch korrigierte.
– Beispiel: **Gelsemium,** von WEIHE als doppelseitiges Mittel, nach DE LA FUYE als Linksmittel beurteilt.

– Ebenso stehen die Symptome der TCM und der Homöopathie teilweise im krassen Gegensatz zueinander.
– Beispiel: **Abrotanum** im Vergleich zum Symptom »Appetit«.
– Die nach DE LA FUYE teilweise bezeichneten Punktgruppen stimmen nicht mit den heutigen Ansichten überein. In dieser Arbeit werden jedoch die Punktangaben nach DE LA FUYE vorgenommen.
– Beispiel: **Ren 17** ist der Mu-Punkt der Perikard-Leitbahn nach heutiger Sicht; nach DE LA FUYE bzw. auch nach BISCHKO werden **PC 1** und **Ni 11** als erster und zweiter Mu-Punkt benannt.

### 5.3.2 Was dieses Buch nicht berücksichtigen konnte

- **Polychreste** als große homöopathische Mittel weisen eine Vielzahl von Symptomen auf, die somit eine höhere Trefferquote bei Symptomen der TCM bieten, so z. B. **Phosphorus**.
- Auch aus heutiger Sicht sind vereinzelt homöopathische Mittel wie etwa **Pichy-Pichy** noch nicht genug geprüft, so daß teilweise kaum Zuordnungen zu den Symptomen der TCM möglich sind.

- Durch die Einordnung in Symptomgruppen ist eine prozentuale Verschiebung der Übereinstimmung zwischen TCM- und homöopathischen Symptomen nach unten, als auch nach oben möglich. Desweiteren spielt die unterschiedliche Gewichtung der Puls- und Zungen-Diagnostik eine Rolle im Grad der Übereinstimmung.

### 5.3.3 Offen gebliebene Fragen

Interessant wäre die Fragestellung, ob, wenn die Zuordnung nach DE LA FUYE nicht beachtet und mit nur einer für den Patienten geeigneten Kombination von Akupunkturpunkt und entsprechendem homöopathischem Mittel therapiert würde, der gleiche Therapieerfolg erzielt werden könnte. Erste Hinweise erfährt diese Überlegung im Buch von ERWIN GEYER.

- Weitere Überlegungen sind der Frage zu widmen, inwieweit *Extrapunkte* mit der Technik der Homöosiniatrie in Verbindung gebracht werden können.

## 5.4 Anspruch und Zielsetzung dieser Arbeit

Das Ziel dieser Arbeit, eine möglichst hohe Übereinstimmung zwischen den Symptomen der Traditionellen Chinesischen Medizin und der Homöopathie aufzuzeigen, kann als erreicht bezeichnet werden. Eine hohe Deckungsgleichheit zeichnet die Homöosiniatrie als einen wichtigen Ergänzungsbaustein innerhalb der Traditionellen Chinesischen Medizin aus. Mit dieser Methode erfolgt eine doppelte Stimulierung der Akupunkturpunkte, so daß die TCM durch die Homöopathie eine sinnvolle Unterstützung erhält.

# II.
# Angewandte Praxis der Homöosiniatrie

# 1. Leber-Leitbahn

## 1.1 Hauptpunkte

### 1.1.1 Le 9 als Tonisierungspunkt

Name
**Yin Bao – »Yin-Hülle«**

Spezifische Qualifikation
- Tonisierungspunkt der Leber-Leitbahn

Spezifische Wirkrichtung
- harmonisiert Qi und Xue im Unteren Erwärmer
- reguliert Chong Mai und Ren Mai
- zerstreut pathogene Hitze und Nässe im Unteren Erwärmer

Lage
4 Cun proximal von Le 8

Homöopathikum
- **Lycopodium**

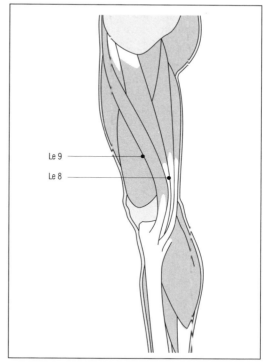

Abb. 2

| TCM: Le 9 | Syndrome | Homöopathikum: Lycopodium |
|---|---|---|
| Name | Symptome | Symptome |
| Nieren-Yang-Mangel mit Überfließen des Wassers | Knöchelödeme, evtl. bis zum Oberen Erwärmer, Gesichtsödeme ! <br> Kältegefühl in Beinen und Rücken <br> Völle und Distension im Abdomen <br> Kreuzschmerzen <br><br> Kältegefühl <br> spärlicher, klarer Urin <br> Ascites <br> Palpitationen <br> kalte Hände <br> Belastungsdyspnoe <br> dünnes, wäßriges, schaumiges Sputum <br> Husten, Asthma | Ascites bei Leberkrankheiten <br><br> kalte Extremitäten <br> nach wenigen Bissen Völlegefühl <br> Brennen zwischen den Schulterblättern, Schmerzen in der Nierengegend <br> (Verlangen nach Wärme) <br> (Urin kommt langsam) <br> Ascites <br> Herzklopfen nachts <br> kalte Extremitäten <br> Atemnot <br> Verschleimung der Bronchien |

## 1.1.2 Le 2 als Sedierungspunkt

Name
**Xing Jian – »Zwischenraum der Wandlung«**

Spezifische Qualifikation
- Sedierungspunkt

Spezifische Wirkrichtung
- beseitigt Leber-Feuer
- unterdrückt Leber-Yang
- kühlt das Blut
- unterdrückt inneren Wind
- löst stagniertes Leber-Qi

Lage
0,5 Cun zum Ende der Interdigitalfalte zwischen erster und zweiter Zehe

Homöopathikum
- **Bryonia**

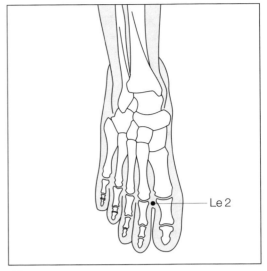

Abb. 3

| TCM: Le 2 | Syndrome | | Homöopathikum: Bryonia |
|---|---|---|---|
| Name | Symptome | | Symptome |
| Leber-Qi-Stagnation | hypochondrischer Schmerz im Thorax | ! | heftige Stiche bei Atemnot und Sprechen Schmerzen im rechten Hypochondrium |
| | Depressionen und Stimmungswechsel, Aggressionen | ! | reizbare, schlechte Stimmung |
| | bitterer Mundgeschmack den ganzen Tag | | bitterer Mundgeschmack |
| | Menstruationsbeschwerden | | Mensis zu früh, reichlich, stechende Schmerzen in den Ovarien |
| | Globus hystericus | | Stechen beim Schlucken, eingeschnürt |
| | Verdauungsbeschwerden, saures Aufstoßen | | Magendrücken wie ein Stein morgens und nach dem Essen |
| | seufzt oft | | |
| | Verspannungen im Nacken/Schulter | | schmerzhafte Steifheit im Nacken |
| | kalte Extremitäten | | |
| | Unfruchtbarkeit | | |
| | kleine Knoten in der Brustdrüse | | Mastitis |
| | Müdigkeit, schlimmer nachmittags | | |
| Empor-loderndes Leber-Feuer | Reizbarkeit mit Jähzorn und Schreien bis Gewalt, Zornesausbrüche | ! | reizbare, schlechte Stimmung |
| | zerberstende Kopfschmerzen an den Schläfen | | heftige Kopfschmerzen |
| | Hitze: rotes Gesicht und Augen, wenig dunkler Harn, Trockenheit, Durst, trockene Stühle | | Durst +++ auf Kaltes trockene Lippen |
| | bitterer Mundgeschmack | | bitterer Mundgeschmack |
| | Epistaxis, Hämatemesis, Hämoptysis | | sanguinolentes Sputum |

| TCM: Le 2 Name | Syndrome Symptome | | Homöopathikum: Bryonia Symptome |
|---|---|---|---|
| Empor-loderndes Leber-Feuer (Forts.) | durch Träume gestörter Schlaf Muskelspasmen Schmerzen im Hypochondrium | | fährt hoch beim Einschlafen Schmerzen in der Muskulatur heftige Stiche beim Atmen und Sprechen Schmerzen im rechten Hypochondrium |
| Kälte blockiert die Leber-Leitbahn | Schmerzen im Hypochondrium geschwollener Hoden, geschrumpfte Vagina Schmerzen und Spannung im Unterbauch, Hoden, Scrotum Wärme bessert Zunge blaß, dicker, weißer Belag | ! | Schmerzen im rechten Hypochondrium Wärme bessert Zunge weiß belegt |
| Leber-Wind im Innern durch extreme Hitze | hohes Fieber Konvulsionen, Krämpfe, Starre Nackensteifigkeit, Opisthotonus Tremor der Extremitäten Delirium | ! ! | akute Gelenkentzündung mit Fieber Steifheit in Kreuz und Knien Kopfschmerzen mit meningialen Reizsymptomen Delirium |
| Leber-Feuer verletzt die Lunge | Dyspnoe, Asthma Völle/Engegefühl des Thorax und Hypochondrium Husten gelbes oder blutig tingiertes Sputum Kopfschmerzen Schwindelgefühl Hitze: spärlich dunkler Harn, Obstipation, rotes Gesicht, Durst | ! ! | schwierige, rasche Atmung Meteorismus trockener, hohler, schmerzhafter Reizhusten sanguinolentes Sputum heftige Kopfschmerzen Schwindel vom Ohr kommend vorwiegend Obstipation mit trockenen Stühlen, Durst +++ auf Kaltes, trockene Lippen |
| Nässe-Hitze in Leber und Gallenblase | Fieber max. 38 °C Völle in Thorax und Hypochondrium Spannung im Abdomen Hitze: spärlicher, dunkler Urin, Durstlosigkeit Ikterus saures Erbrechen Appetitverlust Fluor vaginalis Schmerzen und Rötung des Scrotums Sehstörungen | | Fieber Continua bis 39 °C heftige Stiche beim Atmen und Sprechen Schmerzen im rechten Hypochondrium vorwiegend Obstipation mit trockenen Stühlen, Durst +++ auf Kaltes, trockene Lippen gelbe Haut (Magendrücken) |

| TCM: Le 2 | Syndrome | Homöopathikum: Bryonia |
|---|---|---|
| Name | Symptome | Symptome |
| Schleim-Feuer quält das Herz | psych. Symptome: Rastlosigkeit, Schreckhaftigkeit, unzusammenhängendes Sprechen, Verwirrtheit, Neigung zum Schlagen oder Schelten, unkontrolliertes Lachen oder Weinen, agitierter Zustand, redet mit sich selber, Depressionen, Stumpfsinn, Aphasie bis Koma, evtl. Bewußtlosigkeit und Fülle-Koma | ! Reizbarkeit, psychische Schwäche, alles bringt aus guter Laune |
| | bitterer Mundgeschmack | bitterer Mundgeschmack |
| | Schlaflosigkeit, Träume Palpitationen | fährt hoch beim Einschlafen |
| | Hitze: Gesichtsrötung, Mundtrockenheit, Mundgeschwüre, Durst, dunkler, gelber Urin | Obstipation mit trockenen Stühlen, Durst +++ auf Kaltes, trockene Lippen |

## 1.2 Spezialpunkte

### 1.2.1 Le 3 als Yuan-Punkt

Name
**Tai Chong – »Die größte Durchgangsstraße«**

Spezifische Qualifikation
- Yuan-Punkt der Leber-Leitbahn

Spezifische Wirkrichtung
- unterdrückt Leber-Yang
- vertreibt inneren Wind
- fördert den reibungslosen Fluß des Leber-Qi
- beruhigt den Geist
- beruhigt Spasmen
- stützt, nährt und stabilisiert Blut
- zerstreut Nässe und Hitze in Leber und Gallenblase

Lage
Im proximalen 1. und 2. Winkel der Metatarsalia

Homöopathikum
- **Phosphorus**
- **Cuprum**

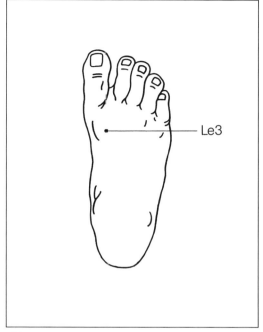

Abb. 4

| TCM: Le 3 | Syndrome | | Homöopathikum: Phosphor |
|---|---|---|---|
| **Name** | **Symptome** | | **Symptome** |
| Leber-Qi-Stagnation | hypochondrischer Schmerz im Thorax | ! | starke Stiche in der Brust |
| | Depressionen und Stimmungswechsel, Aggressionen | | schnell erregt |
| | bitterer Mundgeschmack den ganzen Tag | | |
| | Menstruationsbeschwerden | | mit Blutungen eng verbundenes AMB |
| | Globus hystericus | | |
| | Verdauungsbeschwerden, saures Aufstoßen | | saures Aufstoßen, Aufstoßen unverdauter Nahrung und Erbrechen |
| | seufzt oft | | |
| | Verspannungen im Nacken/Schulter | | brennende Schmerzen im Rücken zwischen den Schultern |
| | kalte Extremitäten | | verfroren |
| | Unfruchtbarkeit | | |
| | kleine Knoten in der Brustdrüse | | stechende Schmerzen in der Brustdrüse |
| | Müdigkeit, schlimmer nachmittags | | zittrig, schwach, erschöpft |
| Leber-Yin/Blut-Mangel | stumpf-blasser Teint | ! | durchschimmernde Haut, oft blaß |
| | Hypo-/Amenorrhoe mit blassem spärlichem Blut | ! | allg. vitale helle Blutungen |

| TCM: Le 3 Name | Syndrome Symptome | | Homöopathikum: Phosphorus Symptome |
|---|---|---|---|
| Leber-Yin/ Blut-Mangel (Forts.) | unscharfes Sehen, Mouches volantes, Gesichtsfeldausfälle Augen trocken, brennend, stumpf Tränen in den Augen | ! | wie etwas über die Augen gezogen, schwarze Punkte vor den Augen, Sehstörungen, Mouches volantes, rote und grüne Höfe um Gegenstände sehen, Retinablutungen |
| | Muskelkrämpfe und -schwäche, Steifheit, Zittern, Kontraktionen trockene, brüchige Nägel Einschlafstörungen Benommenheit, Taubheitsgefühl Abmagerung | | Zittern bei Anstrengung, Arme und Hände taub, Gelenke geben plötzlich nach kurzer Schlaf, der bessert Schwindelzustände leptosomer Körper |
| Hyperaktivität/ Aufsteigendes Leber-Yang | Spannungskopfschmerzen Reizbarkeit Augen trocken, heiß, brennend, Sehstörungen | | Kopfschmerzen bei geistiger Anstrengung Unruhe, schnell erschöpft Sehstörungen, Mouches volantes, rote oder grüne Höfe um Gegenstände sehen, Retinablutungen |
| | trockene Schleimhäute, Mundtrockenheit Schlaflosigkeit, Konzentrationsmangel Tremor, Krämpfe, Zittern | | verstopfte Nase, trockener Husten, trockener Mund Erschöpfung Zittern bei Anstrengung, Arme und Hände taub, Gelenke geben plötzlich nach |
| | Schwindel Tinnitus Fieber kleinere Zornesausbrüche | | Schwindelzustände Ohrensausen schleichendes Fieber reizbare Schwäche |
| Leber-Blut-Stagnation | dunkles, klumpiges Regelblut, Dysmenorrhoe, PMS Knoten im Abdomen, abdominale Schmerzen überwiegend der Distension Hämatemesis, Epistaxis | ! | Indikation Phosphor: Blutungen aller Art Brustbeklemmung, Last auf Brust oder Herzgegend Neigung zu Blutungen, blutendes Zahnfleisch |
| | stechender, temporaler Kopfschmerz Schwindel Tinnitus bitterer Mundgeschmack Unterleibschmerzen bohrend, klar lokalisiert, stechend | | Kopfschmerzen bei geistiger Anstrengung Schwindelzustände Ohrensausen Magen-Darm-Infekte in Verbindung mit Kälte (leicht verfroren) |
| Emporloderndes Leber-Feuer | Reizbarkeit mit Jähzorn und Schreien bis Gewalt, Zornesausbrüche zerberstende Kopfschmerzen an den Schläfen Hitze: rotes Gesicht und Augen, wenig dunkler Harn, Trockenheit, Durst, trockene Stühle bitterer Mundgeschmack Epistaxis, Hämatemesis, Hämoptysis | ! | Unruhe, schnell erregt Kopfschmerzen bei geistiger Anstrengung Verlangen nach kalten Getränken und Nahrung, viel Durst Neigung zu Blutungen, blutendes Zahnfleisch |

| TCM: Le 3 Name | Syndrome Symptome | | Homöopathikum: Phosphorus Symptome |
|---|---|---|---|
| Empor-loderndes Leber-Feuer (Forts.) | durch Träume gestörter Schlaf<br><br>Muskelspasmen<br><br>Schmerzen im Hypochondrium | | Träume von Feuer und Krieg, kurze Schlaf-perioden<br>Zittern bei Anstrengung, Arme und Hände taub, Gelenke geben plötzlich nach<br>Magen-Darm-Infekte |
| Leber-Wind im Innern durch extreme Hitze | hohes Fieber<br>Konvulsionen, Krämpfe, Starre, Tremor der Extremitäten<br>Nackensteifigkeit, Opisthotonus<br>Delirium | !<br>! | schleichendes Fieber<br>Zittern bei Anstrengung, Arme und Hände taub, Gelenke geben plötzlich nach<br>schwache Wirbelsäule<br>Delirium, soporöser Zustand |
| Leber-Wind durch auf-steigendes Leber-Yang | plötzlicher Bewußtseinsverlust<br>Abweichung von Augen und Mund<br>Hemiphlegie, Sprachstörungen<br>Facialisparese<br>Gesichtsasymmetrie<br>verwaschene Sprache<br>Desorientiertheit | !<br>! | Delirium, soporöser Zustand<br>aufsteigende sensorische und motorische Paralyse von Finger- und Zehenspitzen, Paralyse der äußeren Augenmuskeln<br><br><br><br>geistige Apathie |
| Leber-Wind durch Leber-Blut-Mangel | Wackeln des Kopfes<br>Tremor, feines Zittern<br><br>Taubheitsgefühl<br><br>Sehstörungen<br><br><br>Schwindel<br>Spasmen in Kopf und Extremitäten | !<br>! | <br>Schwachheit und Zittern bei jeder Anstrengung<br>Kribbeln der Fingerspitzen, Arme und Hände taub<br>Sehstörungen, Mouches volantes, rote oder grüne Höfe um Gegenstände sehen, Retinablutungen<br>Schwindelzustände<br>Zittern bei Anstengung, Arme und Hände taub, Gelenke geben plötzlich nach |
| Leber attackiert die Milz | Abwechslung von Verstopfung und Durchfall<br>Distension und Schmerzen des Abdomens<br>Reizbarkeit<br>Stuhl evtl. trocken und schafkotartig, dann wieder weich<br>Flatulenz<br>Müdigkeit | ! | teils Verstopfung, teils Durchfall, Bleistift-stühle, Durchfall wie aus Hydranten<br>Magen-Darm-Infekte<br><br>große, nervöse Übererregbarkeit<br>harte Stühle, Bleistiftform<br><br>Meteorismus<br>Apathie |
| Schleim-Feuer quält das Herz | psych. Symptome: Rastlosigkeit, Schreckhaftigkeit, unzusammen-hängendes Sprechen, Verwirrtheit, Neigung zum Schlagen oder Schelten, unkontrolliertes Lachen oder Weinen, agitierter Zustand, redet mit sich selbst, Depressionen, Stumpfsinn, Aphasie bis Koma<br>bitterer Mundgeschmack | ! | große nervöse Übererregbarkeit, Furcht, Schreckhaftigkeit, Delirien, Depressionen, geistige Apathie, soporöser Zustand, schnell erregt, Größenwahn |

| TCM: Le 3 | Syndrome | | Homöopathikum: Phosphorus |
|---|---|---|---|
| Name | Symptome | | Symptome |
| Schleim-Feuer quält das Herz (Forts.) | Schlaflosigkeit, Träume Palpitationen | | kurzer Schlaf, der bessert Empfindungen im Herzbereich, Herzklopfen |
| | Gesichtsrötung Mundtrockenheit, Mundgeschwüre Durst dunkler, gelber Urin evtl. Bewußtlosigkeit, bis Fülle-Koma | | roter Kopf, Blutandrang, flush Reiz und Kitzeln in der Trachea viel brennender Durst Hämaturie, rotes Sediment Delirium |
| Kälte befällt den Dickdarm | plötzliche, zerrende Bauchschmerzen Diarrhoe allgemeines und abdominales Kältegefühl | ! | Magen-Darm-Infekte verfroren |
| Qi-Schmerz des Dünndarms | zerrende Unterbauchschmerzen bis in den Rücken Borborygmen abdominale Distension Abneigung gegen Druck auf das Abdomen Flatulenz bessert Hodenschmerzen | ! ! | heftige brennende Schmerzen im Rücken zwischen den Schulterblättern Magen-Darm-Infekte Meteorismus |
| Gefesseltes Dünndarm-Qi | plötzliche, heftige Bauchschmerzen Obstipation Erbrechen bis Koterbrechen Druck verschlimmert die Schmerzen starkes Bauchkollern | ! ! ! | teils Obstipation, teils Diarrhoe Kaltes wird erbrochen Magen-Darm-Infekte |

| TCM: Le 3 | Syndrome | | Homöopathikum: Cuprum |
|---|---|---|---|
| Name | Symptome | | Symptome |
| Leber-Qi-Stagnation | hypochrondrischer Schmerz im Thorax Depressionen und Stimmungswechsel, Aggressionen | ! ! | Schmerzen durch Krampfhusten boshaft, mürrisch, ängstlich |
| | bitterer Mundgeschmack den ganzen Tag | | stark metallischer Geschmack |
| | Menstruationsbeschwerden Globus hystericus | | Mensis spät mit Krämpfen |
| | Verdauungsbeschwerden, saures Aufstoßen seufzt oft | | Kolik, Übelkeit, Erbrechen |
| | Verspannnungen in Nacken/Schulter | | spastische Beschwerden, Krämpfe und Kontraktionen, am Ende der Extremitäten beginnend |
| | kalte Extremitäten Unfruchtbarkeit kleine Knoten in der Brustdrüse Müdigkeit, schlimmer nachmittags | | Kälte der Hände |

| TCM: Le 3 Name | Syndrome Symptome | Homöopathikum: Cuprum Symptome |
|---|---|---|
| Leber-Yin/ Blut-Mangel | stumpf-blasser Teint ! | verzerrtes und blasses Gesicht |
| | Hypo-/Amenorrhoe mit blassen spärlichen Blutungen ! | Mensis bleibt monatelang aus |
| | unscharfes Sehen, Mouches volantes, Gesichtsfeldausfälle ! | Schielen |
| | Augen trocken, brennend, stumpf Tränen in den Augen | |
| | Muskelkrämpfe und -schwäche, Steifheit, Zittern, Kontraktionen | ruckartige Bewegungen und Muskelzuckungen |
| | trockene, brüchige Nägel | |
| | Einschlafstörungen | |
| | Benommenheit, Taubheitsgefühl | |
| | Abmagerung | |
| Hyperaktivität/ Aufsteigendes Leber-Yang | Spannungskopfschmerzen | Schwellung des Kopfes mit Konvulsionen |
| | Reizbarkeit | boshaft und mürrisch |
| | Augen trocken, heiß, brennend, Sehstörungen | |
| | trockene Schleimhäute, Mundtrockenheit | |
| | Schlaflosigkeit, Konzentrationsmangel | |
| | Tremor, Krämpfe, Zittern | Krämpfe |
| | Schwindel | Schwindel |
| | Tinnitus | entferntes Trommeln im Ohr |
| | Fieber | Fieber |
| | kleinere Zornesausbrüche | Aura als Vorboten des Epilepsieanfalls |
| Leber-Blut-Stagnation | dunkles, klumpiges Regelblut ! | |
| | Knoten im Abdomen, abdominale Schmerzen überwiegen der Distension | häufig Bauchschmerzen mit großer Angst |
| | Hämatemesis, Epistaxis | |
| | Dysmenorrhoe, PMS | Krämpfe bis in die Brust ausstrahlend |
| | stechender temporaler Kopfschmerz | Schwellung des Kopfes mit Konvulsionen |
| | Schwindel | Schwindel |
| | Tinnitus | entferntes Trommeln im Ohr |
| | bitterer Mundgeschmack | metallischer Geschmack |
| | Unterleibschmerzen bohrend, klar lokalisiert, stechend | Magen-Darm-Koliken, häufig Bauchschmerzen mit großer Angst |
| Emporloderndes Leber-Feuer | Reizbarkeit mit Jähzorn und Schreien bis Gewalt, Zornesausbrüche ! | Indikation: Epilepsie(anfall) |
| | zerberstende Kopfschmerzen an der Schläfe | Krämpfe bis in die Brust ausstrahlend |
| | Hitze: rotes Gesicht und Augen, wenig dunkler Harn, Trockenheit, Durst, trockene Stühle | blaurotes, heißes Gesicht |
| | bitterer Mundgeschmack | metallischer Geschmack |
| | Epistaxis, Hämatemesis, Hämoptysis | |
| | durch Träume gestörter Schlaf | |
| | Muskelspasmen | Krämpfe |
| | Schmerzen im Hypochondrium | Spasmen im Hypochondrium |

| TCM: Le 3 | Syndrome | | Homöopathikum: Cuprum |
|---|---|---|---|
| Name | Symptome | | Symptome |
| Leber-Wind im Innern durch extreme Hitze | hohes Fieber<br>Konvulsionen, Krämpfe, Starre<br>Nackensteifigkeit, Opisthotonus<br>Tremor der Extremitäten<br>Delirium | !<br>! | Fieber<br>Krämpfe<br><br>Konvulsionen<br>Delirium |
| Leber-Wind durch aufsteigendes Leber-Yang | plötzlicher Bewußtseinsverlust<br>Abweichung von Augen und Mund<br>Hemiphlegie, Sprachstörungen<br>Facialisparese<br>Gesichtsasymmetrie<br>verwaschene Sprache<br>Desorientiertheit | !<br>! | Delirium, Indikation Epilepsie<br>zerebrale Reizungen |
| Leber-Wind durch Leber-Blut-Mangel | Wackeln des Kopfes<br>Tremor<br>Taubheitsgefühl<br>Sehstörungen<br>Schwindel<br>Spasmen im Kopf und Extremitäten | !<br>! | zerebrale Reizungen<br>zerebrale Reizungen, Konvulsionen<br><br><br>Schwindel<br>Krämpfe |
| Leber attackiert die Milz | Abwechslung von Verstopfung und Durchfall, Stuhl evtl. trocken und schafkotartig, dann wieder weich<br>Distension und Schmerzen des Abdomens<br>Reizbarkeit<br>Flatulenz<br>Müdigkeit | ! | Obstipation mit Diarrhoe abwechselnd |
| Schleim-Feuer quält das Herz | psych. Symptome: Rastlosigkeit, Schreckhaftigkeit, unzusammenhängendes Sprechen, Verwirrtheit, Neigung zum Schlagen oder Schelten, unkontrolliertes Lachen oder Weinen, agitierter Zustand, redet mit sich selbst, Depressionen, Stumpfsinn, Aphasie bis Koma, evtl. Bewußtlosigkeit, bis Fülle-Koma<br>bitterer Mundgeschmack<br>Schlaflosigkeit, Träume<br>Palpitationen<br>Gesichtsrötung<br>Mundtrockenheit, Mundgeschwüre<br>Durst<br>dunkler, gelber Urin | !<br>! | Indikation Epilepsie(anfall), Bewußtlosigkeit<br><br><br><br><br><br><br><br><br>metallischer Mundgeschmack<br><br>Herzklopfen |
| Kälte befällt den Dickdarm | plötzliche, zerrende Bauchschmerzen<br>Diarrhoe<br>allgemeines und abdominales Kältegefühl | ! | Magen-Darm-Koliken<br>Brechdurchfall<br>Kälte des Körpers |

| TCM: Le 3 Name | Syndrome Symptome | | Homöopathikum: Cuprum Symptome |
|---|---|---|---|
| Qi-Schmerz des Dünndarms | zerrende Unterbauchschmerzen bis in den Rücken<br>Borborygmen<br>abdominale Distension<br>Abneigung gegen Druck auf das Abdomen<br>Flatulenz bessert<br>Hodenschmerzen | !<br><br>! | Magen-Darm-Koliken, häufig Bauchschmerzen mit großer Angst |
| Gefesseltes Dünndarm-Qi | plötzliche, heftige Bauchschmerzen<br>Obstipation<br>Erbrechen bis Koterbrechen<br>Druck verschlimmert die Schmerzen<br>starkes Bauchkollern | !<br>!<br>! | Magen-Darm-Koliken<br><br>Erbrechen<br>Berührungen verschlimmern<br>Magen-Darm-Koliken |

## 1.2.2 Le 14 als Mu-Punkt

Name
**Qi Men – »Tor eines Zyklus«**

Spezifische Qualifikation
- Mu-Punkt der Leber-Leitbahn

Spezifische Wirkrichtung
- befreit Qi der Leber
- zerstreut pathogene Hitze
- stärkt Magen und Milz
- wirkt schleimlösend im Bereich der Brust
- kühlt das Blut
- zerstreut Hitze im Uterus

Lage
Im 6. Interkostalraum zwischen 6. und 7. Rippe, 2 Rippen unter der Brustwarze

Homöopathikum
- **Nux moschata**

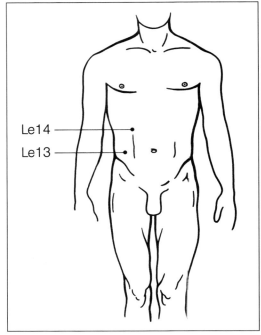

Abb. 5

| TCM: Le 14 Name | Syndrome Symptome | Homöopathikum: Nux moschata Symptome |
|---|---|---|
| Leber-Qi-Stagnation | hypochondrischer Schmerz im Thorax ! | Herzoppression, Brustbeklemmung, kolikartige Leibschmerzen mit Druck nach dem Herzen |
| | Depressionen und Stimmungswechsel, Aggressionen ! | Benommenheit, Stupor, Delirium, Halluzinationen, Kollaps |
| | bitterer Mundgeschmack den ganzen Tag | |
| | Menstruationsbeschwerden | Mensis lange, dunkel, dick |
| | Globus hystericus | |
| | Verdauungsbeschwerden, saures Aufstoßen | Verstopfung im Wechsel mit Durchfall, Gefühl eines Klumpens im Magen |
| | seufzt oft | |
| | Verspannungen im Nacken/Schulter | |
| | kalte Extremitäten | kalte Extremitäten |
| | Unfruchtbarkeit | |
| | kleine Knoten in der Brustdrüse | |
| | Müdigkeit, schlimmer nachmittags | Benommenheit, Schlaflosigkeit |
| Leber-Yin/Blut-Mangel | stumpf-blasser Teint ! | |
| | Hypo-/Amenorrhoe mit blassen spärlichen Blutungen ! | |

| TCM: Le 14 Name | Syndrome Symptome | Homöopathikum: Nux moschata Symptome |
|---|---|---|
| Leber-Yin/ Blut-Mangel (Forts.) | unscharfes Sehen, Mouches volantes, ! Gesichtsfeldausfälle, Augen trocken, brennend, stumpf, Tränen in den Augen | Doppelbilder, Stäubchen vor den Augen |
| | Muskelkrämpfe und -schwäche, Steifheit, Zittern, Kontraktionen | Rheumatismus durch nasse Füße |
| | trockene, brüchige Nägel | Trockenheit |
| | Einschlafstörungen | |
| | Benommenheit, Taubheitsgefühl | starke Benommenheit |
| | Abmagerung | |
| Hyperaktivität/ Aufsteigendes Leber-Yang | Spannungskopfschmerzen | berstende Kopfschmerzen |
| | Reizbarkeit | wechselhafte Stimmung |
| | Augen trocken, heiß, brennend, Sehstörungen | Doppelbilder |
| | trockene Schleimhäute | Trockenheit |
| | Schlaflosigkeit, Konzentrationsmangel | Gedächtnisschwäche |
| | Tremor, Krämpfe, Zittern | rheumatische Beschwerden |
| | Schwindel | |
| | Tinnitus | |
| | Fieber | Hitze ohne Durst |
| | kleinere Zornesausbrüche | |
| | Mundtrockenheit | starke Trockenheit der Schleimhäute |
| Nässe-Hitze in Leber und Gallenblase | Fieber max. 38 °C | Hitze ohne Durst |
| | Völle in Thorax und Hypochondrium | kolikartige Leibschmerzen mit Druck nach dem Herzen, Herzoppression, Brustbeklemmung |
| | Spannung im Abdomen | |
| | Hitze: spärlicher, dunkler Urin, Durstlosigkeit | keinen Durst |
| | Ikterus | |
| | saures Erbrechen | |
| | Appetitverlust | |
| | Fluor vaginalis | schmutziger Weißfluß |
| | Schmerzen und Rötung des Scrotums | |
| | Sehstörungen | Doppelbilder |
| Leber attackiert den Magen | Reizbarkeit | wechselhafte Stimmung |
| | Distension und Schmerzen im Epigastrium und Hypogastrium | Gefühl eines Klumpens im Magen, kolikartige Leibschmerzen mit Druck nach dem Herzen |
| | saurer Reflux | |
| | Aufstoßen, Übelkeit, Erbrechen | (Meteorismus) |
| Leber-Feuer verletzt die Lunge | Dyspnoe, Asthma ! | |
| | Völle des Thorax und Hypochondriums ! | Herzoppression, Brustbeklemmung, kolikartige Leibschmerzen mit Druck nach dem Herzen |
| | Kopfschmerzen ! | berstende Kopfschmerzen |
| | Husten | |
| | gelbes und blutig tingiertes Sputum | |

| TCM: Le 14 Name | Syndrome Symptome | Homöopathikum: Nux moschata Symptome |
|---|---|---|
| Leber-Feuer verletzt die Lunge (Forts.) | Schwindelgefühl Hitze: rotes Gesicht, Durst, dunkler Urin, Obstipation bitterer Mundgeschmack | Doppelbilder |
| Leber attackiert die Milz | Abwechslung von Obstipation und Diarrhoe, Stuhl evtl. trocken und schafkotartig, dann wieder weich ! Distension und Schmerzen des Abdomens Reizbarkeit Flatulenz Müdigkeit | Obstipation im Wechsel mit Diarrhoe kolikartige Leibschmerzen mit Druck nach dem Herzen wechselhafte Stimmung Meteorismus |
| Nässe-Obstruktion der Milz und Leber-Qi-Stagnation | Enge- und Völlegefühl des Epigastriums ! Schmerzen unter dem Rippenbogen ! dicker, klebriger, gelber Zungenbelag ! Übelkeit Appetitlosigkeit weiche Stühle Schweregefühl Durst mit Verlangen nach kleinen Getränkemengen fahlgelbes Gesicht Ikterus bitterer Mundgeschmack | Gefühl eines Klumpens im Magen, kolikartige Leibschmerzen mit Druck nach dem Herzen Stuhl weich |

## 1.2.3 Bl 18 als Shu-Punkt

Name
**Gan Shu – »Zustimmungspunkt der Leber«**

Spezifische Qualifikation
- Shu-Punkt der Leber-Leitbahn

Spezifische Wirkrichtung
- unterstützt Leber und Gallenblase
- beseitigt Nässe-Hitze
- bewegt stagnierendes Qi
- unterstützt die Augen
- beseitigt Wind

Lage
2 Querfinger lateral der Mittellinie, zwischen 9. und 10. BWK

Homöopathikum
- **Fabiana imbricata** (Pichy-Pichy)

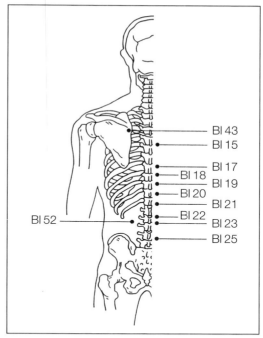

Abb. 6

| TCM: Bl 18 | Syndrome | | Homöopathikum: Fabiana imbricata (Pichy-Pichy) |
|---|---|---|---|
| Name | Symptome | | Symptome |
| Leber-Blut-Stagnation | dunkles, klumpiges Regelblut | ! | Dyspepsie |
| | Knoten im Abdomen, abdominale Schmerzen, Überwiegen der Distension | | |
| | Hämatemesis, Epistaxis | | |
| | Dysmenorrhoe, PMS | | |
| | stechender, temporaler Kopfschmerz | | |
| | Schwindel | | |
| | Tinnitus | | |
| | bitterer Mundgeschmack | | |
| | Unterleibschmerzen bohrend, klar lokalisiert, stechend | | |
| Leber-Yin/Blut-Mangel | stumpf-blasser Teint | ! | |
| | Hypo-/Amenorrhoe mit blassem spärlichem Blut | ! | |
| | unscharfes Sehen, Mouches volantes, Gesichtsfeldausfälle | ! | |
| | Augen trocken, brennend, stumpf | | |
| | Tränen in den Augen | | |
| | Muskelkrämpfe und -schwäche, Steifheit, Zittern, Kontraktionen | | |

| TCM: Bl 18 | Syndrome | Homöopathikum: Fabiana imbricata | |
|---|---|---|---|
| Name | Symptome | Symptome | |
| Leber-Yin/<br>Blut-Mangel<br>(Forts.) | trockene, brüchige Nägel<br>Einschlafstörungen<br>Benommenheit, Taubheitsgefühl<br>Abmagerung | | |
| Leber-Wind<br>durch auf-<br>steigendes<br>Leber-Yang | plötzlicher Bewußtseinsverlust<br>Abweichung von Augen und Mund<br>Hemiphlegie, Sprachstörungen<br>Facialisparese<br>Gesichtsasymmetrie<br>verwaschene Sprache<br>Desorientiertheit | !<br>! | |
| Leber-Wind<br>durch Leber-<br>Blut-Mangel | Wackeln des Kopfes<br>Tremor<br>feines Zittern<br>Taubeitsgefühl<br>Sehstörungen<br>Schwindel<br>Spasmen im Kopf und Extremitäten | !<br>! | |
| Nässe-Hitze<br>in Leber und<br>Gallenblase | Fieber max. 38 °C<br>Völle in Thorax und Hypochondrium<br>Spannung im Abdomen<br>Hitze: spärlicher, dunkler Urin, Durst-<br>losigkeit<br>Ikterus<br>saures Erbrechen<br>Fluor vaginalis<br>Schmerzen und Rötung des Scrotums<br>Sehstörungen | Brennen nach Harnabgang<br><br>Indikation: Gelbsucht | |
| Milz- und<br>Leber-Blut-<br>Mangel | Schwindelgefühl<br>weiche Stühle<br>Müdigkeit<br>blaßgelbe, fahle Gesichtsfarbe<br>Appetitlosigkeit<br>unscharfes Sehen<br>Taubheits- und Kribbelgefühl der<br>Extremitäten | !<br>!<br><br>Symptom/Indikation: Gelbsucht<br>Dyspepsie | |
| Blut-<br>Stagnation<br>im Magen | schwer stechende, bohrende<br>Schmerzen und Spannung im<br>Epigastrium, kann bis in den Rücken<br>ausstrahlen<br>Erbrechen dunklen Blutes<br>schlechter durch Wärme, Druck und<br>Nahrungsaufnahme<br>Melaena<br>Abmagerung<br>dunkles Gesicht | !<br><br><br><br>! | |

| TCM: Bl 18 | Syndrome | | Homöopathikum: Fabiana imbricata |
|---|---|---|---|
| Name | Symptome | | Symptome |
| Blut-Stagnation im Magen (Forts.) | saures Aufstoßen<br>Obstipation<br>Zahnfleischblutungen | | |
| Nieren- und Leber-Yin-Mangel | trockene Augen und Hals<br>Nachtschweiße<br>Hypomenorrhoe<br>blaßgelber Teint<br>dumpfe Hinterkopf- und Scheitelkopfschmerzen<br>Schlafstörungen, Träume<br>Taubheitsempfindungen in den Extremitäten<br>gerötete Wangen<br>Schwindelgefühl<br>unscharfes Sehen<br>Neigung zu Wutausbrüchen<br>Kreuzschmerzen<br>Tinnitus<br>trockene Stühle<br>nächtlicher Samenverlust<br>Hypo-/Amenorrhoe<br>verspätete Periode<br>Infertilität der Frau | !<br>!<br>! | <br><br><br>Symptom/Indikation: Gelbsucht<br><br><br><br><br><br><br><br><br>Indikation: Kreuzschmerzen |

### 1.2.4 Le 6 als Luo-Punkt

Name
**Zhong Du – »Zentrale Hauptstadt«**

Spezifische Qualifikation
- Xi-Punkt

Spezifische Wirkrichtung
- beseitigt Obstruktionen der Leitbahn und Nebengefäße
- fördert den harmonischen Fluß des Leber-Qi
- stillt Schmerzen
- reguliert das Blut

Lage
Am medialen Tibiarand, 2 Querfinger unter der Mitte der Strecke obere Tibiakante zum inneren Knöchel

Homöopathikum
- **Chelidonium**

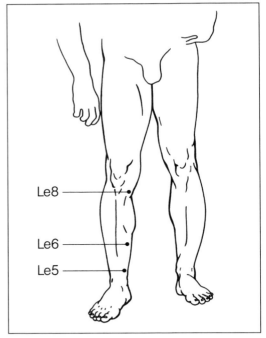

Abb. 7

| TCM: Le 6 | Syndrome | | Homöopathikum: Chelidonium |
|---|---|---|---|
| Name | Symptome | | Symptome |
| Leber-Qi-Stagnation | hypochondrischer Schmerz im Thorax | ! | Abdomen: Zusammenschnürung wie von einem Band |
| | Depressionen und Stimmungswechsel, Aggressionen | ! | Allg. Lethargie, mangelnde Neigung zu irgendwelchen Anstrengungen |
| | bitterer Mundgeschmack den ganzen Tag | | Bitterer Mundgeschmack |
| | Menstruationsbeschwerden | | Mensis zu spät und zu reichlich |
| | Globus hystericus | | Gefühl von Staub, nicht erleichtert durch Husten; kleine Schleimklumpen fliegen aus dem Mund beim Husten |
| | Verdauungsbeschwerden, saures Aufstoßen seufzt oft | | Leberaffektionen |
| | Verspannungen im Nacken/Schulter | | Nackenschmerzen, steifer Nacken |
| | kalte Extremitäten | | Eisige Kälte der Fingerspitzen |
| | Unfruchtbarkeit | | Komplikationen während der Schwangerschaft |
| | kleine Knoten in der Brustdrüse Müdigkeit, schlimmer nachmittags | | Allg. Lethargie, mangelnde Neigung zu irgendwelchen Anstrengungen |

# 2. Gallenblasen-Leitbahn

## 2.1 Hauptpunkte

### 2.1.1 Gb 43 als Tonisierungspunkt

Name
**Xia Xi – »Großzügiger Bergstrom«**

Spezifische Qualifikation
- Tonisierungspunkt der Gallenblasen-Leitbahn

Spezifische Wirkrichtung
- unterdrückt Leber-Yang
- unterstützt die Ohren
- beseitigt Nässe-Hitze
- stützt und reguliert Qi der Mitte
- vertreibt Wind und Feuchtigkeit
- beruhigt Krämpfe
- wirkt entzündungshemmend
- wirkt schmerzstillend

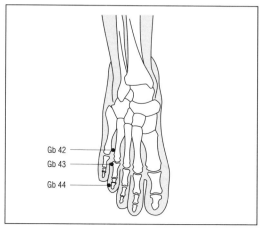

Abb. 8

Lage
Zwischen 4. und 5. Zehe

Homöopathikum
- **China**

| TCM: Gb 43 Name | Syndrome Symptome | Homöopathikum: China Symptome |
|---|---|---|
| Hyper-aktivität/Auf-steigendes Leber-Yang | Spannungskopfschmerzen<br>Reizbarkeit<br>Augen trocken, heiß, brennend, Sehstörungen<br>trockene Schleimhäute, Mundtrockenheit<br>Schlaflosigkeit, Konzentrationsmangel<br>Tremor, Krämpfe, Zittern<br>Schwindel<br>Tinnitus<br>Fieber<br>kleinere Zornesausbrüche | Kongestion im Kopf<br>nervöse Reizbarkeit<br>halonierte Augen<br><br><br>anhaltende Schlaflosigkeit<br>große Schwäche, Zittern Taubheitsgefühl<br>Schwindel<br>Ohrensausen<br>Febris intermittens<br>verletzt die Gefühle anderer Leute |
| Empor-loderndes Leber-Feuer | Reizbarkeit mit Jähzorn und Schreien bis Gewalt, Zornesausbrüche<br>zerberstende Kopfschmerzen an Schläfe<br>Hitze: rotes Gesicht und Augen, wenig dunkler Harn, Trockenheit, Durst, trockene Stühle | verletzt die Gefühle anderer Leute, plötzliches Weinen und Umsichwerfen<br>Kongestionen im Kopf<br><br>viel Durst |

| TCM: Gb 43 | Syndrome | Homöopathikum: China |
|---|---|---|
| Name | Symptome | Symptome |
| Empor-loderndes Leber-Feuer (Forts.) | bitterer Mundgeschmack<br>Epistaxis, Hämatemesis, Hämoptysis<br><br>durch Träume gestörter Schlaf<br>Muskelspasmen<br>Schmerzen im Hypochondrium | bitterer Mundgeschmack<br>profuse Blutungen aus Nase, Lunge, Magen-Darm-Trakt, Uterus<br>ängstlich, schreckliche Träume<br><br>Milzschwellung |
| Leber-Wind durch auf-steigendes Leber-Yang | plötzlicher Bewußtseinsverlust !<br>Abweichung von Augen und Mund !<br>Hemiphlegie, Sprachstörungen<br>Facialisparese<br>Gesichtsasymmetrie<br>verwaschene Sprache<br>Desorientiertheit | Apathie<br>Verdrehung der Augäpfel<br>Neuralgien, Depressionen |
| Nässe-Hitze in Leber und Gallenblase | Fieber max. 38 °C<br>Völle in Thorax und Hypochondrium<br>Spannung im Abdomen<br>Hitze: spärlicher, dunkler Urin, Durst-losigkeit<br>Ikterus<br>saures Erbrechen<br>Appetitverlust<br>Fluor vaginalis<br>Schmerzen und Rötung des Scrotums<br>Sehstörungen | Febris intermittens<br>Milzschwellung<br><br><br><br>gelbliche Gesichtsfarbe<br>Erbrechen unverdauter Nahrung<br>Appetitlosigkeit<br>blutiger Weißfluß<br>Orchitis<br>halonierte Augen |

## 2.1.2 Gb 38 als Sedierungspunkt

Name
**Yang Fu – »Helfer des Yang«**

Spezifische Qualifikation
- Sedierungspunkt der Gallenblasen-Leitbahn

Spezifische Wirkrichtung
- unterdrückt Leber-Yang
- beseitigt Hitze
- beseitigt Nässe-Hitze
- vertreibt pathogenen Wind
- wirkt schmerzlindernd

Lage
4 Cun proximal der Spitze des Malleolus externus

Homöopathikum
- **Berberis**

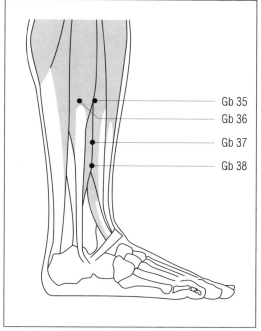

Abb. 9

| TCM: Gb 38 | Syndrome | Homöopathikum: Berberis |
|---|---|---|
| Name | Symptome | Symptome |
| Hyperaktivität/Aufsteigendes Leber-Yang | Spannungskopfschmerzen<br>Reizbarkeit | Stirnkopfschmerzen |
| | Augen trocken, heiß, brennend, Sehstörungen | |
| | trockene Schleimhäute, Mundtrockenheit | trockene Nase |
| | Schlaflosigkeit, Konzentrationsmangel | |
| | Tremor, Krämpfe, Zittern<br>Schwindel | Müdigkeit, Lahmheit der Beine |
| | Tinnitus | |
| | Fieber | |
| | kleinere Zornesausbrüche | |

## 2.2 Spezialpunkte

### 2.2.1 Gb 40 als Yuan-Punkt

Name
**Qiu Xu – »Grabhügel«**

Spezifische Qualifikation
- Yuan-Punkt der Gallenblasen-Leitbahn

Spezifische Wirkrichtung
- unterstützt den harmonischen Fluß des Leber-Qi
- löst Fülle von Leber und Gallenblase
- macht die Gelenke geschmeidig

Lage
Vor und unter dem Malleolus externus in einer Vertiefung auf dem Fußrücken

Homöopathikum
- **Lycopodium**
- **Colocynthis**

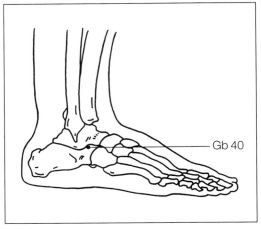

Abb. 10

| TCM: Gb 40 | Syndrome | Homöopathikum: Lycopodium |
|---|---|---|
| Name | Symptome | Symptome |
| Leere der Gallenblase | Ängstlichkeit<br>Mutlosigkeit, Fehlen der Eigeninitiative, !<br>Schreckhaftigkeit, Schüchternheit,<br>zuckt leicht zusammen | Geistige Ermüdung, psychisch schwach, mangelndes Selbstvertrauen, Öffentlichkeitsangst |
|  | Seufzt ! |  |
|  | Schwindelgefühl | Schwindel morgens beim Aufstehen |
|  | Unscharfes Sehen | Sieht nur eine Hälfte der Gegenstände, Nachtblindheit |
|  | Nervosität | Nervös |
|  | Katzenschlaf | Fährt hoch beim Schlafen |
|  | Bilden schnell Schleim | Verschleimung der Bronchien |
|  | Wissen nicht, was sie geträumt haben |  |
| Nässe-Hitze in Leber und Gallenblase | Fieber max. 38 °C<br>Völle in Thorax und Hypochondrium<br>Spannung im Abdomen | Fieberschauer, eisige Kälte<br>Leberfunktionsstörungen, Völle, gastro-intestinaler Symptomenkomplex |
|  | Hitze: spärlicher, dunkler Urin, Durstlosigkeit | Urin trüb und salzig, rotes Sediment |
|  | Ikterus | Gelbliche Hautfarbe |
|  | saures Erbrechen | saures Erbrechen |
|  | Appetitverlust | Mangelnde Verdauungskraft |
|  | Fluor vaginalis | Scharfer Weißfluß mit Brennen |
|  | Schmerzen und Rötung des Scrotums | Potenzschwierigkeiten, Scrotalhernie |
|  | Sehstörungen | Sieht nur eine Hälfte der Gegenstände, Nachtblindheit |

| TCM: Gb 40 Name | Syndrome Symptome | | Homöopathikum: Colocynthis Symptome |
|---|---|---|---|
| Leere der Gallenblase | Ängstlichkeit | ! | |
| | Mutlosigkeit | ! | |
| | Fehlen der Eigeninitiative | ! | |
| | Seufzt | ! | |
| | Schwindelgefühl | | Schwindel beim Kopfdreh nach links |
| | Unscharfes Sehen | | |
| | Nervosität | | Sehr reizbar |
| | Schreckhaftigkeit | | |
| | Katzenschlaf | | |
| | Schüchternheit | | |
| | Zucken leicht zusammen | | |
| | Bilden schnell Schleim | | |
| | Wissen nicht, was sie geträumt haben | | |
| Nässe-Hitze in Leber und Gallenblase | Fieber max. 38 °C | | |
| | Völlegefühl in Thorax und Hypochondrium | | Leichte Bauchschmerzen |
| | Spannung im Abdomen | | |
| | Hitze: spärlicher, dunkler Urin, Durstlosigkeit | | Urin: kleine Mengen; rote Kristalle |
| | Ikterus | | |
| | saures Erbrechen | | |
| | Appetitverlust | | |
| | Fluor vaginalis | | |
| | Schmerzen und Rötung des Scrotums | | Scrotalhernie |
| | Sehstörungen | | |

## 2.2.2 Gb 24 und Gb 23 als Mu-Punkte

### 2.2.2.1 Gb 24 als Haupt-Mu-Punkt

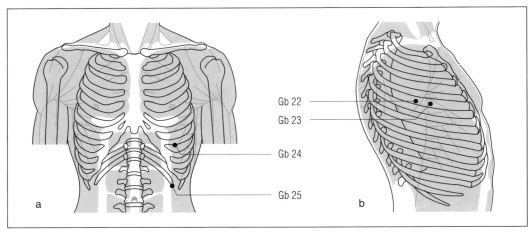

**Abb. 11a/b**

Name
**Re Yue – »Sonne und Mond«**

Spezifische Qualifikation
- Haupt-Mu-Punkt der Gallenblasen-Leitbahn (nach DE LA FUYE und BISCHKO)

Homöopathikum
- **Kalium carbonicum**

Lage
Gb 24 im 7. Interkostalraum in der Mammilarlinie

Spezifische Wirkrichtung
- beseitigt Nässe-Hitze
- unterstützt die Funktion der Gallenblase und Leber
- stärkt das Qi des Mittleren Erwärmers

| TCM: Gb 24 | Syndrome | Homöopathikum: Kalium carbonicum |
|---|---|---|
| Name | Symptome | Symptome |
| Nässe-Hitze in Leber und Gallenblase | Fieber max. 38 °C<br>Völle in Thorax und Hypochondrium<br>Spannung im Abdomen | Dyspepsie und Gasbildung, Blähungen |
|  | Hitze: spärlicher, dunkler Urin, Durstlosigkeit |  |
|  | Ikterus |  |
|  | saures Erbrechen | saures Erbrechen |
|  | Appetitverlust |  |
|  | Fluor vaginalis |  |
|  | Schmerzen und Rötung des Scrotums |  |
|  | Sehstörungen | Schwachsichtig |

| TCM: Gb 24 | Syndrome | Homöopathikum: Kalium carbonicum |
|---|---|---|
| Name | Symptome | Symptome |
| Nässe-Obstruktion der Milz und Leber-Qi-Stagnation | Enge- und Völlegefühl des Epigastriums ! <br> Schmerzen unter dem Rippenbogen ! <br> dicker, klebriger, gelber Zungenbelag ! <br> Übelkeit <br> Appetitlosigkeit <br> weiche Stühle <br> Schweregefühl <br> Durst mit Verlangen nach kleinen Getränkemengen <br> fahlgelbes Gesicht <br> Ikterus <br> bitterer Mundgeschmack | stechende Schmerzen durch Trockenheit der Schleimhäute, z. B. Pleurablätter |

### 2.2.2.2 Gb 23 als zweiter Mu-Punkt

Name
**Zhe Yin – »Sitz der Sehnen«**

Spezifische Qualifikation
- zweiter Mu-Punkt der Gallenblasen-Leitbahn (nach DE LA FUYE und BISCHKO)

Spezifische Wirkrichtung
- reguliert das Qi des Mittleren Erwärmers
- eliminiert Hitze und Feuchtigkeit
- korrigiert gegenläufiges Qi

Lage
Gb 23 1 Cun ventral von Gb 22

Homöopathikum
- **Chelidonium**

| TCM: Gb 23 | Syndrome | Homöopathikum: Chelidonium |
|---|---|---|
| Name | Symptome | Symptome |
| Leber-Qi-Stagnation | hypochondrischer Schmerz im Thorax ! | Abdomen: Zusammenschnürung wie von einem Band |
| | Depressionen und Stimmungswechsel, ! Aggressionen | Allg. Lethargie, mangelnde Neigung zu irgendwelchen Anstrengungen |
| | bitterer Mundgeschmack den ganzen Tag | Bitterer Mundgeschmack |
| | Menstruationsbeschwerden | Mensis zu spät und zu reichlich |
| | Globus hystericus | Gefühl von Staub, nicht erleichtert durch Husten; kleine Schleimklumpen fliegen aus dem Mund beim Husten |
| | Verdauungsbeschwerden, saures Aufstoßen <br> seufzt oft | Leberaffektionen |
| | Verspannungen in Nacken/Schulter | Nackenschmerzen, steifer Nacken |
| | kalte Extremitäten | Eisige Kälte in den Fingerspitzen |
| | Unfruchtbarkeit | Komplikationen während der Schwangerschaft |
| | kleine Knoten in der Brustdrüse <br> Müdigkeit, schlimmer nachmittags | Allg. Lethargie, mangelnde Neigung zu irgendwelchen Anstrengungen |

### 2.2.3 Bl 19 als Shu-Punkt

Name
**Dan Shu – »Zustimmungspunkt der Gallenblase«**

Spezifische Qualifikation
- Shu-Punkt der Gallenblasen-Leitbahn

Spezifische Wirkrichtung
- beseitigt Nässe-Hitze in Leber und Gallenblase
- befriedet den Magen
- entspannt das Zwerchfell
- stärkt die Augen

Lage
2 Querfinger lateral der Mittellinie, zwischen 10. und 11. BW

Homöopathikum
- **Berberis**

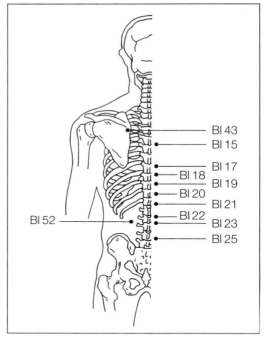

Abb. 12

| TCM: Bl 19 | Syndrome | Homöopathikum: Berberis |
|---|---|---|
| Name | Symptome | Symptome |
| Nässe-Hitze in Leber und Gallenblase | Fieber max. 38 °C | |
| | Völle in Thorax und Hypochondrium | Leberschmerzen |
| | Spannung im Abdomen | |
| | Hitze: spärlicher, dunkler Urin, Durstlosigkeit | Durst im Wechsel mit Durstlosigkeit, Urin mit Schleim |
| | Ikterus | gelbe Gesichtshaut |
| | saures Erbrechen | |
| | Appetitverlust | |
| | Fluor vaginalis | Weißfluß |
| | Schmerzen und Rötung des Scrotums | Schmerzen und Brennen des Hodens |
| | Sehstörungen | |

## 2.2.4 Gb 37 als Luo-Punkt

Name
**Guang Ming – »Strahlende Helle«**

Spezifische Qualifikation
- Luo-Punkt der Gallenblasen-Leitbahn

Spezifische Wirkrichtung
- klärt die Augen
- vertreibt Wind
- beseitigt Hitze
- leitet Feuer abwärts
- belebt die Qi-Zirkulation der Leber-Leitbahn
- vertreibt Nässe-Hitze

Lage
Außenseite des Unterschenkels, 3 Querfinger unter der Hälfte der Strecke zwischen oberem Tibiarand und Malleolus externus

Homöopathikum
- **Myrica cerifera**

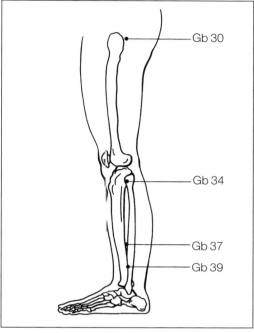

Abb. 13

| TCM: Gb 37 Name | Syndrome Symptome | | Homöopathikum: Myrica Symptome |
|---|---|---|---|
| Leber-Qi-Stagnation | hypochondrischer Schmerz im Thorax | ! | Dumpfer Schmerz in der Lebergegend |
| | Depressionen und Stimmungswechsel, Aggressionen | ! | Niedergeschlagen, reizbar |
| | bitterer Mundgeschmack den ganzen Tag | | Bitterer, fauliger Mundgeschmack |
| | Menstruationsbeschwerden | | |
| | Globus hystericus | | Zusammengeschnürtes Gefühl im Hals |
| | Verdauungsbeschwerden, saures Aufstoßen | | |
| | seufzt oft | | |
| | Verspannungen im Nacken/Schulter | | Schmerzen unter den Schulterblättern |
| | kalte Extremitäten | | |
| | Unfruchtbarkeit | | |
| | kleine Knoten in der Brustdrüse | | |
| | Müdigkeit, schlimmer nachmittags | | |
| Emporloderndes Leber-Feuer | Reizbarkeit mit Jähzorn und Schreien bis Gewalt, Zornesausbrüche | ! | Reizbar |
| | zerberstende Kopfschmerzen an den Schläfen | | Kopfschmerzen mit Benommenheit, schmerzhafte Schläfen |

| TCM: Gb 37 Name | Syndrome Symptome | Homöopathikum: Myrica Symptome |
|---|---|---|
| Empor-loderndes Leber-Feuer (Forts.) | dunkler Harn, Trockenheit, Durst, trockene Stühle | Dunkler, spärlicher Urin |
| | Hitze: rotes Gesicht und Augen, wenig dunkler Harn, Trockenheit, Durst, trockene Stühle | |
| | bitterer Mundgeschmack | Schlechter Mundgeschmack |
| | Epistaxis, Hämatemesis, Hämoptysis | Blutiges Zahnfleisch |
| | durch Träume gestörter Schlaf | Schlechter Schlaf durch schlechte Träume |
| | Muskelspasmen | Schmerzen in allen Muskeln |
| | Schmerzen im Hypochondrium | |
| Leber-Yin/ Blut-Mangel | stumpf-blasser Teint | ! |
| | Hypo-/Amenorrhoe mit blassem spärlichem Blut | ! |
| | unscharfes Sehen, Mouches volantes, Gesichtsfeldausfälle, dunkler Harn, Trockenheit, Durst, trockene Stühle | |
| | Tränen in den Augen | |
| | Muskelkrämpfe und -schwäche, Steifheit, Zittern, Kontraktionen | Schmerzen in allen Muskeln |
| | trockene, brüchige Nägel | |
| | Einschlafstörungen | |
| | Benommenheit, Taubheitsgefühl | |
| | Abmagerung | |
| Nässe-Hitze in Leber und Gallenblase | Fieber max. 38 °C | |
| | Völle in Thorax und Hypochondrium Spannung im Abdomen | Schmerzen in der Lebergegend |
| | Hitze: spärlicher, dunkler Urin, Durstlosigkeit | Dunkler, spärlicher Urin |
| | Ikterus | Ikterus |
| | saures Erbrechen | |
| | Appetitverlust | Appetitlosigkeit |
| | Fluor vaginalis | |
| | Schmerzen und Rötung des Scrotums | |
| | Sehstörungen | |

# 3. Herz-Leitbahn

## 3.1 Hauptpunkte

### 3.1.1 He 9 als Tonisierungspunkt

Name
**Shao Chong – »Kleinere Troßstraße«**

Spezifische Qualifikation
- Tonisierungspunkt der Herz-Leitbahn

Spezifische Wirkrichtung
- beseitigt Hitze
- unterdrückt Wind
- befreit die Herzöffnungen
- erleichtert Fülle
- stellt das Bewußtsein wieder her
- kühlt Hitze

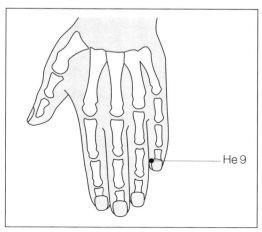

Abb. 14

Lage
Radialer Nagelwinkel des 5. Fingers

Homöopathikum
- **Digitalis**

| TCM: He 9 | Syndrome | | Homöopathikum: Digitalis |
|---|---|---|---|
| Name | Symptome | | Symptome |
| Loderndes Herz-Feuer | Zungen- und Mundgeschwüre Durst Palpitationen psych. Rastlosigkeit, Erregung, Impulsivität Hitzegefühl rotes Gesicht dunkler Urin oder Hämaturie Schlafstörungen bitterer Mundgeschmack, vom Schlaf abhängig | ! | Digitalis-Indikation Depressionen Hitzewallungen bläuliche Gesichtsfarbe dunkler, heißer Urin Schlaflosigkeit |
| Schleim-Feuer quält das Herz | psych. Symptome: Rastlosigkeit, Schreckhaftigkeit, unzusammen-hängendes Sprechen, Verwirrtheit, Neigung zum Schlagen oder Schelten, unkontrolliertes Lachen oder Weinen, agitierter Zustand, redet mit sich selbst, Depressionen, Stumpfsinn, Aphasie bis Koma, evtl. Bewußtlosigkeit, bis Fülle-Koma durch Schleim | ! | Depressionen, Stumpfheit der Sinne, Melancholie, Starre, phlegmatisch, dauernde Schläfrigkeit |

| TCM: He 9 | Syndrome | Homöopathikum: Digitalis |
|---|---|---|
| Name | Symptome | Symptome |
| Schleim-Feuer quält das Herz (Forts.) | bitterer Mundgeschmack<br>Schlaflosigkeit, Träume<br>Palpitationen<br>Gesichtsrötung<br>Mundtrockenheit, Mundgeschwüre<br>Durst<br>dunkler, gelber Urin | Schlaflosigkeit<br>Digitalis-Indikation<br>bläuliche Gesichtsfarbe<br><br><br><br>dunkler, heißer Urin |

## 3.1.2 He 7 als Sedierungspunkt

Name
**Shen Men – »Tür des Geistes«, »Troßstraße der Heiterkeit«**

Spezifische Qualifikation
- Sedierungspunkt der Herz-Leitbahn

Spezifische Wirkrichtung
- beruhigt den Geist
- nährt das Herz-Blut
- befreit die Herzöffnungen

Lage
Ulnare Seite des Handgelenks am Os pisiforme über der distalen Handgelenksfalte

Homöopathikum
- **Aurum metallicum**
- **Spigelia**

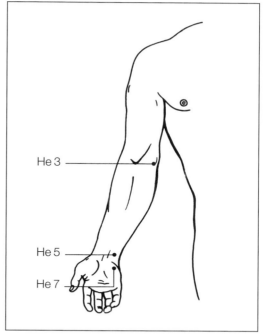

Abb. 15

| TCM: He 7 Name | Syndrome Symptome | | Homöopathikum: Aurum metallicum Symptome |
|---|---|---|---|
| Stagnation des Herz-Blutes | stechende, zwickende Schmerzen in der Herzgegend bis in den linken Arm | ! | Stiche im Brustbein |
| | Druckgefühl in der Schulter | ! | |
| | Lippenzyanose | ! | Gesichtszyanose, Plethora |
| | Palpitationen | | Gefühl, als ob das Herz 2–3 sec. aufhöre zu schlagen |
| | Engegefühl, Druck im Thorax | | Schwellung im Oberbauch |
| | kalte Gliedmaßen, besonders Hände | | |
| | Nagelzyanose | | Gesichtszyanose, Plethora |
| | Schwitzen | | |
| | purpurrotes Gesicht | | |
| | möchte die Fenster öffnen | | |
| | Schwäche | | |
| | Kurzatmigkeit | | Atemnot nachts |
| | Lethargie | | tiefe Niedergeschlagenheit |
| Herz-Blut-Mangel | Palpitationen: nachts/abends/morgens und in Ruhe, mit leichtem Unbehagen im Thorax, Angstgefühl | ! | Gefühl, als ob das Herz 2–3 sec. aufhöre zu schlagen |
| | Schlafstörungen, Träume | ! | schlaflos, schreckliche Träume |
| | Vergeßlichkeit, schlechtes Gedächtnis | ! | |

| TCM: He 7 Name | Syndrome / Symptome | | Homöopathikum: Aurum metallicum Symptome |
|---|---|---|---|
| Herz-Blut-Mangel (Forts.) | Gesicht blaß und stumpf<br>schreckhaft, ruhelos, ängstlich<br>stumpfes Denken<br>Schwindel | | <br><br><br>Schwindel |
| Herz-Yin-Mangel | Palpitationen | ! | Gefühl, als ob das Herz 2–3 sec. aufhöre zu schlagen |
| | Aufregung, schnelle Gedanken | | rasche Fragen, ohne Antworten abzuwarten |
| | psychische Rastlosigkeit, schreckhaft, ruhelos, zappelig | ! | Angst-Symptomatik |
| | Rötung der Wangen | ! | Plethora |
| | niedriges Fieber, besonders abends<br>Hitzegefühl, besonders abends<br>Nachtschweiße<br>trockener Mund und Rachen<br>rote, belaglose Zunge | | |
| Schleim-Feuer quält das Herz | psych. Symptome: Rastlosigkeit, Schreckhaftigkeit, unzusammenhängendes Sprechen, Verwirrtheit, Neigung zum Schlagen oder Schelten, unkontrolliertes Lachen oder Weinen, agitierter Zustand, redet mit sich selbst, Depressionen, Stumpfsinn, Aphasie bis Koma | ! | Angst-Symptomatik, Melancholie, Depressionen, Suizidneigung |
| | bitterer Mundgeschmack | | bitterer, fauliger Mundgeschmack |
| | Schlaflosigkeit, Träume | | schlaflos, schreckliche Träume |
| | Palpitationen | | Gefühl, als ob das Herz 2–3 sec. aufhöre zu schlagen |
| | Gesichtsrötung | | Plethora |
| | Mundtrockenheit, Mundgeschwüre | | Mundulzera; bitterer, fauliger Mundgeschmack |
| | Durst | | Durst |
| | dunkler, gelber Urin | | trüber Urin |
| | evtl. Bewußtlosigkeit, Fülle-Koma | | |
| Niere und Herz harmonisieren nicht | Palpitationen | ! | Gefühl, als ob das Herz 2–3 sec. aufhöre zu schlagen |
| | Schlafstörungen | ! | schlaflos |
| | Nachtschweiße | ! | |
| | psychische Rastlosigkeit | | Angst-Symptomatik |
| | Vergeßlichkeit | | |
| | Schwindelgefühl | | Schwindel |
| | Tinnitus, Schwerhörigkeit | | |
| | Lumbalgie | | |
| | nächtlicher Samenerguß mit erotischen Träumen | | heftige Erektionen |
| | Fieber oder Hitzegefühl am Nachmittag | | |
| | spärlicher, dunkler Urin | | trüber Urin |

| TCM: He 7 Name | Syndrome Symptome | | Homöopathikum: Spigelia Symptome |
|---|---|---|---|
| Stagnation des Herz-Blutes | stechende, zwickende Schmerzen in der Herzgegend bis in den linken Arm | ! | Linksmittel; periodische Schmerzen von einschießendem, ausgesprochen stechendem Charakter; reißende, neuralgische Schmerzen |
| | Druckgefühl in der Schulter | ! | ausstrahlende Herzschmerzen bis in die Schulter |
| | Lippenzyanose | ! | |
| | Palpitationen | | stürmisches Herzklopfen mit ausstrahlenden Schmerzen |
| | Engegefühl, Druck im Thorax | | auf der Mitte der Brust starkes, schmerzliches, beklemmendes Gefühl |
| | kalte Gliedmaßen, besonders Hände Nagelzyanose | | |
| | Schwitzen | | kalter Schweiß |
| | purpurrotes Gesicht | | Blässe, aber auch Röte des Gesichts |
| | möchte die Fenster öffnen | | |
| | Schwäche | | große Mattigkeit am Morgen |
| | Kurzatmigkeit | | Kurzatmigkeit besonders beim Sprechen |
| | Lethargie | | traurig |
| Herz-Blut-Mangel | Palpitationen: nachts/abends/morgens und in Ruhe, mit leichtem Unbehagen im Thorax, Angstgefühl | ! | große Erregung und Angst; stürmisches Herzklopfen |
| | Schlafstörungen, Träume | ! | vor Mitternacht kein Schlaf, lebhafte Träume |
| | Vergeßlichkeit, schlechtes Gedächtnis | ! | große Vergeßlichkeit |
| | Gesicht blaß und stumpf | | Blässe |
| | schreckhaft, ruhelos, ängstlich | | große Erregung und Angst |
| | stumpfes Denken | | Dumpfheit im Kopf, so daß das Nachdenken schwer fällt |
| | Schwindel | | Schwindel |
| Herz-Yin-Mangel | Palpitationen | ! | stürmisches Herzklopfen |
| | Aufregung, schnelle Gedanken | | große Erregung und Angst |
| | psychische Rastlosigkeit, schreckhaft, ruhelos, zappelig | ! | |
| | Rötung der Wangen | ! | auch Röte des Gesichts |
| | niedriges Fieber und Hitzegefühl, besonders abends | | nachmittags erst Frost, dann wird ihm sehr heiß |
| | Nachtschweiße | | beim geringsten Zudecken gerät er gleich in Schweiß |
| | trockener Mund und Rachen | | trockener Naseneingang |
| Schleim-Feuer quält das Herz | psych. Symptome: Rastlosigkeit, Schreckhaftigkeit, unzusammenhängendes Sprechen, Verwirrtheit, Neigung zum Schlagen oder Schelten, unkontrolliertes Lachen oder Weinen, agitierter Zustand, redet mit sich selbst, Depressionen, Stumpfsinn, Aphasie bis Koma | ! | große Erregung und Angst; Angst vor spitzen Gegenständen; leicht gereizt und beleidigt |

| TCM: He 7 Name | Syndrome Symptome | | Homöopathikum: Spigelia Symptome |
|---|---|---|---|
| Schleim-Feuer quält das Herz (Forts.) | bitterer Mundgeschmack Schlaflosigkeit, Träume | | fauliger Geschmack vor Mitternacht kein Schlaf, lebhafte Träume |
| | Palpitationen | | stürmisches Herzklopfen |
| | Gesichtsrötung | | auch Rötung des Gesichts |
| | Mundtrockenheit, Mundgeschwüre | | trockener Naseneingang |
| | Durst | | Durst |
| | dunkler, gelber Urin | | |
| | evtl. Bewußtlosigkeit bis Koma | | |
| Niere und Herz harmonisieren nicht | Palpitationen | ! | stürmisches Herzklopfen |
| | Schlafstörungen | ! | vor Mitternacht kein Schlaf, lebhafte Träume |
| | Nachtschweiße | ! | beim geringsten Zudecken gerät er gleich in Schweiß |
| | psychische Rastlosigkeit | | große Erregung und Angst |
| | Vergeßlichkeit | | große Vergeßlichkeit |
| | Schwindelgefühl | | Schwindel |
| | Tinnitus | | Überempfindlichkeit des Gehörs |
| | Schwerhörigkeit | | Schwerhörigkeit des linken Ohres |
| | Lumbalgie | | Linksmittel; periodische Schmerzen von einschießendem, ausgesprochen stechendem Charakter; reißende, neuralgische Schmerzen |
| | nächtlicher Samenerguß mit erotischen Träumen | | öfters Erektionen ohne innere Geschlechtsreizung, jedoch mit wollüstigen Gedanken |
| | Fieber oder Hitzegefühl am Nachmittag | | nachmittags erst Frost, dann wird ihm sehr heiß |
| | spärlicher, dunkler Urin | | |

## 3.2 Spezialpunkte

### 3.2.1 He 7 als Yuan-Punkt

Name
**Shen Men – »Tür des Geistes«, »Troßstraße der Heiterkeit«**

Spezifische Qualifikation
- Yuan-Punkt der Herz-Leitbahn

Spezifische Wirkrichtung
- beruhigt den Geist
- nährt das Herz-Blut
- befreit die Herzöffnungen

Homöopathikum
- **Crataegus**
- **Aconitum**

| TCM: He 7 Name | Syndrome Symptome | | Homöopathikum: Crataegus Symptome |
|---|---|---|---|
| Stagnation des Herz-Blutes | stechende, zwickende Schmerzen in der Herzgegend bis in den linken Arm Druckgefühl in der Schulter Lippenzyanose Palpitationen Engegefühl, Druck im Thorax | ! ! ! | schmerzhaftes Druckgefühl in der linken Brustseite unter dem Schlüsselbein<br><br>Symptome bei Herzkrankheiten Herzklopfen, Herzunruhe schmerzhaftes Druckgefühl in der linken Brustseite unter dem Schlüsselbein |
|  | kalte Gliedmaßen, besonders Hände Nagelzyanose Schwitzen purpurrotes Gesicht möchte das Fenster öffnen Schwäche Kurzatmigkeit Lethargie | | kalte Extremitäten Blaufärbung von Fingern und Zehen außerordentliches Schwitzen<br><br><br><br><br>Kurzatmigkeit |
| Herz-Blut-Mangel | Palpitationen: nachts/abends/morgens und in Ruhe mit leichtem Unbehagen im Thorax, Angstgefühl | ! | Herzklopfen, Herzunruhe |
|  | Schlafstörungen, Träume Vergeßlichkeit, schlechtes Gedächtnis Gesicht blaß und stumpf schreckhaft, ruhelos, ängstlich stumpfes Denken Schwindel | ! ! | Schlaflosigkeit<br><br>Blässe reizbar, sehr nervös<br><br>Schwindel |
| Herz-Yin-Mangel | Palpitationen Aufregung, schnelle Gedanken psychische Rastlosigkeit, schreckhaft, ruhelos, zappelig Rötung der Wangen niedriges Fieber, besonders abends Hitzegefühl, besonders abends Nachtschweiße trockener Mund und Rachen | ! ! ! | Herzklopfen, Herzunruhe sehr nervös, reizbar<br><br><br><br><br><br>außerordentliches Schwitzen |

| TCM: He 7 | Syndrome | | Homöopathikum: Crataegus |
|---|---|---|---|
| Name | Symptome | | Symptome |
| Schleim-Feuer quält das Herz | psych. Symptome: Rastlosigkeit, Schreckhaftigkeit, unzusammenhängendes Sprechen, Verwirrtheit, Neigung zum Schlagen oder Schelten, unkontrolliertes Lachen oder Weinen, agitierter Zustand, redet mit sich selbst, Depressionen, Stumpfsinn, Aphasie bis Koma, evtl. Bewußtlosigkeit, bis Fülle-Koma durch Schleim | ! | reizbar, sehr nervös, niedergeschlagen, geistige Stumpfheit |
| | bitterer Mundgeschmack | | |
| | Schlaflosigkeit, Träume | | Schlaflosigkeit |
| | Palpitationen | | Herzklopfen, Herzunruhe |
| | Gesichtsrötung | | |
| | Mundtrockenheit, Mundgeschwüre | | |
| | Durst | | |
| | dunkler, gelber Urin | | |
| Niere und Herz harmonisieren nicht | Palpitationen | ! | Herzklopfen, Herzunruhe |
| | Schlafstörungen | ! | Schlaflosigkeit |
| | Nachtschweiße | ! | außerordentliches Schwitzen |
| | psychische Rastlosigkeit | | sehr nervös, reizbar |
| | Vergeßlichkeit | | |
| | Schwindelgefühl | | Schwindel |
| | Tinnitus, Schwerhörigkeit | | |
| | Lumbalgie | | |
| | nächtlicher Samenerguß mit erotischen Träumen | | |
| | Fieber oder Hitzegefühl am Nachmittag | | |
| | spärlicher, dunkler Urin | | |

| TCM: He 7 | Syndrome | | Homöopathikum: Aconitum |
|---|---|---|---|
| Name | Symptome | | Symptome |
| Stagnation des Herz-Blutes | stechende, zwickende Schmerzen in der Herzgegend bis linken Arm | ! | Herzstiche mit Ausstrahlung zum linken Arm |
| | Druckgefühl in der Schulter | ! | Gliederschmerzen |
| | Lippenzyanose | ! | |
| | Palpitationen | | Herzklopfen |
| | Engegefühl, Druck im Thorax | | |
| | kalte Gliedmaßen, besonders Hände | | heiße Hände, kalte Füße |
| | Nagelzyanose | | |
| | Schwitzen | | |
| | purpurrotes Gesicht | | gerötetes Gesicht |
| | möchte die Fenster öffnen | | besser durch Frischluft |
| | Schwäche | | Schwäche |
| | Kurzatmigkeit | | Atemnot |
| | Lethargie | | Delirium, charakterisiert durch Unglücksgefühl; Sorge, Furcht |

| TCM: He 7 Name | Syndrome Symptome | | Homöopathikum: Aconitum Symptome |
|---|---|---|---|
| Herz-Blut-Mangel | Palpitationen: nachts/abends/morgens und in Ruhe mit leichtem Unbehagen im Thorax, Angstgefühl | ! | Herzklopfen |
| | Schlafstörungen, Träume | ! | wacht aus erstem Schlaf mit Schrecken auf |
| | Vergeßlichkeit, schlechtes Gedächtnis | ! | |
| | Gesicht blaß und stumpf | | blaß beim Aufsetzen |
| | schreckhaft, ruhelos, ängstlich | | große Angst |
| | stumpfes Denken | | |
| | Schwindel | | Schwindel |
| Herz-Yin-Mangel | Palpitationen | ! | Herzklopfen |
| | Aufregung, schnelle Gedanken | | Unruhe |
| | psychische Rastlosigkeit, schreckhaft, ruhelos, zappelig | ! | große Angst |
| | Rötung der Wangen | ! | Hyperämie, gerötetes Gesicht |
| | niedriges Fieber, besonders abends | | Fieber |
| | Hitzegefühl, besonders abends | | trockene Hitze |
| | Nachtschweiße | | |
| | trockener Mund und Rachen | | trockener Mund |
| | rote, belaglose Zunge | | |
| Schleim-Feuer quält das Herz | psych. Symptome: Rastlosigkeit, Schreckhaftigkeit, unzusammenhängendes Sprechen, Verwirrtheit, Neigung zum Schlagen oder Schelten, unkontrolliertes Lachen oder Weinen, agitierter Zustand, redet mit sich selbst, Depressionen, Stumpfsinn, Aphasie bis Koma | ! | große Angst, Erregungszustände, Panikzustände und Todesangst, Unruhe; heiße Hände, kalte Füße; eisige Kälte der Extremitäten |
| | bitterer Mundgeschmack | | bitterer Mundgeschmack |
| | Schlaflosigkeit, Träume | | unruhiger Schaf bis 24.00 Uhr, wacht aus erstem Schlaf auf mit Schrecken |
| | Palpitationen | | Herzklopfen |
| | Gesichtsrötung | | rotes Gesicht beim Liegen, Hyperämie, gerötetes Gesicht |
| | Mundtrockenheit, Mundgeschwüre | | trockene Mundhöhle |
| | Durst | | großer Durst |
| | dunkler, gelber Urin | | spärlicher, roter Urin |
| | evtl. Bewußtlosigkeit | | Bewußtlosigkeit selten |
| | evtl. Fülle-Koma durch Schleim | | |
| Niere und Herz harmonieren nicht | Palpitationen | ! | Herzklopfen |
| | Schlafstörungen | ! | wacht aus erstem Schlaf mit Schrecken auf |
| | Nachtschweiße | ! | |
| | psychische Rastlosigkeit | | Unruhe, große Angst, Erregungszustände, Panikzustände, Todesangst |
| | Vergeßlichkeit | | |
| | Schwindelgefühl | | Schwindel |
| | Tinnitus, Schwerhörigkeit | | sensibel gegenüber Geräuschen |
| | Lumbalgie | | Rücken taub, heiß, schmerzhaft |

| TCM: He 7 Name | Syndrome Symptome | Homöopathikum: Aconitum Symptome |
|---|---|---|
| Niere und Herz harmonieren nicht (Forts.) | nächtlicher Samenerguß mit erotischen Träumen | häufig Erektionen und Ejakulationen |
| | Fieber oder Hitzegefühl am Nachmittag | Fieber |
| | spärlicher, dunkler Urin | spärlicher, roter Urin |

## 3.2.2 KG (Ren Mai) 14 als Mu-Punkt

Name
**Ju Que – »Mächtiger Wachturm«**

Spezifische Qualifikation
- Mu-Punkt der Herz-Leitbahn

Spezifische Wirkrichtung
- unterdrückt rebellierendes Magen-Qi
- beruhigt den Geist
- klärt das Herz
- löst Schleimblockaden, besonders im Oberen Erwärmer

Lage
⅛ der Strecke Nabel → Xiphoidspitze unter dem Xiphoid

Homöopathikum
- **Tabacum**
- **Ipecacuanha**

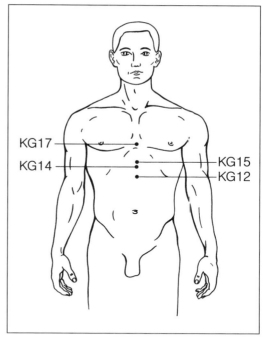

Abb. 16

| TCM: Ren 14 | Syndrome | | Homöopathikum: Tabacum |
|---|---|---|---|
| Name | Symptome | | Symptome |
| Herz-Yin-Mangel | Palpitationen | ! | nervöses Herzklopfen mit Tachykardie; Herzklopfen beim Liegen auf der linken Seite |
| | Aufregung, schnelle Gedanken psychische Rastlosigkeit, schreckhaft, ruhelos, zappelig | ! | starkes, präkardiales Angstgefühl, Angst |
| | Rötung der Wangen | ! | |
| | niedriges Fieber, besonders abends Hitzegefühl, besonders abends rote, belaglose Zunge | | |
| | Nachtschweiße | | kalte Schweiße |
| | trockener Mund und Rachen | | |

| TCM: Ren 14 | Syndrome | | Homöopathikum: Ipecacuanha |
|---|---|---|---|
| Name | Symptome | | Symptome |
| Herz-Yin-Mangel | Palpitationen | ! | |
| | Aufregung, schnelle Gedanken psychische Rastlosigkeit, schreckhaft, ruhelos, zappelig | ! | voll von unklaren Wünschen reizbar, übellaunig |

| TCM: Ren 14 | Syndrome | | Homöopathikum: Ipecacuanha |
|---|---|---|---|
| Name | Symptome | | Symptome |
| Herz-Yin-Mangel (Forts.) | Rötung der Wangen<br>niedriges Fieber, besonders abends<br>Hitzegefühl, besonders abends<br>rote, belaglose Zunge<br>Nachtschweiße<br>trockener Mund und Rachen | ! | intermittierendes Fieber<br><br>belaglose Zunge |

## 3.2.3 Bl 15 als Shu-Punkt

Name
**Xin Shu – »Zustimmungs-Punkt des Herzens«**

Spezifische Qualifikation
- Shu-Punkt der Herz-Leitbahn

Spezifische Wirkrichtung
- beruhigt den Geist
- beseitigt Hitze
- stimuliert das Gehirn
- belebt das Blut
- nährt das Herz

Lage
2 Querfinger lateral der Wirbelsäule, in der Höhe zwischen 5. und 6. BWK

Homöopathikum
- **Gelsemium** (links)
- **Kalium carbonicum** (rechts)

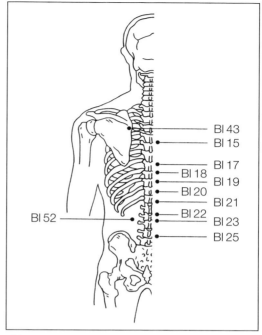

Abb. 17

| TCM: Bl 15 Name | Syndrome Symptome | | Homöopathikum: Gelsemium (links) Symptome |
|---|---|---|---|
| Herz-Qi-Mangel | Palpitationen, leicht, gelegentlich, bei Anstrengung | ! | Herzklopfen |
| | Müdigkeit | ! | Allgemeine Entkräftung |
| | Belastungsdyspnoe | | Atmung beschleunigt |
| | schwitzt tagsüber | | Schweißzustände |
| | Blässe | | |
| | Lustlosigkeit | | Lustlosigkeit, Apathie |
| | Verschlimmerung bei Anstrengung | | Schlimmer bei Erregung und Aufregung |
| | Schmerzen und Wasseransammlung in den Beinen | | |
| Herz-Yin-Mangel | psychische Rastlosigkeit, schreckhaft, ruhelos, zappelig, Aufregung, schnelle Gedanken | | Erregungszustände |
| | Palpitationen | | Herzklopfen |
| | Rötung der Wangen | ! | Rotes Gesicht |
| | niedriges Fieber, besonders abends | | Fieber |
| | Hitzegefühl, besonders abends | | Hitzezustände |
| | Nachtschweiße | | Schweißzustände |
| | trockener Mund und Rachen | | |

| TCM: Bl 15 Name | Syndrome Symptome | | Homöopathikum: Gelsemium (links) Symptome |
|---|---|---|---|
| Schleim-Feuer quält das Herz | psych. Symptome: Rastlosigkeit, Schreckhaftigkeit, unzusammenhängendes Sprechen, Verwirrtheit, Neigung zum Schlagen oder Schelten, unkontrolliertes Lachen oder Weinen, agitierter Zustand, redet mit sich selbst, Depressionen, Stumpfsinn, Aphasie bis Koma, evtl. Bewußtlosigkeit, bis Fülle-Koma | ! | Dumpfheit, Mattigkeit, Apathie, Erregungszustände |
| | bitterer Mundgeschmack | | Fauliger Geschmack |
| | Schlaflosigkeit, Träume | | |
| | Palpitationen | | Herzklopfen |
| | Gesichtsrötung | | Gerötetes Gesicht |
| | Mundtrockenheit, Mundgeschwüre | | |
| | Durst | | |
| | dunkler, gelber Urin | | |

| TCM: Bl 15 Name | Syndrome Symptome | | Homöopathikum: Kalium carb. (rechts) Symptome |
|---|---|---|---|
| Herz-Qi-Mangel | Palpitationen, leicht, gelegentlich, bei Anstrengung | ! | Herzklopfen |
| | Müdigkeit | ! | |
| | Belastungsdyspnoe | | Atemnot |
| | schwitzt tagsüber | | Schweiße |
| | Blässe | | |
| | Lustlosigkeit | | |
| | Verschlimmerung bei Anstrengung | | |
| | Schmerzen und Wasseransammlung in den Beinen | | Schwellung und reißende Schmerzen in den Gliedern |
| Herz-Yin-Mangel | Palpitationen, psychische Rastlosigkeit, schreckhaft, ruhelos, zappelig | ! | Herzklopfen, schreckhaft |
| | Aufregung, schnelle Gedanken | | |
| | Rötung der Wangen | ! | |
| | niedriges Fieber, besonders abends | | |
| | Hitzegefühl, besonders abends | | Brennen wie von einem Senfpflaster |
| | Nachtschweiße | | |
| | trockener Mund und Rachen | | |
| Schleim-Feuer quält das Herz | psych. Symptome: Rastlosigkeit, Schreckhaftigkeit, unzusammenhängendes Sprechen, Verwirrtheit, Neigung zum Schlagen oder Schelten, unkontrolliertes Lachen oder Weinen, agitierter Zustand, redet mit sich selbst, Depressionen, Stumpfsinn, Aphasie bis Koma, evtl. Bewußtlosigkeit, bis Fülle-Koma | ! | Niedergeschlagen, wechselnde Stimmungen, sehr reizbar |

| TCM: Bl 15 | Syndrome | Homöopathikum: Kalium carb. (rechts) |
|---|---|---|
| Name | Symptome | Symptome |
| Schleim-Feuer quält das Herz (Forts.) | bitterer Mundgeschmack<br>Schlaflosigkeit, Träume<br><br>Palpitationen<br>Gesichtsrötung<br>Mundtrockenheit, Mundgeschwüre<br>Durst<br>dunkler, gelber Urin | Wacht ca. um 2 Uhr auf und kann nicht wieder einschlafen<br>Herzklopfen |

## 3.2.4 He 5 als Luo-Punkt

Name
**Tong Li – »Freier Durchgang ins Innere«**

Spezifische Qualifikation
- Luo-Punkt der Herz-Leitbahn

Wirkrichtung
- beruhigt den Geist
- stärkt das Herz-Qi
- öffnet sich in der Zunge
- unterstützt die Harnblase
- vertreibt Wind

Lage
Volar der Arteria ulnaris in Höhe der Ulnarapophyse

Homöopathikum
- **Phosphorus**

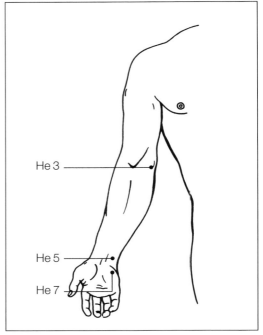

Abb. 18

| TCM: He 5 Name | Syndrome Symptome | | Homöopathikum: Phosphorus Symptome |
|---|---|---|---|
| Herz-Qi-Mangel | Palpitationen, leicht, gelegentlich, bei Anstrengung | ! | Empfindungen im Herzbereich schnell und erregt; Herzklopfen |
| | Müdigkeit | ! | schnell müde |
| | Belastungsdyspnoe | | Atmung beschleunigt |
| | schwitzt tagsüber | | schwitzt nach warmem Essen |
| | Blässe | | durchschimmernde Haut, oft blaß |
| | Lustlosigkeit | | Apathie |
| | Verschlimmerung bei Anstrengung | | Besserung in Ruhe |
| | Schmerzen und Wasseransammlungen in den Beinen | | Schienbein entzündet und nekrotisch |
| Herz-Yang-Mangel | Palpitationen | ! | Empfindungen im Herzbereich schnell und erregt; Herzklopfen |
| | Kältegefühl, kalte Extremitäten, Frösteln | ! | verfroren |
| | Abneigung gegen Kälte | | verträgt Kälte schlecht |
| | müde, lustlos | | Apathie |
| | Druck und Beklemmungsgefühl in der Brust, Schmerzen in der Brust | | Brustbeklemmung, brennende Schmerzen der Atemwege |
| | leuchtend, blasses Gesicht Ödeme | | durchschimmernde Haut, oft blaß |
| | profuse Schweiße | | schwitzt nach warmem Essen |

| TCM: He 5 Name | Syndrome Symptome | | Homöopathikum: Phosphorus Symptome |
|---|---|---|---|
| Herz-Yang-Mangel (Forts.) | Lippenzyanose Bewußtlosigkeit Depression und Angst | | Furcht, Schreckhaftigkeit, Depressionen |
| Nieren-Yin-Mangel mit implodierendem Leere-Feuer | rote Wangen | ! | roter Kopf, Blutandrang, flush |
| | psychische Rastlosigkeit, fühlt sich zerfranst | ! | Nervosität, Übererregbarkeit |
| | trockene Kehle, besonders abends und nachts | ! | trockener Mund |
| | Hitzegefühl am Nachmittag | ! | schleichendes Fieber |
| | fühlt sich zerfranst | | Überempfindlichkeit gegenüber äußeren Einflüssen, Todesfurcht beim Alleinsein ⇔ Unterempfindlichkeit, Gleichgültigkeit |
| | Nachtschweiße | | schwitzt nach warmem Essen |
| | Schlafstörungen | | kurzer Schlaf, der bessert |
| | dunkler, spärlicher Urin, Hämaturie | | Hämaturie |
| | Erschöpfung | | Apathie |
| | Kreuzschmerzen/Lumbago | | brennende Schmerzen im Rücken zwischen den Schulterblättern |
| | nächtliche Samenergüsse mit lebhaften Träumen | | unwillkürliche Ergüsse mit lasziven Träumen |
| | trockener Stuhl | | Obstipation mit Bleistiftstuhl, teils Diarrhoe |
| | vages Angstgefühl | | Furcht, Schreckhaftigkeit |
| | Durst, ohne Verlangen zu trinken | | Durstlosigkeit |
| Niere und Herz harmonieren nicht | Palpitationen | ! | Empfindungen im Herzbereich schnell und erregt, Herzklopfen |
| | Schlafstörungen | ! | kurzer Schlaf, der bessert |
| | Nachtschweiße | ! | schwitzt nach warmem Essen |
| | psychische Rastlosigkeit | | nervöse Übererregbarkeit |
| | Vergeßlichkeit | | Gedächtnisverlust |
| | Schwindelgefühl | | Sehstörungen |
| | Tinnitus | | Ohrensausen |
| | Schwerhörigkeit | | hören schwierig |
| | Lumbalgie | | brennende Schmerzen im Rücken zwischen den Schulterblättern |
| | nächtlicher Samenerguß mit erotischen Träumen | | unwillkürliche Ergüsse mit lasziven Träumen |
| | Fieber oder Hitzegefühl am Nachmittag spärlicher, dunkler Urin | | |
| Fülle-Hitze des Dünndarms | abdominale Schmerzen, Völlegefühl im Unterbauch | ! | scharfschneidende Schmerzen im Abdomen |
| | Zungengeschwüre | ! | leicht blutendes Zahnfleisch |
| | häufiger, dunkler, spärlicher, schmerzhafter Harnfluß, Hämaturie | ! | Hämaturie, Nierenentzündung |
| | Schwerhörigkeit, Tinnitus | ! | hört schwer, Ohrensausen |
| | Ruhelosigkeit, Reizbarkeit | | Unruhe |
| | Hitzeempfindungen in der Brust | | Hitzegefühl in der Brust |
| | Durst | | brennender Durst |

# 4. Dünndarm-Leitbahn

## 4.1 Hauptpunkte

### 4.1.1 Dü 3 als Tonisierungspunkt

Name
**Hou Xi – »Hinterer Wasserlauf«**

Spezifische Qualifikation
- Tonisierungspunkt der Dünndarm-Leitbahn

Spezifische Wirkrichtung
- eliminiert inneren Wind aus dem Du Mai
- vertreibt äußeren Wind
- unterstützt die Sehnen
- beseitigt Nässe
- beseitigt Ikterus
- klärt den Geist

Lage
Laterales Ende der Falte am Kleinfingergrundgelenk bei geschlossener Faust

Homöopathikum
- **Plumbum**

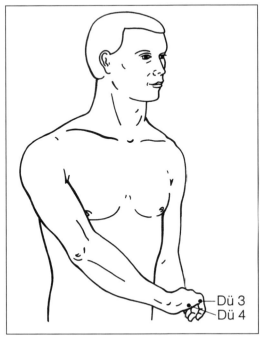

Abb. 19

| TCM: Dü 3 | Syndrome | Homöopathikum: Plumbum | |
|---|---|---|---|
| Name | Symptome | | Symptome |
| Leber-Wind im Inneren durch extreme Hitze | hohes Fieber | ! | |
| | Konvulsionen, Krämpfe, Starre | ! | Konvulsionen |
| | steife Zunge | ! | Krampfkolik |
| | Nackensteifigkeit, Opisthotonus bis Koma | | neurale Gewebe betroffen |
| | Tremor der Extremitäten | | Gliederzittern |
| | Delirium | | Delirium |

## 4.1.2 Dü 8 als Sedierungspunkt

Name
**Xiao Hai – »Meer des Dünndarms«, »Kleines Meer«**

Spezifische Qualifikation
- Sedierungspunkt der Dünndarm-Leitbahn

Spezifische Wirkrichtung
- beseitigt Nässe-Hitze
- beseitigt Obstruktionen der Leitbahn
- beruhigt den Geist

Lage
Dorsalseite des Armes, distal vom Ellbogengelenk, bei gebeugtem Arm in der Mulde zwischen Olecranon und Epicondylus ulnaris

Homöopathikum
- **Oenanthe crocata**

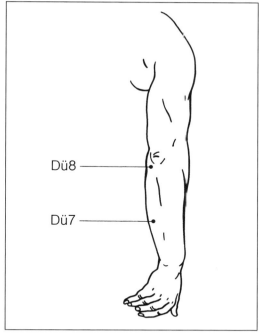

Abb. 20

| TCM: Dü 8 Name | Syndrome Symptome | | Homöopathikum: Oenanthe crocata Symptome |
|---|---|---|---|
| Fülle-Hitze des Dünndarms | Abdominale Schmerzen<br>Völlegefühl im Unterbauch<br>Zungengeschwüre<br>Harn: häufig, dunkel, trübe, spärlich, schmerzhafter Harnfluß, Hämaturie<br>Schwerhörigkeit, Tinnitus<br>Ruhelosigkeit, Reizbarkeit<br>Hitzegefühl und Mißempfindungen in der Brust<br>Durst | !<br><br>!<br><br>! | <br><br>Brennen im Rachen |

## 4.2 Spezialpunkte

### 4.2.1 Dü 4 als Yuan-Punkt

Name
**Wan Gu – »Handgelenksknochen«**

Spezifische Qualifikation
- Yuan-Punkt der Dünndarm-Leitbahn

Spezifische Wirkrichtung
- beseitigt Leitbahn-Obstruktion
- eliminiert Nässe-Hitze

Lage
Hand lateral, am Gelenkspalt zwischen Metacarpale V und Os hametum

Homöopathikum
- **Alumina**
- **Cuprum metallicum**

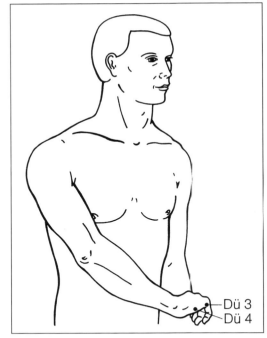

Abb. 21

| TCM: Dü 4 | Syndrome | Homöopathikum: Alumina |
|---|---|---|
| Name | Symptome | Symptome |
| Nässe-Hitze in Leber und Gallenblase | Fieber max. 38 °C<br>Völle in Thorax und Hypochondrium<br>Spannung im Abdomen<br>Hitze: spärlicher, dunkler Urin, Durstlosigkeit<br>Ikterus<br>saures Erbrechen<br>Appetitverlust<br>Fluor vaginalis<br>Schmerzen und Rötung des Scrotums<br>Sehstörungen | Gefühl der Zusammenschnürung der Brust<br><br><br>Jucken beim Warmwerden im Bett<br><br>Mag nicht essen<br>Leukorrhoe<br><br>Gegenstände sehen gelb aus |
| Fülle-Hitze des Dünndarms | Abdominale Schmerzen, Völlegefühl im Unterbauch<br>Zungengeschwüre<br>Harn: häufig, dunkel, trübe, spärlich, schmerzhafter Harnfluß, Hämaturie<br>Schwerhörigkeit<br>Tinnitus<br>Ruhelosigkeit, Reizbarkeit<br>Hitzegefühl und Mißempfindungen in der Brust<br>Durst | Kolik, Bauchbeschwerden links<br><br>! Zahnfleisch wund und blutend<br>Häufiger Harndrang, Miktion kommt schwer in Gang, Schmerzen in der Niere<br>! Eustachische Röhre wie verstopft<br>Summen<br>Hastig, eilig<br>Gefühl der Zusammenschnürung der Brust, wundes Gefühl in der Brust |

| TCM: Dü 4 Name | Syndrome Symptome | | Homöopathikum: Cuprum metallicum Symptome |
|---|---|---|---|
| Nässe-Hitze in Leber und Gallenblase | Fieber max. 38 °C Völle in Thorax und Hypochondrium Spannung im Abdomen Hitze: spärlicher, dunkler Urin, Durstlosigkeit Ikterus saures Erbrechen Appetitverlust Fluor vaginalis Schmerzen und Rötung des Scrotums Sehstörungen | | Spasmen und Zusammenschnürung der Brust, Kolik Übelkeit, Erbrechen saures Erbrechen Schielen |
| Fülle-Hitze des Dünndarms | Abdominale Schmerzen Völlegefühl im Unterbauch Zungengeschwüre Harn: häufig, dunkel, trübe, spärlich, schmerzhafter Harnfluß, Hämaturie Schwerhörigkeit, Tinnitus Ruhelosigkeit, Reizbarkeit Hitzegefühl und Mißempfindungen in der Brust Durst | ! ! | Spasmen und Zusammenschnürung der Brust, Kolik Gespanntes Abdomen Spasmen und Zusammenschnürung der Brust |

## 4.2.2 KG 4 (Ren 4) als Mu-Punkt

Name
**Guan Yuan – »Schranke des Ursprungs«**

Spezifische Qualifikation
- Mu-Punkt des Dünndarms

Spezifische Wirkrichtung
- nährt Yin und Blut
- stärkt das Yang
- reguliert den Uterus
- unterstützt das Ursprungs-Qi
- stärkt die Nieren
- beruhigt den Geist
- verwurzelt die Wanderseele-Hun
- reguliert die Beziehung und Aktivität von Ren Mai und Chong Mai

Lage
²/₅ der Strecke zwischen Symphyse und Nabel über der Symphyse

Homöopathie
- **Hydrastis**

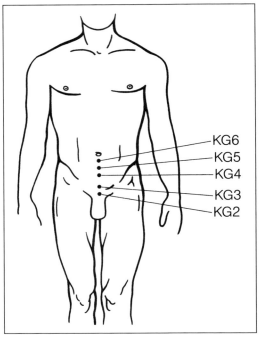

Abb. 22

| TCM: Ren 4 | Syndrome | Homöopathikum: Hydrastis |
|---|---|---|
| Name | Symptome | Symptome |
| Empor-loderndes Leber-Feuer | Reizbarkeit mit Jähzorn und Schreien bis Gewalt, Zornesausbrüche | Reizbarkeit, neigt zur Boshaftigkeit |
| | zerberstende Kopfschmerzen an den Schläfen | dumpfer, pressender Stirnkopfschmerz |
| | Hitze: rotes Gesicht und Augen, wenig dunkler Harn, Trockenheit, Durst, trockene Stühle | Brennen der Augen, Obstipation, große Hitze des ganzen Körpers |
| | bitterer Mundgeschmack | bitterer Geschmack |
| | Epistaxis, Hämatemesis, Hämoptysis | Nasenbluten aus dem linken Nasenloch |
| | durch Träume gestörter Schlaf | ruheloser Schlaf, quälende Träume |
| | Muskelspasmen | wandernde Schmerzen der Extremitäten |
| | Schmerzen im Hypochondrium | Magen- und Leberschmerzen, Schmerzen im Abdomen |
| Kälte blockiert die Leber-Leitbahn | Schmerzen im Hypochondrium | Magen- und Leberschmerzen, Schmerzen im Abdomen |
| | geschwollener Hoden, geschrumpfte Vagina | Gonorrhoe 2. Stadium |
| | Schmerzen und Spannung im Unterbauch, Hoden, Scrotum Wärme bessert | Magen- und Leberschmerzen, Schmerzen im Abdomen |
| | Zunge blaß, dicker weißer Belag | Zunge weiß |

| TCM: Ren 4 Name | Syndrome Symptome | | Homöopathikum: Hydrastis Symptome |
|---|---|---|---|
| Leber-Yin/ Blut-Mangel | stumpf-blasser Teint | ! | blaß-gelbliche Haut |
| | Hypo-/Amenorrhoe mit blassem spärlichem Blut | ! | Menorrhagien |
| | unscharfes Sehen, Mouches volantes, Gesichtsfeldausfälle, Augen trocken, brennend, stumpf | ! | Brennen der Augen, verklebte Lider |
| | Tränen in den Augen | | reichlicher Tränenfluß |
| | Muskelkrämpfe und -schwäche, Steifheit, Zittern, Kontraktionen | | schwache Muskelkraft, große Schwäche |
| | trockene, brüchige Nägel | | |
| | Einschlafstörungen | | |
| | Benommenheit, Taubheitsgefühl | | Niedergeschlagenheit |
| | Abmagerung | | kachektisch |
| Herz-Blut-Mangel | Palpitationen: nachts/abends/morgens und in Ruhe, mit leichtem Unbehagen im Thorax, Angstgefühl | ! | Herzklopfen mit Ohnmachtsneigung, Schmerzen schießen von der linken Brust zur linken Schulter mit Gefühllosigkeit der Arme |
| | Schlafstörungen, Träume | ! | ruheloser Schlaf, quälende Träume |
| | Vergeßlichkeit, schlechtes Gedächtnis | ! | Vergeßlichkeit |
| | Gesicht blaß und stumpf | | Gesicht blaß-gelblich |
| | schreckhaft, ruhelos, ängstlich | | reizbar |
| | stumpfes Denken | | deprimiert |
| | Schwindel | | häufige Schwächeanfälle |
| Herz-Yin-Mangel | Palpitationen | ! | Herzklopfen mit Ohnmachtsneigung |
| | Aufregung, schnelle Gedanken, psychische Rastlosigkeit, schreckhaft, ruhelos, zappelig | | Kopf klar, wendig im Ausdruck |
| | Rötung der Wangen | ! | Hitze kommt mit Wallungen über Gesicht, Hals und Hand |
| | niedriges Fieber und Hitzegefühl besonders abends | | |
| | Nachtschweiße | | reichliche Schweiße |
| | trockener Mund und Rachen | | (trockener Husten) |
| Herz-Yang-Mangel | Palpitationen | ! | Herzklopfen mit Ohnmachtsneigung |
| | Kältegefühl, kalte Extremitäten, Frösteln | ! | Frösteln, besonders Rücken und Oberschenkel |
| | Abneigung gegen Kälte | | |
| | müde, lustlos | | schwermütig, schweigsam |
| | Druck und Beklemmungsgefühl in der Brust, Schmerzen in der Brust | | Magen- und Leberschmerzen |
| | leuchtend blasses Gesicht | | Gesicht blaß-gelblich |
| | Ödeme | | |
| | profuse Schweiße | | reichlich Schweiße |
| | Lippenzyanose | | |
| | Bewußtlosigkeit | | neigt zu Ohnmachtsanfällen |
| | Depressionen und Angst | | deprimiert |

| TCM: Ren 4 Name | Syndrome Symptome | Homöopathikum: Hydrastis Symptome |
|---|---|---|
| Herz-Yang-Kollaps | Lippenzyanose ! | |
| | kalte Extremitäten ! | Frösteln, besonders Rücken und Oberschenkel |
| | Palpitationen | Herzklopfen mit Ohnmachtsneigung |
| | Dyspnoe, schwache und oberflächliche Atmung | Erstickungsgefühl beim Liegen |
| | reichliches Schwitzen | Schwächeanfälle mit kaltem Schweiß |
| | bis Koma vom Leere-Typ | neigt zu Ohnmachtsanfällen |
| Lungen-Yin-Mangel | trockener Husten ! | trockener, harter Husten |
| | unproduktives, wenig oder spärliches, zähes, klebriges, gelbes, evtl. brockiges Sputum | dicke, gelbe, fadenziehende Absonderungen |
| | Blutungen der Atemwege | wunde Atemwege |
| | Hitzegefühl/Fieber am Nachmittag ! | Hitze des Körpers |
| | trockener Mund, Rachen | (trockener Husten) |
| | Hitzewallungen | Hitze kommt in Wallungen |
| | gerötete Augen | Beißen und Brennen der Augen |
| | Nachtschweiße | reichlich Schweiße |
| | Schlafstörungen | ruheloser Schlaf |
| | Stimme rauh und kratzend, Heiserkeit | Indikation: Katarrhe der oberen Luftwege |
| | Abmagerung | kachektisch |
| Trockenheit der Lunge | Kopfschmerzen | gefäßkontrahierende Wirkung |
| | Fieber | Hitze des Körpers, typhoide Fieber |
| | trockene Nase und Kehle | (trockener Husten) |
| | trockener Husten mit wenig/ohne Sputum | Indikation: Katarrhe der oberen Luftwege |
| Hitze des Dickdarms | trockener Stuhl, tastbar ! | Obstipation mit Fäzes in Kugeln |
| | Blut im Stuhl ! | Hämorrhoiden |
| | Brennen und Schwellung des Anus | rissiger Anus |
| | spärlicher, dunkler Urin | Inkontinenz |
| | starker Stuhldrang, häufig Tenesmen, mit Unruhe und Angst, häufige Stuhlabsetzung; Obstipation, z. T. Diarrhoe | Schmerzen beim Stuhlgang, Obstipation |
| | trockener Mund und Zunge | (trockener Husten) |
| | Völlegefühl | atonische Dyspepsie |
| | Unruhe | Reizbarkeit |
| | Unterbauchschmerzen | Magen- und Leberschmerzen |
| Trockenheit des Dickdarms | trockener Stuhl, schwer abzusetzen ! | Obstipation |
| | Stuhl: geformt, hell | Stuhl hell, weich, knotig geformt |
| | dünner Körper | kachektisch |
| | trockener Mund und Hals | (trockener Husten) |
| Nieren-Yang-Mangel | Kältegefühl in Kreuz und Knie ! | Frösteln besonders Rücken und Oberschenkel |
| | reichlich klarer Urin ! | Harn kann vermehrt sein |
| | Abneigung gegen Kälte ! | Frösteln |

| TCM: Ren 4 Name | Syndrome Symptome | | Homöopathikum: Hydrastis Symptome |
|---|---|---|---|
| Nieren-Yang-Mangel (Forts.) | Kreuzschmerzen | | dumpfer, schwerer, ziehender Schmerz im Rücken |
| | Schwäche der Beine und Knie | | kachektisch |
| | leuchtend weißer Teint | | Gesicht weiß-gelblich |
| | Impotenz, Ejaculatio praecox, Spermatorrhoe/Infertilität/Frigidität | | chronischer Harnröhrenausfluß; dicke, gelbe Absonderungen (GO im 2. Stadium) |
| | Trägheit/Apathie | | deprimiert |
| | weiche Stühle | | Stuhl weich |
| | frühmorgendliche Diarrhoe | | |
| | Appetitmangel | | kachektisch |
| | allgemein schwach und matt | | (kachektisch) |
| | Bauchschmerzen, Borborygmen | | Magen- und Leberschmerzen |
| | Kribbeln nach längerem Laufen | | |
| | Beinödeme | | |
| | Lumbalgien | | Lumbago |
| | Dysmenorrhoe mit stechenden Schmerzen | | Menorrhagien |
| | Wärme bessert | | Wärme bessert |
| Mangelnde Festigkeit des Nieren-Qi | Harntröpfeln nach der Miktion | ! | |
| | nächtliche Samenergüsse ohne Träume | ! | trübe und gelbe Absonderung der Genitalien |
| | Schmerzen/Schwäche im Kreuzbereich | | dumpfer, schwerer, ziehender Schmerz im Rücken |
| | klarer, reichlicher Urin | | Harn kann vermehrt sein |
| | häufige Miktion mit dünnen Strahl | | Dysurie |
| | Enuresis/Nykturie, Harninkontinenz | | Inkontinenz |
| | Spermatorrhoe, Ejaculatio praecox, nächtliche Samenergüsse | | chronischer Harnröhrenausfluß; dicke, gelbe Absonderungen (GO im 2. Stadium) |
| | Uterusprolaps | | Uterusprolaps |
| | chronischer Fluor vaginalis | | Weißfluß |
| | keine Stuhlgangkontrolle | | |
| | schwache Knie | | schwache Knie |
| | Schwindel | | |
| Nieren-Essenz-Mangel | schlechte Knochenentwicklung bei Kindern, später Fontanellenschluß; Knochenerweichung bei Erwachsenen | ! | |
| | Haarausfall | ! | |
| | schwache sexuelle Aktivität | ! | |
| | Gedächtnisschwäche, Stumpfsinn | | |
| | Haarausfall, frühes Ergrauen der Haare | | |
| | früh schwerhörig | | Taubheit |
| | Tinnitus | | Dröhnen der Ohren |
| | Schwindel | | |
| | frühe Menopause | | |

| TCM: Ren 4 Name | Syndrome Symptome | | Homöopathikum: Hydrastis Symptome |
|---|---|---|---|
| Nieren und Herz harmonieren nicht | Palpitationen | ! | Herzklopfen mit Ohnmachtsneigung |
| | Schlafstörungen | ! | ruheloser Schlaf |
| | Nachtschweiße | ! | reichlich Schweiße |
| | psychische Rastlosigkeit | | Reizbarkeit |
| | Vergeßlichkeit | | Vergeßlichkeit |
| | Schwindelgefühl | | |
| | Tinnitus, Schwerhörigkeit | | Dröhnen im Ohr, Taubheit |
| | Lumbalgie | | Lumbago |
| | nächtliche Samenergüsse mit erotischen Träumen | | trübe gelbe Absonderungen der Genitalien |
| | Fieber/Hitzegefühl am Nachmittag | | Hitze des Körpers, typhoide Fieber |
| | spärlicher, dunkler Urin | | schleimige Absonderungen mit dem Urin |
| Nieren- und Lungen-Yin Mangel | trockener Husten, abends schlimmer | ! | trockener, harter Husten |
| | Hitzegefühl am Abend | ! | Hitze des Körpers |
| | Nachtschweiße | ! | reichliche Schweiße |
| | trockener Mund | | (trockener Husten) |
| | dünner Körper | | kachektisch |
| | Belastungsdyspnoe | | Erstickungsgefühl beim Liegen |
| | Lumbalgie | | Lumbago |
| | schwache Extremitäten | | kachektisch |
| | nächtliche Samenergüsse | | trübe gelbe Absonderungen der Genitalien |
| Leere und Kälte der Blase | häufiger, klarer, reichlicher Harnfluß | ! | Harn vermehrt |
| | Inkontinenz | | Inkontinenz |
| | Enuresis | | trübe gelbe Absonderungen der Genitalien |
| | Lumbalgie | | Lumbago |

## 4.2.3 Bl 27 als Shu-Punkt

Name
**Xiao Chang Shu – »Zustimmungspunkt des Dünndarms«**

Spezifische Qualifikation
- Shu-Punkt der Dünndarm-Leitbahn

Spezifische Wirkrichtung
- fördert die Dünndarm-Funktion
- beseitigt Nässe
- beseitigt Hitze
- unterstützt die Miktion

Lage
Auf der Spina iliaca posterior superior in Höhe des 1. Sakralloches, 2 Querfinger lateral der Mittellinie

Homöopathikum
- **Cantharis**

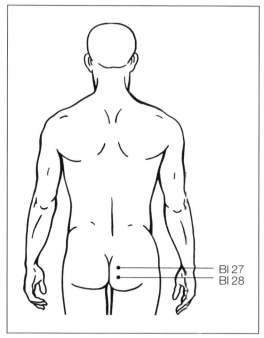

Abb. 23

| TCM: Bl 27 | Syndrome | | Homöopathikum: Cantharis |
|---|---|---|---|
| **Name** | **Symptome** | | **Symptome** |
| Leere-Kälte des Dünndarms | Bauchschmerzen | ! | heftige Magenschmerzen mit Leibschneiden |
| | Borborygmen | ! | |
| | Diarrhoe | ! | ruckartige Durchfälle |
| | Verlangen nach heißen Getränken | | Wärme bessert |
| | Druck auf Bauch bessert | | Reiben bessert |
| | reichlicher, blasser Harn | | Pollakisurie, häufiger Harndrang |
| | Frieren, kalte Extremitäten | | Indikation: Verbrennung, entspricht Symptom |

## 4.2.4 Dü 7 als Luo-Punkt

Name
**Zhi Zhen – »Ast der Herz-Leitbahn«, »Unterstützer der Geradläufigkeit«**

Spezifische Qualifikation
- Luo-Punkt der Dünndarm-Leitbahn

Spezifische Wirkrichtung
- beseitigt Leitbahn-Obstruktion
- beruhigt den Geist
- leitet Herz-Feuer nach außen

Lage
Mitte zwischen Handgelenksfurche und Ellenbeuge, am Außenrand der Ulna

Homöopathikum
- **Veratrum album**

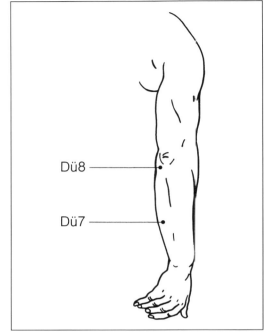

Abb. 24

| TCM: Dü 7 | Syndrome | | Homöopathikum: Veratrum album |
|---|---|---|---|
| Name | Symptome | | Symptome |
| Loderndes Herz-Feuer | Zungen- und Mundgeschwüre<br>Durst<br>Palpitationen<br>psych. Rastlosigkeit, Erregung, Impulsivität | ! | Durst<br>Herzklopfen mit Angstgefühl<br>Melancholie mit Stupor und Manie; Wahnsinnig vor Erregung; schreit und flucht |
| | Hitzegefühl<br>rotes Gesicht<br>dunkler Urin oder Hämaturie<br>Schlafstörungen<br>bitterer Mundgeschmack, vom Schlaf abhängig | | |

# 5. Perikard-Leitbahn

## 5.1 Hauptpunkte

### 5.1.1 PC 9 als Tonisierungspunkt

Name
**Zhong Chong – »Zentraler Ansturm«**

Spezifische Qualifikation
- Tonisierungspunkt der Perikard-Leitbahn

Spezifische Wirkrichtung
- beseitigt Hitze
- stellt das Bewußtsein wieder her
- vertreibt Wind

Lage
Radialer Nagelfalzwinkel des Mittelfingers

Homöopathikum
- **Aconitum**
- **Ginseng**

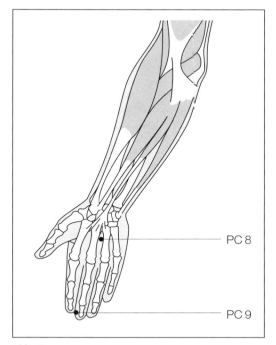

Abb. 25

| TCM: PC 9 | Syndrome | | Homöopathikum: Aconitum |
|---|---|---|---|
| Name | Symptome | | Symptome |
| Milz-Qi-Mangel | Appetitlosigkeit | ! | |
| | müde, schlapp, lustlos | ! | |
| | weiche Stühle bis Durchfall | ! | Wässrige Diarrhoe bei Kindern, choleraartige Absonderungen |
| | postprandiale Distension | | Kolik, Bauchsymptome, erbricht nach Trinken |
| | leichte Bauchschmerzen, Spannungsgefühl, Übelkeit, besser durch Druck blaßgelber, fahler Teint | | Druck im Magen |
| | Schwäche der Extremitäten Engegefühl im Thorax und Epigastrium Schweregefühl | | Taube Extremitäten, lahme Arme Dauernder Druck im Brustkorb links Denkt daß Körperteile unnatürlich dick sind |
| | Leere im Kopf, Somnolenz langsames Sprechen erhöhtes Körpergewicht | | |

| TCM: PC 9 | Syndrome | | Homöopathikum: Aconitum |
|---|---|---|---|
| Name | Symptome | | Symptome |
| Nässe-Schleim verlegt die Lunge | chronischer Husten | ! | Trockener, kruppöser, heiserer Husten |
| | Sputum: reichlich, schaumig, weiß | ! | |
| | weiß-teigiger Teint | | Geschwollenes Gesicht; eine Wange rot, die andere weiß |
| | Engegefühl im Thorax | | Dauernder Druck im Brustkorb links |
| | Beklemmungsgefühl, Erstickungsgefühl, Angst, Atemnot, feuchte Atemgeräusche | | Atemnot bei der geringsten Bewegung; lautes mühsames Atmen |
| | Abneigung gegen Liegen | | Verschlimmerung durch Liegen auf der befallenen Seite |
| | Lethargie | | Delirium mit Unglücksgefühl, Sorge, Furcht |
| | Appetitmangel | | |

| TCM: PC 9 | Syndrome | | Homöopathikum: Ginseng |
|---|---|---|---|
| Name | Symptome | | Symptome |
| Milz-Qi-Mangel | Appetitlosigkeit | ! | |
| | müde, schlapp, lustlos | ! | Indikation: Schwächezustände aller Art |
| | weiche Stühle bis Durchfall | ! | |
| | postprandiale Distension | | |
| | leichte Bauchschmerzen, Spannungsgefühl – besser durch Druck | | Gespannt, schmerzhaft |
| | blaßgelber, fahler Teint | | |
| | Schwäche der Extremitäten | | |
| | Übelkeit | | |
| | Engegefühl im Thorax und Epigastrium | | |
| | Schweregefühl | | |
| | Leere im Kopf, Somnolenz | | |
| | langsames Sprechen | | |
| | erhöhtes Körpergewicht | | |
| Nässe-Schleim verlegt die Lunge | chronischer Husten | ! | |
| | Sputum: reichlich, schaumig, weiß | ! | |
| | weiß-teigiger Teint | | |
| | Engegefühl im Thorax | | |
| | Beklemmungsgefühl, Erstickungsgefühl, Angst, Atemnot | | |
| | feuchte Atemgeräusche | | |
| | Abneigung gegen Liegen | | |
| | Lethargie | | |
| | Appetitmangel | | |

## 5.1.2 PC 7 als Dispergierungspunkt

Name
**Da Ling – »Großer Grabhügel«**

Spezifische Qualifikation
- Dispergierungspunkt

Spezifische Wirkrichtung
- beruhigt den Geist
- beseitigt Hitze
- nährt das Herz-Blut

Lage
In der Mitte der Handgelenksbeugefalte zwischen den Sehnen des M. palmaris longus und des M. flexor carpi radialis

Homöopathikum
- **Spigelia**
- **Staphisagria**
- **Origanum**

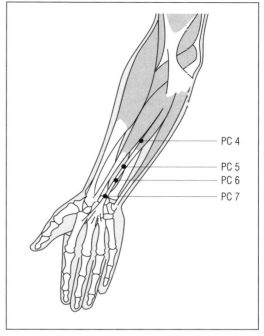

Abb. 26

| TCM: PC 7 | Syndrome | Homöopathikum: Spigelia |
|---|---|---|
| Name | Symptome | Symptome |
| Schleim-Feuer quält das Herz | psych. Symptome: Rastlosigkeit, Schreckhaftigkeit, unzusammenhängendes Sprechen, Verwirrtheit, Neigung zum Schlagen oder Schelten, unkontrolliertes Lachen oder Weinen, agitierter Zustand, redet mit sich selbst, Depressionen, Stumpfsinn, Aphasie bis Koma, evtl. Bewußtlosigkeit, bis Fülle-Koma | große Erregung, Angst, Furcht vor scharfen und spitzen Gegenständen |
| | bitterer Mundgeschmack | übler Mundgeschmack |
| | Schlaflosigkeit, Träume | vor Mitternacht kein Schlaf, Träume |
| | Palpitationen | stürmisches Herzklopfen |
| | Gesichtsrötung | auch Rötung des Gesichts |
| | Mundtrockenheit, Mundgeschwüre | nach dem Essen große Mundtrockenheit |
| | Durst | nachmittags Durst auf Bier |
| | dunkler, gelber Urin | |

| TCM: PC 7 | Syndrome | | Homöopathikum: Staphysagria |
|---|---|---|---|
| Name | Symptome | | Symptome |
| Schleim-Feuer quält das Herz | psych. Symptome: Rastlosigkeit, Schreckhaftigkeit, unzusammenhängendes Sprechen, Verwirrtheit, Neigung zum Schlagen oder Schelten, unkontrolliertes Lachen oder Weinen, agitierter Zustand, redet mit sich selbst, Depressionen, Stumpfsinn, Aphasie bis Koma, evtl. Bewußtlosigkeit, bis Fülle-Koma | ! | gereizte, launische Stimmung, unterdrückte Psyche, Aggressionunterdrückung, Wutausbrüche |
| | bitterer Mundgeschmack | | bitterer Mundgeschmack |
| | Schlaflosigkeit, Träume | | früh beim Erwachen schon elend und müde, Schlafstörungen, Träume: Zähne fallen aus |
| | Palpitationen | | |
| | Gesichtsrötung | | |
| | Mundtrockenheit, Mundgeschwüre | | Rachen trocken |
| | Durst | | |
| | dunkler, gelber Urin | | |

| TCM: PC 7 | Syndrome | | Homöopathikum: Origanum |
|---|---|---|---|
| Name | Symptome | | Symptome |
| Schleim-Feuer quält das Herz | psych. Symptome: Rastlosigkeit, Schreckhaftigkeit, unzusammenhängendes Sprechen, Verwirrtheit, Neigung zum Schlagen oder Schelten, unkontrolliertes Lachen oder Weinen, agitierter Zustand, redet mit sich selbst, Depressionen, Stumpfsinn, Aphasie bis Koma, evtl. Bewußtlosigkeit, bis Fülle-Koma | ! | Traurigkeit gefolgt von Fröhlichkeit, starke Stimmungsänderungen, reizbar, ruhelos, hysterisch |
| | bitterer Mundgeschmack | | |
| | Schlaflosigkeit, Träume | | häufiges, schreckhaftes Erwachen |
| | Palpitationen | | |
| | Gesichtsrötung | | |
| | Mundtrockenheit, Mundgeschwüre | | |
| | Durst | | großer Durst in der Nacht |
| | dunkler, gelber Urin | | |

## 5.2 Spezialpunkte

### 5.2.1 PC 7 als Yuan-Punkt

Name
**Da Ling – »Großer Grabhügel«**

Spezifische Qualifikation
- Yuan-Punkt der Perikard-Leitbahn

Spezifische Wirkrichtung
- beruhigt den Geist
- beseitigt Hitze
- nährt das Herz-Blut

Lage
In der Mitte der Handgelenksbeugefalte

Homöopathikum
- **Naja**
- **Ginseng**
- **Cactus**
- **Staphisagria** (s. 5.1.2)
- **Origanum** (s. 5.1.2)

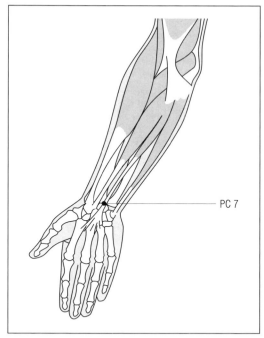

Abb. 27

| TCM: PC 7 | Syndrome | | Homöopathikum: Naja |
|---|---|---|---|
| Name | Symptome | | Symptome |
| Schleim-Feuer quält das Herz | psych. Symptome: Rastlosigkeit, Schreckhaftigkeit, unzusammenhängendes Sprechen, Verwirrtheit, Neigung zum Schlagen oder Schelten, unkontrolliertes Lachen oder Weinen, agitierter Zustand, redet mit sich selbst, Depressionen, Stumpfsinn, Aphasie bis Koma, evtl. Bewußtlosigkeit, bis Fülle-Koma<br>bitterer Mundgeschmack<br>Schlaflosigkeit, Träume<br>Palpitationen<br>Gesichtsrötung<br>Mundtrockenheit, Mundgeschwüre<br>Durst<br>dunkler, gelber Urin | ! | aufgeregt, geschwätzig, Wahnsinn mit Neigung zum Selbstmord, deprimiert, melancholisch, Kollapsneigung<br><br><br><br><br><br><br>Herzschwäche, Herzarrhythmie |

| TCM: PC 7 | Syndrome | | Homöopathikum: Ginseng |
|---|---|---|---|
| Name | Symptome | | Symptome |
| Schleim-Feuer quält das Herz | psych. Symptome: Rastlosigkeit, Schreckhaftigkeit, unzusammenhängendes Sprechen, Verwirrtheit, Neigung zum Schlagen oder Schelten, unkontrolliertes Lachen oder Weinen, agitierter Zustand, redet mit sich selbst, Depressionen, Stumpfsinn, Aphasie bis Koma, evtl. Bewußtlosigkeit, bis Fülle-Koma | ! | Depressive Zustände |
| | bitterer Mundgeschmack | | |
| | Schlaflosigkeit, Träume | | |
| | Palpitationen | | Herzklopfen |
| | Gesichtsrötung | | |
| | Mundtrockenheit, Mundgeschwüre | | trockener Rachen |
| | Durst | | |
| | dunkler, gelber Urin | | |

| TCM: PC 7 | Syndrome | | Homöopathikum: Cactus |
|---|---|---|---|
| Name | Symptome | | Symptome |
| Schleim-Feuer quält das Herz | psych. Symptome: Rastlosigkeit, Schreckhaftigkeit, unzusammenhängendes Sprechen, Verwirrtheit, Neigung zum Schlagen oder Schelten, unkontrolliertes Lachen oder Weinen, agitierter Zustand, redet mit sich selbst, Depressionen, Stumpfsinn, Aphasie bis Koma, evtl. Bewußtlosigkeit, bis Fülle-Koma | ! | Melancholie, schlechte Laune, Todesfurcht, Angst, schreit vor Schmerzen |
| | bitterer Mundgeschmack | | |
| | Schlaflosigkeit, Träume | | schlaflos |
| | Palpitationen | | Spannung in der Herzgegend mit Stenokardien |
| | Gesichtsrötung | | Blutandrang zum Kopf |
| | Mundtrockenheit, Mundgeschwüre | | Trockenheit von Mund und Rachen |
| | Durst | | |
| | dunkler, gelber Urin | | |

## 5.2.2 PC 1 und Ni 11 als Mu-Punkte

### 5.2.2.1 PC 1 als erster Mu-Punkt der Perikard-Leitbahn

Name
**Tian Chi – »Himmlischer Weiher«**

Spezifische Qualifikation
- erster Mu-Punkt der Perikard-Leitbahn (nach DE LA FUYE und BISCHKO)

Spezifische Wirkrichtung
- leitet Feuchtigkeit aus
- verteilt das Lungen-Qi
- löst Qi-Stagnationen in der Jue Yin-Schicht
- zerstreut Wind
- öffnet die Leitbahn

Lage
1 Cun lateral der Mamille

Homöopathikum
- **Cactus**

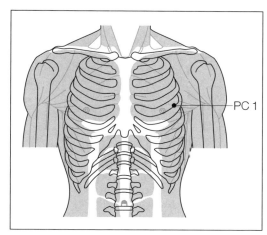

Abb. 28

| TCM: PC 1 Name | Syndrome Symptome | | Homöopathikum: Cactus Symptome |
|---|---|---|---|
| Milz-Qi-Mangel | Appetitlosigkeit | ! | |
| | müde, schlapp, lustlos | ! | Melancholie, Schweigsamkeit, Trauer |
| | weiche Stühle bis Durchfall | ! | Durchfall morgens |
| | postprandiale Distension | | Konstriktion |
| | leichte Bauchschmerzen, Spannungsgefühl – besser durch Druck | | Schwere im Magen |
| | blaßgelber, fahler Teint | | |
| | Schwäche der Extremitäten | | Taubheit des linken Armes |
| | Übelkeit | | Schwere im Magen |
| | Engegefühl im Thorax und Epigastrium | | Zusammenschnürungsgefühl wie von einem eisernen Band |
| | Schweregefühl | | Schwere im Magen; Gewichtsgefühl auf dem Kopf |
| | Leere im Kopf, Somnolenz langsames Sprechen erhöhtes Körpergewicht | | |
| Nässe-Hitze befällt die Milz | weiche, stinkende, dunkle Stühle | ! | Schwarze Stühle, Durchfall morgens |
| | leichtes Fieber, Hitzeempfindungen | ! | Fieber täglich zur selben Stunde. Fieberattacken gegen Mittag |
| | Engegefühl von Epigastrium und unterem Abdomen, besonders im linken Hypochondrium, Schweregefühl und Spannung | | Zusammenschnürungsgefühl wie von einem eisernen Band |

| TCM: PC 1 | Syndrome | Homöopathikum: Cactus |
|---|---|---|
| Name | Symptome | Symptome |
| Nässe-Hitze befällt die Milz (Forts.) | Durst ohne Verlangen nach Getränken oder in kleinen Schlucken<br>Übelkeit, Erbrechen<br>Brennen des Anus | Braucht viel Flüssigkeit, um die Speise herunterzuspülen<br><br>Hämorrhoiden geschwollen und schmerzhaft, Gefühl wie von großem Gewicht im Anus |
|  | spärlicher, dunkelgelber Harn<br>Kopfschmerzen<br>trockene Lippen<br>gerötete Stirn<br>Appetitverlust<br>allgemeine Schwäche | Urinverhaltung, Blutungen aus der Blase<br>Kopfschmerzen<br>Trockenheit der Zunge und Lippe |
| Lungen-Qi-Mangel | Atemnot ! | Beklemmendes Atmen wie von einem Gewicht auf der Brust |
|  | schwache Stimme !<br>leuchtend weißes Gesicht !<br>Husten, Hüsteln<br>Sputum: wäßrig, klar, dünnflüssig<br>schwitzt untertags<br>Abneigung gegen Sprechen, Sprechen verschlimmert Atemnot<br>Abneigung gegen Kälte<br>Erkältungsneigung<br>Müdigkeit, leichte Erschöpfbarkeit | Erstickendes Zuschnüren des Halses<br><br>Kalte Schweiße<br>Schweigsamkeit<br><br><br>Melancholie, Schweigsamkeit, Trauer |

## 5.2.2.2 Ni 11 als zweiter Mu-Punkt der Perikard-Leitbahn

Name
**Heng Ku – »Querknochen«**

Spezifische Qualifikation
- zweiter Mu-Punkt der Perikard-Leitbahn (nach DE LA FUYE und BISCHKO)

Spezifische Wirkrichtung
- unterstützt die Nieren-Leitbahn
- kühlt Hitze
- kanalisiert Feuchtigkeit

Lage
2 Querfinger lateral der Symphyse am oberen Schambeinrand

Homöopathikum
- **Cantharis**

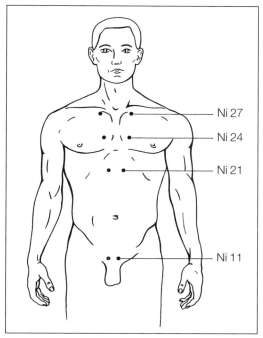

Abb. 29

| TCM: Ni 11 | Syndrome | Homöopathikum: Cantharis |
|---|---|---|
| Name | Symptome | Symptome |
| Mangelnde Festigkeit des Nieren-Qi | Harntröpfeln nach der Miktion ! | Tropfenweiser Urin |
| | nächtliche Samenergüsse ohne Träume, Spermatorrhoe, Ejaculatio praecox, nächtliche Samenergüsse | Schmerzhafte Erektion, Priapismus bei Gonorrhoe |
| | Schmerzen/Schwäche im Kreuzbereich | Lendenschmerzen mit dauerndem Harndrang |
| | klarer, reichlicher Urin, häufige Miktion mit dünnem Strahl, Enuresis/Nakturie, Harninkontinenz | Unerträglicher, dauernder Harndrang, tropfenweiser Harnabgang |
| | Uterusprolaps | |
| | chronischer Fluor vaginalis | |
| | keine Stuhlgangkontrolle | |
| | schwache Knie | Spannungsschmerzen im Knie |
| | Schwindel | |

### 5.2.3 Bl 14 als Shu-Punkt

Name
**Jue Xin Shu – »Zustimmungspunkt des Perikard«**

Spezifische Qualifikation
- Shu-Punkt der Perikard-Leitbahn

Spezifische Wirkrichtung
- reguliert das Herz

Lage
1,5 Cun lateral der Unterkante des Dornfortsatzes Th 4

Homöopathie
- **Agaricus**

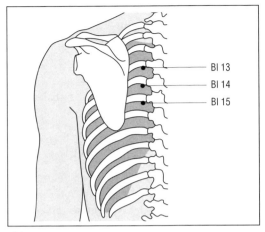

Abb. 30

| TCM: Bl 14 | Syndrome | | Homöopathikum: Agaricus |
|---|---|---|---|
| **Name** | **Symptome** | | **Symptome** |
| Stagnation des Herz-Blutes | stechende, zwickende Schmerzen in der Herzgegend bis in den linken Arm | ! | diagonale Schmerzen, z. B. linker Arm und rechtes Bein, Rückenschmerzen |
| | Druckgefühl in der Schulter | ! | Rückenschmerzen, Zuckungen der Halsmuskulatur |
| | Lippenzyanose | ! | Zyanose |
| | Palpitationen | | irreguläres Herzklopfen |
| | Engegefühl, Druck im Thorax | | Beklemmungen in der Herzgegend |
| | kalte Gliedmaßen, besonders Hände | | venöse Stase in den Extremitäten |
| | Nagelzyanose | | Zyanose |
| | Schwitzen | | heiße und kalte Schweiße |
| | purpurrotes Gesicht | | Gesichtsröte |
| | möchte die Fenster öffnen | | |
| | Schwäche | | |
| | Kurzatmigkeit | | mühsames Atmen |
| | Lethargie | | |

## 5.2.4 PC 6 als Luo-Punkt

Name
**Nei Guan – »Inneres Paßtor«**

Spezifische Qualifikation
- Luo-Punkt der Perikard-Leitbahn

Spezifische Wirkrichtung
- öffnet den Brustkorb
- reguliert das Herz-Qi und Herz-Blut
- reguliert und klärt den Dreifachen Erwärmer
- beruhigt den Geist
- reguliert die Jue Yin-Schicht
- harmonisiert den Magen

Lage
2 Cun proximal der Handgelenksbeugefalte zwischen den Sehnen des M. palmaris longus und des M. flexor carpi radialis

Homöopathikum
- **Calcium carbonicum**

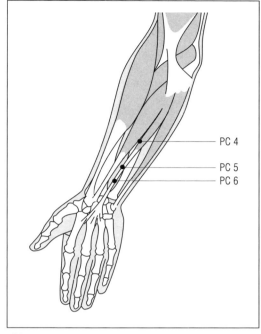

Abb. 31

| TCM: PC 6 Name | Syndrome Symptome | Homöopathikum: Calcium carbonicum Symptome |
|---|---|---|
| Leber-Qi-Stagnation | Depressionen und Stimmungswechsel, ! Aggressionen | scharfe Schmerzen in der Brust geistige und körperliche Müdigkeit, Trübsal, Erschöpfung → Isolierung von der Außenwelt |
| | bitterer Mundgeschmack den ganzen Tag | Mundgeruch |
| | Menstruationsbeschwerden | Menstruation früh und lange |
| | Globus hystericus | schwieriges Schlucken |
| | Verdauungsbeschwerden, saures Aufstoßen | saures Aufstoßen und Erbrechen |
| | seufzt oft | |
| | Verspannungen in Nacken/Schulter | Schmerzen zwischen den Schulterblättern |
| | kalte Extremitäten | kalte Füße und Hände |
| | Unfruchtbarkeit | Sterilität mit reichlicher Mensis |
| | kleine Knoten in der Brustdrüse | |
| | Müdigkeit, schlimmer nachmittags | träge, müde, schlapp |
| Hyperaktivität/Aufsteigendes Leber-Yang | Spannungskopfschmerzen | Kopfschmerzen nach Aufenthalt in der Sonne, vor Menstruation oder im Zusammenhang mit einer Magenverstimmung |
| | Reizbarkeit | leicht erregbar |

| TCM: PC 6 Name | Syndrome / Symptome | Homöopathikum: Calcium carbonicum Symptome |
|---|---|---|
| Hyper-aktivität/Auf-steigendes Leber-Yang (Forts.) | Augen trocken, heiß, brennend, Sehstörungen<br>trockene Schleimhäute, Mundtrockenheit<br>Schlaflosigkeit, Konzentrationsmangel<br>Tremor, Krämpfe, Zittern<br>Schwindel<br>Tinnitus<br>Fieber<br>kleinere Zornesausbrüche | Augen werden schnell müde, Schleier vor den Augen<br>Nase verstopft, Trockenheit der Zunge nachts<br>träge, müde, schlapp<br>epileptiforme Krämpfe<br>Schwindel beim Steigen<br>knackende Geräusche im Ohr<br>Fieber mit Schweiß<br>leicht erregbar |
| Leber-Feuer-verletzt die Lunge | Dyspnoe, Asthma !<br>Völle des Thorax und Hypochondriums !<br>Kopfschmerzen !<br><br>Husten<br>gelbes und blutig tingiertes Sputum<br>Schwindelgefühl<br>Hitze: rotes Gesicht, Durst, dunkler Urin, Obstipation<br>bitterer Mundgeschmack | extreme Atemnot<br>Enge in der Brust, geschwollener Bauch<br>Kopfschmerzen nach Aufenthalt in der Sonne, vor Menstruation oder im Zusammenhang mit einer Magenverstimmung<br>kitzelnder Husten<br>tagsüber Auswurf dick und gelb<br>Schwindel beim Steigen<br>dunkler Urin, Obstipation<br><br>Mundgeruch |
| Stagnation des Herz-Blutes | stechende, zwickende Schmerzen in der Herzgegend bis in den linken Arm !<br>Druckgefühl in der Schulter !<br>Lippenzyanose !<br>Palpitationen<br>Engegefühl, Druck im Thorax<br>kalte Gliedmaßen, besonders Hände<br>Nagelzyanose<br>Schwitzen<br>purpurrotes Gesicht<br>möchte die Fenster öffnen<br>Schwäche<br>Kurzatmigkeit<br>Lethargie | scharfe Schmerzen in der Brust von vorne nach hinten<br>Schmerzen zwischen den Schulterblättern<br><br>Herzklopfen<br>Enge in der Brust<br>kalte, feuchte Füße<br><br>schwitzt stark, Kopf- und Fußschweiße<br><br>Verlangen nach frischer Luft<br>träge, müde, schlapp<br>extreme Atemnot<br>Abneigung gegen Arbeit oder Anstrengung, träge, müde, schlapp |
| Herz-Blut-Mangel | Palpitationen: nachts/abends/morgens ! und in Ruhe mit leichtem Unbehagen im Thorax, Angstgefühl<br>Schlafstörungen, Träume !<br>Vergeßlichkeit, schlechtes Gedächtnis !<br>Gesicht blaß und stumpf<br>schreckhaft, ruhelos, ängstlich<br>stumpfes Denken<br>Schwindel | Herzklopfen nachts und nach dem Essen mit Kältegefühl und Brustbeklemmung<br><br>häufiges Aufwachen, Träume von Toten<br>geistig schwerfällig, vergeßlich<br>Blässe<br>träge, müde, schlapp, aber leicht erregbar<br>geistig schwerfällig<br>Schwindel beim Steigen |

| TCM: PC 6 Name | Syndrome Symptome | Homöopathikum: Calcium carbonicum Symptome |
|---|---|---|
| Herz-Yin-Mangel | Palpitationen, psychische Rastlosigkeit, ! schreckhaft, ruhelos, zappelig Aufregung, schnelle Gedanken | Herzklopfen Furcht, den Verstand zu verlieren, vergeßlich, konfus |
| | Rötung der Wangen ! niedriges Fieber, besonders abends Hitzegefühl, besonders abends Nachtschweiße trockener Mund und Rachen | Fieber mit Schweiß Hitzegefühl Kopf- und Fußschweiße, schwitzt leicht Trockenheit der Zunge nachts |
| Herz-Qi-Mangel | Palpitationen, leicht, gelegentlich, bei ! Anstrengung Müdigkeit ! Belastungsdyspnoe schwitzt tagsüber Blässe Lustlosigkeit Verschlimmerung bei Anstrengung Schmerzen und Wasseransammlung in den Beinen | Herzklopfen träge, müde, schlapp extreme Atemnot Kopf- und Fußschweiße, schwitzt leicht Blässe träge, müde, schlapp schlimmer bei geistiger und körperlicher Anstrengung Schmerzen wie nach Feuchtigkeitseinwirkung, feuchte und kalte Füße |
| Herz-Yang-Mangel | Palpitationen ! Kältegefühl, kalte Extremitäten, ! Frösteln Abneigung gegen Kälte müde, lustlos Druck und Beklemmungsgefühl in der Brust, Schmerzen in der Brust leuchtend blasses Gesicht Ödeme profuse Schweiße Lippenzyanose Bewußtlosigkeit Depressionen und Angst | Herzklopfen kalte Füße und Hände, Frösteln um 14.00 Uhr Verschlimmerung durch Kälte träge, müde, schlapp Enge und scharfe Schmerzen in der Brust Blässe Kopf- und Fußschweiße, schwitzt leicht Trübsal, Furcht, den Verstand zu verlieren |
| Herz-Yang-Kollaps | Lippenzyanose ! kalte Extremitäten ! Palpitationen Dyspnoe; schwache, oberflächliche Atmung reichliches Schwitzen bis Koma vom Leere-Typ | kalte Füße und Hände Herzklopfen extreme Atemnot Kopf- und Fußschweiße, schwitzt leicht |
| Kalter Schleim benebelt den Geist | psychische Verwirrtheit, Introvertiert- ! heit, Selbstgespräche, Aphasie Rasseln in der Kehle ! plötzliche Bewußtlosigkeit Lethargie, Anstarren von Wänden, Stupor, Depressionen | geistige und körperliche Müdigkeit, Trübsal, Erschöpfung → Isolierung von der Außenwelt, Angst vor Bloßstellung Hochräuspern von Schleim geistig schwerfällig, träge, müde, schlapp, Trübsal |

| TCM: PC 6 Name | Syndrome Symptome | Homöopathikum: Calcium carbonicum Symptome |
|---|---|---|
| Kalter Schleim benebelt den Geist (Forts.) | Erbrechen<br>Sprachstörungen<br>Schmerzen und/oder dumpfes Gefühl in der Brust<br>Benommenheit | saures Erbrechen<br><br>Enge und Schmerzen in der Brust |
| Magen-Schleim-Feuer | Brennen, Schmerzen und Engegefühl im Epigastrium !<br>wenig Durst mit Verlangen nach kalten Getränken in kleinen Schlucken !<br>Schwellung, Schmerzen und Blutungen des Zahnfleisches<br>saurer Reflux<br>Mundtrockenheit, trockene Lippen<br>Obstipation, Stuhl mit Schleimbeimengungen<br>Übelkeit, Erbrechen kurz nach dem Essen von unverdauter Nahrung und sauren Flüssigkeiten<br>schlechter Mundgeruch, übelriechender Atem<br>Hitzeempfinden<br>Reizbarkeit<br>großer Appetit mit Völlegefühl nach dem Essen<br><br>psychisches Ungleichgewicht<br>Schlafstörungen | Sodbrennen, Schmerzen im Oberbauch bei Berührung<br>Verlangen nach kalten Getränken<br><br>Zahnfleischblutungen, Zahnfleischfisteln<br><br>saures Erbrechen und Aufstoßen<br>Nase verstopft, trockener Mund<br>Durchfalltendenz, fühlt sich aber verstopfter wohler; Stuhl auch großkalibrig und hart<br>saures Erbrechen, Durchfall mit unverdauter Nahrung<br><br>saures Erbrechen und Aufstoßen, Mundgeruch<br>Frösteln und Hitze<br>leicht erregbar<br>Heißhunger, Anschwellung über die Magengrube wie umgekehrte Untertasse<br>träge, müde, schlapp ⇔ leicht erregbar<br>häufiges Aufwachen |
| Magen-Qi rebelliert aufwärts | Übelkeit, Erbrechen, Aufstoßen, Schluckauf, Rülpsen | saures Aufstoßen und Erbrechen |
| Nahrungsretention im Magen | epigastrisches Völlegefühl !<br>Bauchschmerzen, durch Stuhlgang besser !<br>saurer Reflux !<br>Appetitlosigkeit<br>Distension/Schmerzen im Epigastrium, das durch Erbrechen gebessert wird<br>schlechter Mundgeruch<br><br>Übelkeit, Erbrechen<br>übelriechende, lose Stühle<br>Diarrhoe, Verstopfung<br>Brennen im Anus<br>spärlicher, gelber Urin<br>Fieber | geschwollener Bauch<br>schneidende Schmerzen im Bauch<br><br>saures Aufstoßen<br>Appetitverlust bei Überarbeitung<br>schmerzhafter und geschwollener Bauch, häufiges Erbrechen<br>saures Erbrechen u. Aufstoßen, Mundgeruch<br>saures Erbrechen<br>saure Stühle<br>Durchfall unverdauter Nahrung<br>Analekzeme<br>dunkler Urin<br>Fieber mit Schweiß |

| TCM: PC 6 Name | Syndrome Symptome | | Homöopathikum: Calcium carbonicum Symptome |
|---|---|---|---|
| Nahrungs-retention im Magen (Forts.) | Kopfschmerzen | | Kopfschmerzen nach Aufenthalt in der Sonne, vor der Menstruation oder zusammen mit Magenverstimmung |
| | Schweregefühl | | |
| | Mundtrockenheit | | Nase verstopft, trockener Mund |
| | Durst ohne große Mengen zu trinken | | Durst |
| | Borborygmen | | |
| Nässe-Schleim verlegt die Lunge | chronischer Husten | ! | anhaltender Husten |
| | Sputum: reichlich, schaumig, weiß | ! | tagsüber Auswurf |
| | weiß-teigiger Teint | ! | bleich |
| | Engegefühl im Thorax | | Enge in der Brust |
| | Beklemmungsgefühl, Erstickungs-gefühl, Angst | | Erstickungsanfälle |
| | Atemnot | | extreme Atemnot |
| | feuchte Atemgeräusche | | tagsüber Auswurf |
| | Abneigung gegen Liegen | | |
| | Lethargie | | geistig schwerfällig |
| | Appetitmangel | | Appetitverlust bei Überarbeitung |

# 6. Dreifacher Erwärmer-Leitbahn

## 6.1 Hauptpunkte

### 6.1.1 3E 3 als Tonisierungspunkt

Name
**Zhong Zhu – »Mittlere Insel«**

Spezifische Qualifikation
- Tonisierungspunkt der Dreifachen Erwärmer-Leitbahn

Spezifische Wirkrichtung
- beseitigt Hitze
- vertreibt Wind
- unterstützt das Ohr
- beseitigt Obstruktionen der Leitbahn
- reguliert das Qi
- erhebt den Geist

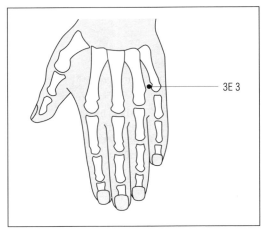

Abb. 32

Lage
Im Winkel zwischen Os metacarpale IV und V auf dem Handrücken, Annäherung der Übergangsstelle Corpus – Caput der Metacarpalia IV und V

Homöopathikum
- **Silicea**

| TCM: 3E 3 | Syndrome | Homöopathikum: Silicea |
|---|---|---|
| Name | Symptome | Symptome |
| Empor-lodemdes Leber-Feuer | Reizbarkeit mit Jähzorn und Schreien bis Gewalt, Zornesausbrüche zerberstende Kopfschmerzen an den Schläfen | Schmerz beginnt am Hinterkopf, breitet sich über den Kopf aus und setzt sich über den Augen fest |
| | Hitze: rotes Gesicht und Augen, wenig dunkler Harn, Trockenheit | Rotes Gesicht; Urin blutig |
| | Stühle trocken | Stühle gehen nur mit Mühe ab |
| | Durst | Extremer Durst |
| | bitterer Mundgeschmack | |
| | Epistaxis, Hämatemesis, Hämoptysis | Krusten in Nase, die beim Lösen bluten |
| | durch Träume gestörter Schlaf | Hochfahren beim Schlaf, ängstliche Träume |
| | Muskelspasmen | Krämpfe in Waden und Sohle |

## 6.1.2 3E 10 als Sedierungspunkt

Name
**Tien Jing – »Brunnen des Himmels«**

Spezifische Qualifikation
- Sedierungspunkt der Dreifachen Erwärmer-Leitbahn

Spezifische Wirkrichtung
- entspannt die Sehnen
- beseitigt Nässe und Schleim
- zerteilt Ansammlungen
- beseitigt Hitze
- löst Stagnationen
- reguliert das Jing-Qi und das Wei-Qi

Lage
In der Fossa olecrani, am proximalen Rand des Olecranon

Homöopathikum
- **Phosphorus**

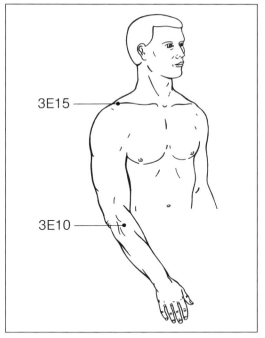

Abb. 33

| TCM: 3E 10 | Syndrome | | Homöopathikum: Phosphorus |
|---|---|---|---|
| Name | Symptome | | Symptome |
| Leber-Qi-Stagnation | hypochondrischer Schmerz im Thorax | ! | Enge, großes Gewicht auf Brust; Stiche in Brust; Magenschmerzen |
| | Depressionen und Stimmungswechsel, Aggressionen | ! | Große Niedergeschlagenheit, erregbar, Unruhe |
| | bitterer Mundgeschmack den ganzen Tag | | |
| | Menstruationsbeschwerden | | Leichte Blutung aus dem Uterus zwischen der Perioden, Menses zu früh und spärlich, aber zu lange dauernd |
| | Globus hystericus | | Schlundenge |
| | Verdauungsbeschwerden, saures Aufstoßen | | Saurer Geschmack und saures Aufstoßen nach jeder Mahlzeit; Aufstoßen von großen Mengen Luft nach dem Essen und dadurch unverdauter Nahrung mundvollweise |
| | seufzt of | | |
| | Verspannungen im Nacken/Schulter | | Schwache Wirbelsäule, Hitze zwischen den Schulterblättern |
| | kalte Extremitäten | | |
| | Unfruchtbarkeit | | |
| | kleine Knoten in der Brustdrüse | | |
| | Müdigkeit, schlimmer nachmittags | | |

## 6.2 Spezialpunkte

### 6.2.1 3E 4 als Yuan-Punkt

Name
**Yang Chi – »Teich des Yang«**

Spezifische Qualifikation
- Yuan-Punkt

Spezifische Wirkrichtung
- entspannt die Sehnen
- beseitigt Leitbahn-Obstruktionen
- beseitigt Hitze
- reguliert den Magen
- fördert die Umwandlung der Flüssigkeiten
- unterstützt das Yuan-Qi
- tonisiert Chong Mai und Du Mai

Lage
An der Sehne zwischen Elle und Mittelhandknochen

Homöopathikum
- **Psorinum**
- **Sulfur**

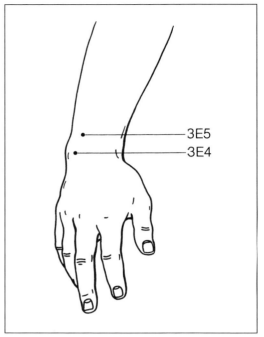

Abb. 34

| TCM: 3E 4 | Syndrome | | Homöopathikum: Psorinum |
|---|---|---|---|
| Name | Symptome | | Symptome |
| Nässe-Hitze befällt die Milz | weiche, stinkende, dunkle Stühle | ! | Übelriechende, dunkle Stühle |
| | leichtes Fieber | ! | |
| | Engegefühl von Epigastrium und unterem Abdomen, besonders im linken Hypochondrium, Schweregefühl und Spannung | | Schmerzen im Brustbereich, Bauchschmerzen nach dem Essen |
| | Durst ohne Verlangen nach Getränken oder in kleinen Schlucken | | |
| | Übelkeit, Erbrechen | | Übelkeit, Erbrechen |
| | Brennen des Anus | | Brennende Hämorrhoiden |
| | spärlicher, dunkelgelber Harn | | |
| | Kopfschmerzen | | Chronische Kopfschmerzen |
| | trockene Lippen | | |
| | Hitzeempfindungen | | |
| | gerötete Stirn | | |
| | Appetitverlust | | |
| | allgemeine Schwäche | | Besonders Schwäche nach akuter Krankheit |

| TCM: 3E 4 Name | Syndrome Symptome | Homöopathikum: Psorinum Symptome |
|---|---|---|
| Magen-Schleim-Feuer | Brennen, Schmerzen und Engegefühl im Epigastrium ! | Schmerzen im Brustbereich, Bauchschmerzen nach dem Essen |
| | wenig Durst mit Verlangen nach kalten Getränken in kleinen Schlucken ! | |
| | Schwellung, Schmerzen und Blutungen des Zahnfleisches | Zahnfleisch ulceriert |
| | saurer Reflux | Aufstoßen wie von schlechten Eiern |
| | Mundtrockenheit, trockene Lippen | |
| | Obstipation, Stuhl mit Schleimbeimengungen | Schleimiger Stuhl; schwierige Stuhlabsetzung |
| | Übelkeit, Erbrechen kurz nach dem Essen von unverdauter Nahrung und sauren Flüssigkeiten | Übelkeit, Erbrechen |
| | schlechter Mundgeruch, übelriechender Atem | Absonderungen mit schmutzigem Geruch, übelriechend |
| | Hitzeempfinden | |
| | Reizbarkeit | |
| | großer Appetit mit Völlegefühl nach dem Essen | Immer sehr hungrig |
| | psychisches Ungleichgewicht | Melancholie |

| TCM: 3E 4 Name | Syndrome Symptome | Homöopathikum: Sulfur Symptome |
|---|---|---|
| Nässe-Hitze befällt die Milz | weiche, stinkende, dunkle Stühle ! | |
| | leichtes Fieber ! | Remittierendes Fieber |
| | Engegefühl von Epigastrium und unterem Abdomen, besonders im linken Hypochondrium, Schweregefühl und Spannung | Schmerzhaftigkeit über der Leber |
| | Durst ohne Verlangen nach Getränken oder in kleinen Schlucken | Großer Durst |
| | Übelkeit, Erbrechen | Fauliges, saures Aufstoßen |
| | Brennen des Anus | Brennen des Anus |
| | spärlicher, dunkelgelber Harn | |
| | Kopfschmerzen | Klopfende Kopfschmerzen |
| | trockene Lippen | Trockene Lippen |
| | Hitzeempfindungen | Häufige Hitzewellen |
| | gerötete Stirn | Gesicht rot |
| | Appetitverlust | Völlige Appetitlosigkeit (oder Heißhunger) |
| | allgemeine Schwäche | Dünn und schwach |
| Magen-Schleim-Feuer | Brennen, Schmerzen und Engegefühl im Epigastrium ! | Brennen im Magen |
| | wenig Durst mit Verlangen nach kalten Getränken in kleinen Schlucken ! | Durst |
| | Schwellung, Schmerzen und Blutungen des Zahnfleisches | Schwellung des Zahnfleischs |

| TCM: 3E 4
Name | Syndrome
Symptome | Homöopathikum: Sulfur
Symptome |
|---|---|---|
| Magen-Schleim-Feuer (Forts.) | saurer Reflux | Saures Aufstoßen |
| | Mundtrockenheit, trockene Lippen | Trockene Lippen |
| | Obstipation, Stuhl mit Schleimbeimengungen | Harte, knotige Stühle |
| | Übelkeit, Erbrechen kurz nach dem Essen von unverdauter Nahrung und sauren Flüssigkeiten | Fauliges und saures Aufstoßen |
| | schlechter Mundgeruch, übelriechender Atem | Fauliges Aufstoßen |
| | Hitzeempfinden | Häufige Hitzewellen |
| | Reizbarkeit | Sehr reizbar |
| | großer Appetit mit Völlegefühl nach dem Essen | (völlige Appetitlosigkeit) oder Heißhunger; Wasser macht Völlegefühl |
| | psychisches Ungleichgewicht | Deprimiert, launenhaft |

## 6.2.2 KG 5 (Ren 5), KG 7 (Ren 7), KG 12 (Ren 12) und KG 17 (Ren 17) als Mu-Punkte

### 6.2.2.1 KG 5 (Ren 5) als Mu-Punkt

Name
**Shi Men – »Das steinerne Tor«**

Spezifische Qualifikation
- Haupt-Mu-Punkt der Dreifachen Erwärmer-Leitbahn

Spezifische Wirkrichtung
- stärkt das Yuan-Qi
- fördert die Umwandlung und Ausscheidung der Flüssigkeiten im Unteren Erwärmer
- öffnet die Wasserwege
- erwärmt die Niere
- kräftigt das Yang
- reguliert die Mensis
- fördert/verhindert die Empfängnis

Lage
$^3/_5$ der Strecke zwischen Symphyse und Nabel über der Symphyse auf der Mittellinie

Homöopathikum
- **Phosphorus**

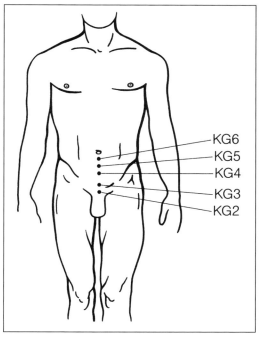

Abb. 35

| TCM: Ren 5 | Syndrome | Homöopathikum: Phosphorus |
|---|---|---|
| Name | Symptome | Symptome |
| Nieren-Yin-Mangel | abendliche Mundtrockenheit ! | Trockenheit im Rachen |
| | Nachtschweiße ! | schwitzt nach warmem Essen |
| | Hitze- und Trockenheits-Symptome | trockener Husten und Rachen |
| | erhöhtes sexuelles Bedürfnis | |
| | Schwindelgefühl | Schwindelzustände |
| | Vergeßlichkeit | Gedächtnisverlust, »Hirnmüdigkeit« |
| | Tinnitus, allmählich beginnend | Ohrensausen |
| | Durst | viel Durst |
| | Obstipation, trockener Stuhl | z. T. Verstopfung, Bleistiftstuhl |
| | dunkler, spärlicher Urin | (Hämaturie) |
| | flushartig gerötete Wangen, kleine rote Flecke | roter Kopf, Blutandrang, flush |
| | trockene, rauhe Haut | Trockenheitssymptome |
| | hagerer Typ | leptosomer Typ |
| | vorzeitige nächtliche Samenergüsse | unwillkürliche Samenergüsse |
| | Rückenschmerzen | brennende Schmerzen im Rücken zwischen den Schultern |
| | psychische Unruhe, inneres Angstgefühl | Nervosität, Übererregbarkeit, Furcht |
| | Schlaflosigkeit | kurzer Schlaf, der bessert |

### 6.2.2.2 KG 7 (Ren 7) als Mu-Punkt

**Name**
**Yin Jiao – »Verknüpfung der Yin-Leitbahnen«**

Spezifische Qualifikation
- unterer Mu-Punkt der Dreifachen Erwärmer-Leitbahn

Spezifische Wirkrichtung
- nährt das Yin
- reguliert den Uterus

Lage
1 Cun kaudal des Mittelpunktes des Nabels

Homöopathikum
- **Cantharis**

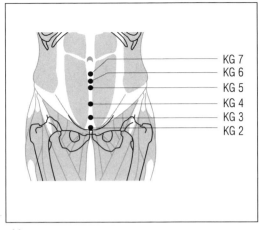

Abb. 36

| TCM: Ren 7 Name | Syndrome Symptome | | Homöopathikum: Cantharis Symptome |
|---|---|---|---|
| Leber-Yin/ Blut-Mangel | stumpf-blasser Teint | ! | Blasses, elendes und totenähnliches Aussehen im Gesicht |
| | Hypo-/Amenorrhoe mit blassem spärlichem Blut | ! | |
| | unscharfes Sehen, Mouches volantes, Gesichtsfeldausfälle | ! | Gelbsehen |
| | Augen trocken, brennend, stumpf | | |
| | Tränen in den Augen | | |
| | Muskelkrämpfe und -schwäche, Steifheit, Zittern, Kontraktionen | | Reißen der Glieder |
| | trockene, brüchige Nägel | | |
| | Einschlafstörungen | | |
| | Benommenheit, Taubheitsgefühl | | |
| | Abmagerung | | |
| Herz-Yin-Mangel | Palpitationen | ! | Herzklopfen |
| | Aufregung, schnelle Gedanken | | |
| | psychische Rastlosigkeit, schreckhaft, ruhelos, zappelig | ! | Akute Manie, ängstlich, Ruhelosigkeit |
| | Rötung der Wangen | ! | Gesicht heiß und rot |
| | niedriges Fieber, besonders abends | | |
| | Hitzegefühl, besonders abends | | |
| | Nachtschweiße | | Kalter Schweiß |
| | trockener Mund und Rachen | | |
| | rote, belaglose Zunge | | |
| Magen-Yin-Mangel | dumpfer Schmerz im Epigastrium | ! | Sehr empfindlich, heftiges Brennen im Epigastrium |
| | trockener Mund und Hals, besonders am Nachmittag, brennende Lippen | ! | |

| TCM: Ren 7 Name | Syndrome Symptome | Homöopathikum: Cantharis Symptome |
|---|---|---|
| Magen-Yin-Mangel (Forts.) | Appetitlosigkeit | Abneigung gegen Nahrung und Trinken |
| | Hitzegefühl/Fieber am Nachmittag | |
| | Obstipation, trockener Stuhl | |
| | Durst, aber kein Verlangen nach Getränken oder in kleinen Schlucken | Brennender Durst |
| | Völlegefühl nach dem Essen | |
| | schlank, kann viel essen | |
| | Sodbrennen | Brennen in Mund, Schlund und Rachen |
| | trockenes Erbrechen, leichte Übelkeit | Erbrechen mit heftigem Würgen |
| Lungen-Yin-Mangel | trockener Husten ! | Kurzer, hackender Husten |
| | unproduktives, weniges oder spärliches, zähes, klebriges, gelbes, evtl. brockiges Sputum | Sputum mit zähem Schleim, blutgestreift |
| | Blutungen der Atemwege | |
| | Hitzegefühl/Fieber am Nachmittag ! | |
| | trockener Mund und Rachen | |
| | Hitzewallungen | |
| | gerötete Augen | Brennen der Augen |
| | Nachtschweiße | |
| | Schlafstörungen | |
| | Stimme rauh und kratzend, Heiserkeit | |
| | Abmagerung | |
| Nieren-Yin-Mangel | abendliche Mundtrockenheit ! | |
| | Nachtschweiße ! | Kalte Schweiße |
| | Hitze- und Trockenheits-Symptome | Trockener Husten, Gesicht brennende Hitze |
| | erhöhtes sexuelles Bedürfnis | Wildes sexuelles Verlangen |
| | Schwindelgefühl | Schwindel |
| | Vergeßlichkeit | |
| | Tinnitus, allmählich beginnend | |
| | Durst | Brennender Durst |
| | Obstipation, trockener Stuhl | |
| | dunkler, spärlicher Urin | Tröpfelnder, blutiger Urin |
| | flushartig gerötete Wangen, kleine rote Flecken | Gesicht blaß und elend, auch blaß und rot |
| | trockene, rauhe Haut | |
| | hagerer Typ | |
| | vorzeitiger, nächtlicher Samenerguß | |
| | Rückenschmerzen | Lendenschmerzen |
| | psychische Unruhe, inneres Angstgefühl | Ängstliche Ruhelosigkeit |
| | Schlaflosigkeit | |
| Nieren-Yin-Mangel mit emporloderndem Leere-Feuer | rote Wangen ! | |
| | psychische Rastlosigkeit, fühlt sich zerfranst, vages Angstgefühl ! | Ängstliche Ruhelosigkeit |
| | trockene Kehle, besonders abends und nachts ! | |

| TCM: Ren 7 | Syndrome | Homöopathikum: Cantharis |
|---|---|---|
| Name | Symptome | Symptome |
| Nieren-Yin-Mangel mit emporloderndem Leere-Feuer (Forts.) | Hitzegefühl am Nachmittag | |
| | Nachtschweiße | Kalte Schweiße |
| | Schlafstörungen | |
| | dunkler, spärlicher Urin, Hämaturie | Tröpfelnder, blutiger Urin |
| | Erschöpfung | |
| | Kreuzschmerzen/Lumbago | Lendenschmerzen |
| | nächtliche Samenergüsse mit lebhaften Träumen | |
| | trockener Stuhl | |
| | Durst ohne Verlangen zu trinken | Brennender Durst |

### 6.2.2.3 KG 12 (Ren 12) als Mu-Punkt

Name
**Zhong Wan**
**Tai Zhong – »Große Kornkammer«**

Spezifische Qualifikation
- mittlerer Mu-Punkt der Dreifachen Erwärmer-Leitbahn

Spezifische Wirkrichtung
- stärkt Magen und Milz
- harmonisiert die Mitte
- beseitigt Nässe und Schleim im Mittleren Erwärmer
- reguliert das Magen-Qi

Lage
Mitte zwischen Nabel und Xiphoidspitze auf der Mittellinie

Homöopathikum
- **Thuja**

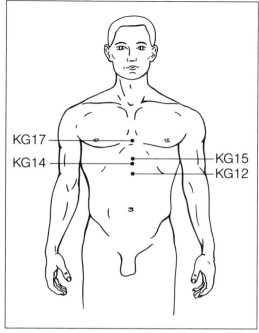

Abb. 37

| TCM: Ren 12 | Syndrome | | Homöopathikum: Thuja |
|---|---|---|---|
| Name | Symptome | | Symptome |
| Nässe-Hitze in Leber und Gallenblase | Fieber max. 38 °C<br>Völle in Thorax und Hypochondrium<br>Spannung im Abdomen<br>Hitze: spärlicher, dunkler Urin, Durstlosigkeit<br>Ikterus<br>saures Erbrechen<br>Appetitverlust<br>Fluor vaginalis<br>Schmerzen und Rötung des Scrotums<br>Sehstörungen | | aufgetriebenes Abdomen<br><br>Störungen im Wasserhaushalt<br><br>Leberspannung und -spannungsschmerzen<br><br>völlige Appetitlosigkeit<br>Fluor vaginalis als Indikation<br>Reizzustand der Geschlechtsorgane<br>chronische Skleritis |
| Leber attackiert die Milz | Abwechseln von Obstipation und Diarrhoe, Stuhl evtl. trocken und schafskotartig, dann wieder weich<br>Distension und Schmerzen des Abdomens<br>Reizbarkeit<br>Flatulenz<br>Müdigkeit | ! | Wechsel von Diarrhoe und Obstipation, Stuhl schießt heraus<br><br>aufgetriebenes Abdomen<br><br>Musik verursacht Weinen und Zittern<br>Flatulenz<br>rasche Erschöpfung |

| TCM: Ren 12 Name | Syndrome Symptome | | Homöopathikum: Thuja Symptome |
|---|---|---|---|
| Schleim-Feuer quält das Herz | psych. Symptome: Rastlosigkeit, Schreckhaftigkeit, unzusammenhängendes Sprechen, Verwirrtheit, Neigung zum Schlagen oder Schelten, unkontrolliertes Lachen oder Weinen, agitierter Zustand, redet mit sich selbst, Depressionen, Stumpfsinn, Aphasie bis Koma | ! | gespaltene Persönlichkeit, Mißtrauen, aufbrausend, zornig, übersteigert-produktive Empfindungen, produziert Phantasien, Einbildungen, emotionelle Empfindlichkeit |
| | bitterer Mundgeschmack | | |
| | Schlaflosigkeit, Träume | | hartnäckige Schlaflosigkeit |
| | Palpitationen | | |
| | Hitze: Gesichtsrötung, Mundtrockenheit, Mundgeschwüre, Durst, dunkelgelber Urin | | Durst besonders nachts; weiße, schmerzhafte Blasen im Mund |
| Kalter Schleim benebelt den Geist | psychische Verwirrtheit, Introvertiertheit, Selbstgespräche, Aphasie | ! | gespaltene Persönlichkeit, Mißtrauen, aufbrausend, zornig, übersteigert-produktive Empfindlichkeit, produziert Phantasien, Einbildungen |
| | Rasseln in der Kehle | ! | viele entzündliche Sekrete |
| | plötzliche Bewußtlosigkeit | | |
| | Lethargie, Anstarren von Wänden, Stupor Depressionen | | gespaltene Persönlichkeit, Mißtrauen, aufbrausend, zornig, übersteigert-produktive Empfindlichkeit, produziert Phantasien, Einbildungen |
| | Erbrechen | | |
| | Sprachstörungen | | |
| | Schmerzen und/oder dumpfes Gefühl in der Brust | | Indikation: Krankheiten mit feuchter Kälte |
| | Benommenheit | | |
| Milz-Qi-Mangel | Appetitlosigkeit | ! | völlige Appetitlosigkeit |
| | müde, schlapp, lustlos | ! | Folge hartnäckiger Schlaflosigkeit |
| | weiche Stühle bis Durchfall | ! | Wechsel von Diarrhoe und Obstipation |
| | postprandiale Distension | | aufgetriebenes Abdomen |
| | leichte Bauchschmerzen, Spannungsgefühl – besser durch Druck | | Leeregefühl im Oberbauch |
| | blaßgelber, fahler Teint | | fettige Gesichtshaut |
| | Schwäche der Extremitäten | | Schwäche und Zittern der Extremitäten |
| | Übelkeit | | Folge von Leberspannung und -spannungsschmerzen |
| | Engegefühl im Thorax und Epigastrium | | aufgetriebenes Abdomen |
| | Schweregefühl | | |
| | Leere im Kopf, Somnolenz | | |
| | langsames Sprechen | | |
| | erhöhtes Körpergewicht | | hydrogenoide Konstitution |

| TCM: Ren 12 Name | Syndrome Symptome | | Homöopathikum: Thuja Symptome |
|---|---|---|---|
| Nässe-Obstruktion der Milz und Leber-Qi-Stagnation | Enge- und Völlegefühl des Epigastriums Schmerzen unter dem Rippenbogen | ! ! | aufgetriebenes Abdomen Leberspannung und -spannungsschmerzen |
| | dicker. klebriger, gelber Zungenbelag Übelkeit | ! | hintere Hälfte der Zunge ist dick und gelb Folge von Leberspannung und -spannungsschmerzen |
| | Appetitlosigkeit weiche Stühle Schweregefühl Durst mit Verlangen nach kleinen Getränkemengen fahlgelbes Gesicht Ikterus | | völlige Appetitlosigkeit Wechsel von Durchfall und Verstopfung hydrogenoide Konstitution Durst besonders nachts fettige Gesichtshaut Leberspannung und -spannungsschmerzen |
| | bitterer Mundgeschmack | | |
| Kälte-Nässe befällt die Milz | Engegefühl im Thorax und Epigastrium Schweregefühl in Kopf und Glieder Appetitlosigkeit Kältegefühl im Epigastrium süßlicher Mundgeschmack oder Geschmacksverlust | ! ! | Flatulenz und Auftreibung hydrogenoide Konstitution völlige Appetitlosigkeit allgemeines Frösteln |
| | keinen Durst weiche, dünne Stühle weißer Fluor vaginalis trübe Sekretionen: flockiger Urin, Leukorrhoe, verklebte Augen, Diarrhoe Harnretention, Harntröpfeln Ödeme | | Störungen im Wasserhaushalt Indikation: Krankheiten durch feuchte Kälte, Störungen im Wasserhaushalt Störungen im Wasserhaushalt gedunsenes Gesicht, Störungen im Wasserhaushalt |
| | Mattigkeit, Lethargie, Schwäche | | Folge hartnäckiger Schlaflosigkeit |
| Magen-Qi-Mangel | morgendliche Müdigkeit unangenehmes, unbestimmtes Gefühl im Epigastrium Appetitlosigkeit keine Geschmacksempfindung weiche Stühle schwache Extremitäten | | Folge hartnäckiger Schlaflosigkeit Magendruck wie ein Stein, Flatulenz, Auftreibungen völlige Appetitlosigkeit Mund wund und schmerzhaft Diarrhoe z. T. vorkommend Schwäche und Zittern der Extremitäten |
| Lungen-Yin-Mangel | trockener Husten unproduktives, wenig oder spärliches, zähes, klebriges, gelbes, evtl. brockiges Sputum Blutungen der Atemwege Hitzegefühl/Fieber am Nachmittag trockener Mund, Rachen Hitzewallungen gerötete Augen Nachtschweiße | ! ! | Asthma Trockenheit der Nasenhöhlen Entzündungen der Sklera starke Schweiße |

| TCM: Ren 12 Name | Syndrome Symptome | | Homöopathikum: Thuja Symptome |
|---|---|---|---|
| Lungen-Yin-Mangel (Forts.) | Schlafstörungen | | hartnäckige Schlaflosigkeit |
| | Stimme rauh und kratzend, Heiserkeit | | chronische Laryngitis |
| | Abmagerung | | rasche Erschöpfung und Abmagerung |
| Trockenheit der Lunge | Kopfschmerzen | | linksseitige Kopfschmerzen |
| | Fieber | | |
| | trockene Nase und Kehle | | Trockenheit der Nasenhöhlen |
| | trockener Husten mit wenig oder keinem Sputum | | Asthma; trockener, hartnäckiger Husten |
| Nässe-Schleim verlegt die Lunge | chronischer Husten | ! | trockener, hartnäckiger Husten |
| | Sputum: reichlich, schaumig, weiß | ! | Krankheiten durch feuchte Kälte |
| | weiß-teigiger Teint | | gedunsenes Gesicht |
| | Engegefühl im Thorax | | Krankheiten durch feuchte Kälte |
| | Beklemmungsgefühl, Erstickungsgefühl, Angst, Atemnot, feuchte Atemgeräusche | | Asthma, Krankheiten durch feuchte Kälte |
| | Abneigung gegen Liegen | | |
| | Lethargie | | übersteigert-produktive Empfindsamkeit, Phantasien, Einbildungen, emotionelle Empfindsamkeit |
| | Appetitmangel | | völlige Appetitlosigkeit |
| Schleim-Hitze verlegt die Lunge | schmerzhafter Husten, Entzündungen | ! | Asthma |
| | Sputum gelb oder grün, dick, blutig tingiert, faulig riechend | ! | |
| | Atemnot, Asthma | | Asthma |
| | Engegefühl im Thorax | | Krankheiten durch feuchte Kälte |
| | Fieber, Hitzeempfindungen | | |
| Nässe-Hitze im Dickdarm | Bauchschmerzen | | heftige Schmerzen im Rektum, aufgetriebenes Abdomen |
| | Diarrhoe | ! | Diarrhoe |
| | Stuhl mit Schleim und Blutauflagerungen, stinkend; heftiger Stuhldrang, der nach dem Stuhlgang weiter anhält | ! | Krankheiten durch feuchte Kälte |
| | spärlicher, dunkler Harn | | Störungen im Wasserhaushalt |
| | Fieber, Schwitzen senkt das Fieber nicht | | |
| | Durst ohne Verlangen zu trinken | | Durst besonders nachts |
| | Schweregefühl des Körpers und der Extremitäten | | Krankheiten durch feuchte Kälte |
| | Engegefühl in Thorax und Epigastrium | | Leberspannung und -spannungsschmerzen |
| Hitze des Dickdarms | trockener Stuhl, tastbar | ! | Obstipation |
| | Blut im Stuhl | ! | Hämorrhoiden |
| | Brennen und Schwellung des Anus | | brennende Schmerzen im Anus |
| | spärlicher, dunkler Urin | | Störungen im Wasserhaushalt |

| TCM: Ren 12 Name | Syndrome Symptome | | Homöopathikum: Thuja Symptome |
|---|---|---|---|
| Hitze des Dickdarms (Forts.) | starker Stuhldrang, häufig Tenesmen, mit Unruhe und Angst, häufige Stuhlabsetzung, Obstipation, z. T. Diarrhoe | | Obstipation, z. T. Diarrhoe |
| | trockener Mund und Zunge | | Trockenheit der Nasenhöhlen |
| | Völlegefühl | | aufgetriebenes Abdomen |
| | Unruhe | | ruhelos |
| | Unterbauchschmerzen | | Kolik |
| Nieren-Yin-Mangel | abendliche Mundtrockenheit | ! | Trockenheit der Nasenhöhlen, Hals trocken |
| | Nachtschweiße | ! | starke Schweiße |
| | Hitze- und Trockenheits-Symptome | | trockene Haare, Nasenhöhlen und Hals |
| | erhöhtes sexuelles Bedürfnis | | erhöhte sexuelle Bedürfnisse |
| | Schwindelgefühl | | |
| | Vergeßlichkeit | | schreibt sich alles auf |
| | Tinnitus, allmählich beginnend | | Knacken beim Schlucken hören |
| | Durst | | Durst besonders nachts |
| | Obstipation, trockener Stuhl | | Obstipation |
| | dunkler, spärlicher Urin | | Störungen im Wasserhaushalt |
| | flushartig gerötete Wangen, kleine rote Flecken | | Gesicht ist oft gerötet |
| | trockene, rauhe Haut | | trockene Haare |
| | hagerer Typ | | chronische Erschöpfung und Abmagerung |
| | vorzeitiger, nächtlicher Samenerguß | | |
| | Rückenschmerzen | | Lumbago |
| | psychische Unruhe, inneres Angstgefühl | | Mißtrauen, unruhig |
| | Schlaflosigkeit | | hartnäckige Schlaflosigkeit |

### 6.2.2.4 KG 17 (Ren 17) als Mu-Punkt

Name
**Tan Zhong – »Altar der Mitte«**

Spezifische Qualifikation
- oberer Mu-Punkt der Dreifachen Erwärmer-Leitbahn

Spezifische Wirkrichtung
- stärkt das Qi
- reguliert das Qi
- vertreibt Fülle des Brustkorbs
- befreit die Lunge
- löst Schleim
- unterstützt Zwerchfell und Brüste

Lage
In der Mitte des Sternum auf der Mittellinie in Höhe des 1. Interkostalraumes, zwischen den Brustwarzen

Homöopathikum
- **Raphanus sativus**

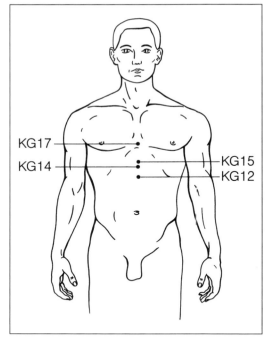

Abb. 38

| TCM: Ren 17 Name | Syndrome Symptome | | Homöopathikum: Raphanus sativus Symptome |
|---|---|---|---|
| Leber-Feuer verletzt die Lunge | Dyspnoe, Asthma<br>Völle des Thorax und Hypochondriums<br>Kopfschmerzen<br>Husten<br>gelbes und blutig tingiertes Sputum<br>Schwindelgefühl<br>Hitze: rotes Gesicht, Durst, dunkler Urin, Obstipation<br>bitterer Mundgeschmack | !<br>!<br>! | erschwerte Atmung<br>schmerzhafter Druck in der Mitte der Brust<br>Kopfschmerzen<br>Husten<br>dicker, klebriger Auswurf<br>Schwindel mit Trübsichtigkeit<br>rotes, finsteres Gesicht, Obstipation, wenig und trüber Harn<br>bitterer Geschmack |
| Herz-Qi-Mangel | Palpitationen, leicht, gelegentlich, bei Anstrengung<br>Müdigkeit<br>Belastungsdyspnoe<br>schwitzt tagsüber<br>Blässe<br>Lustlosigkeit<br>Schmerzen und Wasseransammlung in den Beinen<br>Verschlimmerung bei Anstrengung | !<br>! | heftiges, schnelles Herzklopfen<br>Schlaflosigkeit<br>erschwerte Atmung<br>Schweiße riechen nach Arzneien<br>Erschöpfung, Mangel an Lebensgeist<br>Schienbein schmerzhaft, Schmerzen in der Ferse beim Gehen |

| TCM: Ren 17 Name | Syndrome Symptome | | Homöopathikum: Raphanus sativus Symptome |
|---|---|---|---|
| Herz-Yang-Mangel | Palpitationen | ! | heftiges, schnelles Herzklopfen |
| | Kältegefühl | ! | innere Kälte |
| | kalte Extremitäten | ! | Kälte der Knie und Füße |
| | Frösteln, Abneigung gegen Kälte | | innere Kälte |
| | müde, lustlos | | Schläfrigkeit |
| | Druck und Beklemmungsgefühl in der Brust | | schmerzhafter Druck in der Mitte der Brust |
| | leuchtend blasses Gesicht | | |
| | Ödeme | | |
| | profuse Schweiße | | Schweiße riechen nach Arzneien |
| | Lippenzyanose | | |
| | Bewußtlosigkeit | | |
| | Schmerzen in der Brust | | ziehende Schmerzen in der Brust |
| | Depressionen und Angst | | Melancholie, große Angst |
| Stagnation des Herz-Blutes | stechende, zwickende Schmerzen in der Herzgegend bis in den linken Arm | ! | stechende Brustschmerzen von der Magengrube bis zur Herzgegend |
| | Druckgefühl in der Schulter | ! | beim Ausatmen Schmerzen in der Schulter |
| | Lippenzyanose | ! | |
| | Palpitationen | | heftiges, schnelles Herzklopfen |
| | Engegefühl, Druck im Thorax | | Beklemmung und Enge in der Brust |
| | kalte Gliedmaßen, besonders Hände | | Kälte in Knie und Füße |
| | Nagelzyanose | | |
| | Schwitzen | | Schweiße riechen nach Arzneien |
| | purpurrotes Gesicht | | rotes, finsteres Gesicht |
| | möchte die Fenster öffnen | | |
| | Schwäche | | Erschöpfung |
| | Kurzatmigkeit | | erschwerte Atmung |
| | Lethargie | | Erschöpfung, mangelnder Lebensgeist |
| Lungen-Qi-Mangel | Atemnot | ! | erschwerte Atmung |
| | schwache Stimme | ! | |
| | leuchtend-weißes Gesicht | ! | |
| | Husten, Hüsteln | | Husten |
| | Sputum: wäßrig, klar, dünnflüssig | | Sputum klar und klebrig |
| | schwitzt untertags | | Schweiße riechen nach Arzneien |
| | Abneigung gegen Sprechen, Sprechen verschlimmert Atemnot | | |
| | Abneigung gegen Kälte | | innere Kälte |
| | Erkältungsneigung | | |
| | Müdigkeit, leichte Erschöpfbarkeit | | Erschöpfung |
| | hängende Körperhaltung | | |
| Lungen-Yin-Mangel | trockener Husten | ! | Husten |
| | unproduktives, wenig oder spärliches, zähes, klebriges, gelbes, evtl. brockiges Sputum | | schleimiges, klebriges, klares Sputum |
| | Blutungen der Atemwege | | |
| | Hitzegefühl/Fieber am Nachmittag | ! | Fieberschauder |
| | trockener Mund, Rachen | | |

| TCM: Ren 17 Name | Syndrome Symptome | | Homöopathikum: Raphanus sativus Symptome |
|---|---|---|---|
| Lungen-Yin-Mangel (Forts.) | Hitzewallungen gerötete Augen Nachtschweiße Schlafstörungen Stimme rauh und kratzend, Heiserkeit Abmagerung | | Röte der Augen heftige Nachtschweiße Schlafstörungen Heiserkeit Abmagerung |
| Nässe-Schleim verlegt die Lunge | chronischer Husten Sputum: reichlich, schaumig, weiß weiß-teigiger Teint Engegefühl im Thorax Beklemmungsgefühl, Erstickungs- gefühl, Angst, Atemnot feuchte Atemgeräusche Abneigung gegen Liegen Lethargie Appetitmangel | ! ! | Husten dicker, klebriger Auswurf  Enge der Brust erschwerte Atmung  von Zeit zu Zeit rasselndes Gefühl in der Brustseite; zäher Schleim Erschöpfung, mangelnder Lebensgeist Appetitmangel |
| Unfähigkeit der Niere, das Qi zu empfangen | Belastungsdyspnoe, schnelle ober- flächliche Atmung Schwitzen klarer, reichlicher Harnfluß, besonders während des Asthmaanfalls Asthma mit Behinderung der Einatmung kalte Extremitäten Schwellung des Gesichts dünner Körper Mattigkeit psychische Erschöpfung Rückenschmerzen | ! ! | erschwerte Atmung  Schweiße riechen nach Arzneien blasser, geringer Harn  erschwerte Atmung  Kälte der Knie und Füße   Erschöpfung mangelnder Lebensgeist Mattigkeit des ganzen Körpers, besonders Lenden und Hals |

## 6.2.3 Bl 22 als Shu-Punkt

Name
**San Jiao Shu – »Zustimmungspunkt des Dreifachen Erwärmers«**

Spezifische Qualifikation
- Shu-Punkt der Dreifachen Erwärmer-Leitbahn

Spezifische Wirkrichtung
- beseitigt Nässe
- öffnet die Wasserwege
- reguliert die Flüssigkeitsumwandlung im Unteren Erwärmer

Lage
2 Querfinger lateral der Mittellinie zwischen 1. und 2. LWK

Homöopathikum
- **Argentum nitricum**

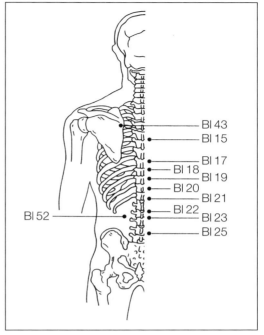

Abb. 39

| TCM: Bl 22 | Syndrome | | Homöopathikum: Argentum nitricum |
|---|---|---|---|
| Name | Symptome | | Symptome |
| Milz-Yang-Mangel | weiche Stühle | ! | wäßrige Stühle |
|  | Kältegefühl | ! | Frösteln |
|  | kalte Extremitäten | ! |  |
|  | Müdigkeit | ! | Mattigkeit |
|  | Distension des Abdomens nach dem Essen |  | nervöse Gastroenteritis, flatulente Auftreibung |
|  | fahlgelber oder hellweißer Teint |  | Blässe |
|  | Schwäche der vier Extremitäten |  | allgemeiner Tremor |
|  | Ödeme |  |  |
|  | Frösteln |  | Frösteln |
|  | Angst vor Luftzug |  |  |
|  | lose Stühle, kalter Durchfall mit unverdauter Nahrung |  | wäßriger Stuhl, faseriger Schleim |
|  | heller Urin, Harnretention |  |  |
|  | Bauchschmerzen, durch Hitze Druck besser |  | Magenschmerzen |

| TCM: Bl 22 Name | Syndrome Symptome | | Homöopathikum: Argentum nitricum Symptome |
|---|---|---|---|
| Nässe-Hitze im Dickdarm | Bauchschmerzen | ! | Magenschmerzen |
| | Diarrhoe | ! | wäßriger Stuhl, Diarrhoe direkt nach dem Essen oder Trinken |
| | Stuhl mit Schleim und Blutauflagerungen, stinkend, heftiger Stuhldrang, der nach dem Stuhlgang weiter anhält | ! | schleimige, blutige, dicke Absonderungen |
| | spärlicher, dunkler Harn | | Hämaturie, Brennen beim Wasserlassen |
| | Fieber, Schwitzen senkt das Fieber nicht | | |
| | Durst ohne Verlangen zu trinken | | |
| | Schweregefühl des Körpers und der Extremitäten | | entspricht Schleimsymptomen |
| | Engegefühl im Thorax und Epigastrium | | Magenschmerzen |
| Nieren-Yang-Mangel mit Überfließen des Wassers | Knöchelödeme, evtl. bis zum Oberen Erwärmer, Gesichtsödeme | ! | |
| | Kältegefühl in Beinen und Rücken | | Frösteln |
| | Völle und Distension im Abdomen | | Magenschmerzen |
| | Kreuzschmerzen | | viel Schmerzen im Rücken |
| | Kältegefühl | | Frösteln |
| | spärlicher, klarer Urin | | spärlicher dunkler Urin |
| | Ascites | | |
| | Palpitationen | | Herzklopfen |
| | kalte Hände | | |
| | Belastungsdyspnoe | | Mangel an Gleichgewicht, auch in der Atmung |
| | dünnes, wäßriges, schaumiges Sputum | | |
| | Husten, Asthma | | |
| Nässe-Hitze der Blase | Brennen bei der Miktion; schwere, häufig drängende Miktion, oft im Harnfluß unterbrochen | ! | Nephritis mit Hämat- und Albuminurie |
| | dunkler, spärlicher Urin | ! | Hämaturie |
| | stark und scharf riechender, trüber Urin | | Albuminurie |
| | Hämaturie | | Hämaturie |
| | Fieber | | |
| | Durst | | |
| | emotionale Symptome | | |
| Nässe-Kälte der Blase | schwierige, häufig drängende Miktion oft plötzlicher Harndrang | ! | Brennen beim Wasserlassen |
| | trüber, blasser Urin | ! | Albuminurie |
| | Schweregefühl in Hypogastrium und Urethra | ! | Schleimsymptom |
| | kalter Lendenbereich, auch mit Schmerzen | | Schmerzen unter den kurzen Rippen |
| | Kälte-Symptome | | Frösteln |

## 6.2.4 3E 5 als Luo-Punkt

Name
**Wai Guan – »Äußeres Paßtor«**

Spezifische Qualifikation
- Luo-Punkt der Dreifachen Erwärmer-Leitbahn

Spezifische Qualifikation
- vertreibt Wind-Hitze
- befreit die Körperoberfläche
- beseitigt Leitbahn-Obstruktion
- unterstützt das Ohr
- unterdrückt Leber-Yang

Lage
$2^{1}/_{2}$ Querfinger über der dorsalen Handgelenksfalte, zwischen Ulna und Radius

Homöopathikum
- **Phosphorus**

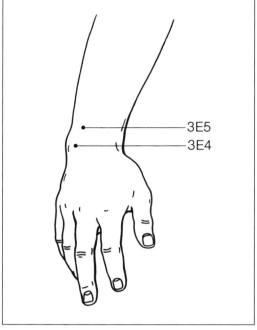

Abb. 40

| TCM: 3E 5 | Syndrome | Homöopathikum: Phosphorus |
|---|---|---|
| Name | Symptome | Symptome |
| Hyper-aktivität/Auf-steigendes Leber-Yang | Spannungskopfschmerzen<br>Reizbarkeit<br>Augen trocken, heiß, brennend, Sehstörungen | Kopfschmerzen bei geistiger Anstrengung<br>Unruhe, schnell erschöpft<br>Sehstörungen, Mouches volantes, rote oder grüne Höfe um Gegenstände sehen, Retinablutungen |
|  | trockene Schleimhäute, Mundtrockenheit | verstopfte Nase, trockener Husten |
|  | Schlaflosigkeit, Konzentrationsmangel<br>Tremor, Krämpfe, Zittern | Erschöpfung<br>Zittern bei Anstrengung, Arme und Hände taub, Gelenke geben plötzlich nach |
|  | Schwindel<br>Tinnitus | Schwindelzustände |
|  | Fieber<br>kleinere Zornesausbrüche | schleichende Fieber<br>reizbare Schwäche |

# 7. Milz-Leitbahn

## 7.1 Hauptpunkte

### 7.1.1 Mi 2 als Tonisierungspunkt

Name
**Dadu – »Die große Stadt«**

Spezifische Qualifikation
- Tonisierungspunkt der Milz-Leitbahn

Spezifische Wirkrichtung
- stärkt die Milz
- fördert die Verdauung
- beseitigt Hitze
- harmonisiert den Magen
- bringt das Yang zurück
- bekämpft gegenläufiges Qi

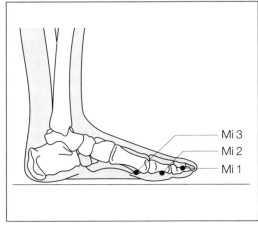

Abb. 41

Lage
fußinnenseitig, medial und distal des Großzehengrundgelenkes, am Übergang Corpus – Basis der proximalen Phalanx hallucis.

Homöopathikum
- **Arsenicum album**

| TCM: Mi 2 | Syndrome | | Homöopathikum: Arsenicum album |
|---|---|---|---|
| Name | Symptome | | Symptome |
| Nässe-Hitze befällt die Milz | weiche, stinkende, dunkle Stühle leichtes Fieber | ! | Diffuse Diarrhoe, stinkend, dunkel Intermittierende Temperatur |
| | Engegefühl von Epigastrium und unterem Abdomen, besonders im linken Hypochondrium, Schweregefühl und Spannung | | |
| | Durst ohne Verlangen nach Getränken oder in kleinen Schlucken | | Unstillbarer Durst; trinkt viel, aber wenig auf einmal |
| | Übelkeit, Erbrechen | | Aufstoßen, Magen sehr reizbar, Dyspepsie |
| | Brennen des Anus | | Schmerzen und Druck im Anus |
| | spärlicher, dunkelgelber Harn | | Spärlicher Urin mit Eiter, Blut u. ä. |
| | Kopfschmerzen | | Kopfschmerzen |
| | trockene Lippen | | Trockener Mundbereich |
| | Hitzeempfindungen gerötete Stirn | | Hohe Temperatur |
| | Appetitverlust | | Anblick und Geruch von Speisen kann nicht vertragen werden |

| TCM: Mi 2 Name | Syndrome Symptome | Homöopathikum: Arsenicum album Symptome |
|---|---|---|
| Nässe-Hitze befällt die Milz (Forts.) | allgemeine Schwäche<br><br>postprandiale Distension<br>leichte Bauchschmerzen, Spannungsgefühl – besser durch Druck<br>blaßgelber, fahler Teint<br>Schwäche der Extremitäten<br>Übelkeit<br>Engegefühl im Thorax und Epigastrium<br>Schweregefühl<br>Leere im Kopf, Somnolenz<br>langsames Sprechen<br>erhöhtes Körpergewicht | Allmählicher Gewichtsverlust infolge schlechter Ernährung |
| Nässe-Hitze im Dickdarm | Bauchschmerzen !<br>Diarrhoe !<br>Stuhl mit Schleim und Blutauflagerungen, stinkend, heftiger Stuhldrang, der nach dem Stuhlgang weiter anhält !<br>spärlicher, dunkler Harn<br>Fieber, Schwitzen senkt das Fieber nicht<br>Durst ohne Verlangen zu trinken<br>Schweregefühl des Körpers und der Extremitäten | |

## 7.1.2 Mi 5 als Sedierungspunkt

Name
**Shang Qiu – »Kleiner Fersenberg«**

Spezifische Qualifikation
- Sedierungspunkt der Milz-Leitbahn

Spezifische Wirkrichtung
- stärkt Magen und Milz
- beseitigt Nässe
- erleichtert Depressionen
- befreit die Gelenke
- festigt das Fleisch

Lage
Auf dem Fußrücken unter dem Ende der Tibia, medial von der Sehne des M. extensor hallucis longus

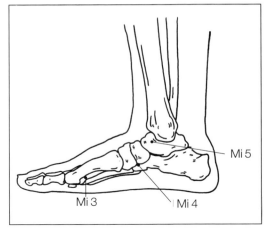

Abb. 42

Homöopathikum
- **Silicea**
- **Acidum fluoricum**

| TCM: Mi 5 | Syndrome | | Homöopathikum: Silicea |
|---|---|---|---|
| Name | Symptome | | Symptome |
| Milz-Qi-Mangel | Appetitlosigkeit | ! | Appetitmangel |
| | müde, schlapp, lustlos | ! | Hirnmüdigkeit |
| | weiche Stühle bis Durchfall | ! | Durchfall |
| | postprandiale Distension | | |
| | leichte Bauchschmerzen, Spannungsgefühl – besser durch Druck | | Schmerzhaftes Abdomen |
| | blaßgelber, fahler Teint | | Teint blaßgelb-wachsartig |
| | Schwäche der Extremitäten | | Kraftlosigkeit in den Beinen |
| | Übelkeit | | Übelkeit und Erbrechen nach dem Essen |
| | Engegefühl im Thorax und Epigastrium | | |
| | Schweregefühl | | |
| | Leere im Kopf, Somnolenz | | |
| | langsames Sprechen | | |
| | erhöhtes Körpergewicht | | |
| Nässe-Hitze im Dickdarm | Bauchschmerzen | ! | Schmerzen im Abdomen |
| | Diarrhoe | ! | Durchfall |
| | Stuhl mit Schleim und Blutauflagerungen, stinkend, heftiger Stuhldrang, der nach dem Stuhlgang weiter anhält | ! | |
| | spärlicher, dunkler Harn | | Blutiger Urin mit rot-gelbem Sediment |
| | Fieber, Schwitzen senkt das Fieber nicht | | |
| | Durst ohne Verlangen zu trinken | | Extremer Durst |
| | Schweregefühl des Körpers und der Extremitäten | | |

| TCM: Mi 5 Name | Syndrome Symptome | | Homöopathikum: Acidum fluoricum Symptome |
|---|---|---|---|
| Milz-Qi-Mangel | Appetitlosigkeit | ! | |
| | müde, schlapp, lustlos | ! | |
| | weiche Stühle bis Durchfall | ! | |
| | postprandiale Distension | | |
| | leichte Bauchschmerzen, Spannungsgefühl – besser durch Druck | | |
| | blaßgelber, fahler Teint | | |
| | Schwäche der Extremitäten | | |
| | Übelkeit | | |
| | Engegefühl im Thorax und Epigastrium | | |
| | Schweregefühl | | |
| | Leere im Kopf, Somnolenz | | |
| | langsames Sprechen | | |
| | erhöhtes Körpergewicht | | |
| Nässe-Hitze im Dickdarm | Bauchschmerzen | ! | |
| | Diarrhoe | ! | |
| | Stuhl mit Schleim und Blutauflagerungen, stinkend, heftiger Stuhldrang, der nach dem Stuhlgang weiter anhält | ! | |
| | spärlicher, dunkler Harn | | |
| | Fieber, Schwitzen senkt das Fieber nicht | | |
| | Durst ohne Verlangen zu trinken | | |
| | Schweregefühl des Körpers und der Extremitäten | | |

## 7.2 Spezialpunkte

### 7.2.1 Mi 3 als Yuan-Punkt

Name
**Tai Pai – »Das große Weiße«**

Spezifische Qualifikation
- Yuan-Punkt der Milz-Leitbahn

Spezifische Wirkrichtung
- stärkt die Milz
- beseitigt Nässe
- reguliert die Umwandlung des Qi
- tonisiert Qi und Blut
- löst Fülle in der Mitte
- stärkt das Rückgrat

Lage
Fußinnenrand, am distalen Köpfchen des 1. Mittelfußknochens

Homöopathikum
- **China**
- **Aloe**

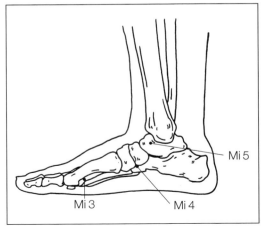
Abb. 43

| TCM: Mi 3 | Syndrome | Homöopathikum: China | |
|---|---|---|---|
| Name | Symptome | | Symptome |
| Nässe-Hitze in Leber und Gallenblase | Fieber max. 38 °C | | |
| | Völle in Thorax und Hypochondrium Spannung im Abdomen | | Blähungskolik, aufgetriebener Leib |
| | Hitze: spärlicher, dunkler Urin, Durstlosigkeit | | wenig Durst |
| | Ikterus | | gelbliche Gesichtshaut |
| | saures Erbrechen | | Erbrechen |
| | Appetitverlust | | Hunger ohne Appetit, Appetitlosigkeit |
| | Fluor vaginalis | | blutiger Weißfluß |
| | Schmerzen und Rötung des Scrotums | | Orchitis |
| | Sehstörungen | | Flecken vor den Augen |
| Leber-Wind durch Leber-Blut-Mangel | Wackeln des Kopfes, feines Zittern | ! | Gefühl wie vom Hin- und Herwackeln des Kopfes |
| | Tremor | ! | Zittern der Extremitäten |
| | Taubheitsgefühl | | Taubheitsgefühl der Extremitäten |
| | Sehstörungen | | Flecken vor den Augen |
| | Schwindel | | schwindelig beim Gehen |
| | Spasmen in Kopf und Extremitäten | | spastische Kopfschmerzen |
| Milz-Qi-Mangel | Appetitlosigkeit | ! | Hunger ohne Appetit, Appetitlosigkeit |
| | müde, schlapp, lustlos | ! | Schwäche |
| | weiche Stühle bis Durchfall | ! | schaumige Stühle |
| | postprandiale Distension | | Druck im Abdomen nach dem Essen |

| TCM: Mi 3 Name | Syndrome / Symptome | | Homöopathikum: China / Symptome |
|---|---|---|---|
| Milz-Qi-Mangel (Forts.) | leichte Bauchschmerzen, Spannungsgefühl – besser durch Druck | | stechende Schmerzen im Unterbauch, Blähsucht |
| | blaßgelber, fahler Teint | | gelbliche Gesichtsfarbe |
| | Schwäche der Extremitäten | | Schwäche der Extremitäten |
| | Übelkeit | | Übelkeit als Folge der Blähungskolik |
| | Engegefühl im Thorax und Epigastrium | | Enge durch starke Blähungen |
| | Schweregefühl | | |
| | Leere im Kopf, Somnolenz | | Schläfrigkeit |
| | langsames Sprechen | | |
| | erhöhtes Körpergewicht | | |
| Milz- und Lungen-Qi-Mangel | Appetitlosigkeit | ! | Hunger ohne Appetit, Appetitlosigkeit |
| | Müdigkeit | ! | Schläfrigkeit |
| | Atemnot | ! | mühsame, langsame Atmung, Atemnot |
| | weiche Stühle | | schaumige Stühle |
| | schwache Stimme | | |
| | leuchtend weißes Gesicht | | gelbliche Blässe |
| | leichter Spontanschweiß | | Schweiße durch leichte Anstrengung |
| Milz- und Leber-Blut Mangel | Schwindelgefühl | ! | schwindelig beim Gehen |
| | weiche Stühle | ! | schaumige Stühle |
| | Müdigkeit | | Schläfrigkeit |
| | blaßgelbe, fahle Gesichtsfarbe | | gelbliche Blässe |
| | Appetitlosigkeit | | Hunger ohne Appetit, Appetitlosigkeit |
| | unscharfes Sehen | | Flecken vor den Augen |
| | Taubheits- und Kribbelgefühl der Extremitäten | | Taubheit der Extremitäten |
| Nässe-Obstruktion der Milz und Leber-Qi-Stagnation | Enge- und Völlegefühl des Epigastriums | ! | Blähsucht, viele Blähungskoliken |
| | Schmerzen unter dem Rippenbogen | ! | Schmerzen rechts unter dem Rippenbogen |
| | dicker, klebriger, gelber Zungenbelag | ! | dicke, schmutzig belegte Zunge |
| | Übelkeit | | Folge der Blähungskolik |
| | Appetitlosigkeit | | Hunger ohne Appetit, Appetitlosigkeit |
| | weiche Stühle | | schaumige Stühle |
| | Schweregefühl | | |
| | Durst mit Verlangen nach kleinen Getränkemengen | | Durst |
| | fahlgelbes Gesicht | | gelbliche Blässe |
| | Ikterus | | gelbe Gesichtsfarbe |
| | bitterer Mundgeschmack | | bitterer Geschmack |
| Magen-Yin-Mangel | dumpfer Schmerz im Epigastrium | ! | Schmerzen rechts unter dem Rippenbogen |
| | trockener Mund und Hals, besonders am Nachmittag, brennende Lippen | ! | |
| | Appetitlosigkeit | | Hunger ohne Appetit, Appetitlosigkeit |
| | Hitzegefühl/Fieber am Nachmittag | | |
| | Obstipation, trockener Stuhl | | |
| | Durst, aber kein Verlangen nach Getränken oder in kleinen Schlucken | | Durst |

| TCM: Mi 3 | Syndrome | Homöopathikum: China |
|---|---|---|
| Name | Symptome | Symptome |
| Magen-Yin-Mangel (Forts.) | Völlegefühl nach dem Essen | Druck nach dem Essen im Abdomen, Auftreibungen |
| | schlank, kann viel essen | |
| | Sodbrennen | |
| | trockenes Erbrechen | Erbrechen unverdauter Nahrung |
| | leichte Übelkeit | Folge der Blähungskolik |

| TCM: Mi 3 | Syndrome | | Homöopathikum: Aloe |
|---|---|---|---|
| Name | Symptome | | Symptome |
| Nässe-Hitze in Leber und Gallenblase | Fieber max. 38 °C | | |
| | Völle in Thorax und Hypochondrium | | Völlegefühl im Bauch/Lebergegend |
| | Spannung im Abdomen | | |
| | Hitze: spärlicher, dunkler Urin, Durstlosigkeit | | innere und äußere Hitze |
| | Ikterus | | |
| | saures Erbrechen | | |
| | Appetitverlust | | |
| | Fluor vaginalis | | |
| | Schmerzen und Rötung des Scrotums | | |
| | Sehstörungen | | Flackern vor den Augen |
| Leber-Wind durch Leber-Blut-Mangel | Wackeln des Kopfes | ! | |
| | Tremor | ! | |
| | Taubheitsgefühl | | Lahmheit aller Glieder |
| | Sehstörungen | | Flecken vor den Augen |
| | Schwindel | | |
| | Spasmen in Kopf und Extremitäten | | |
| Milz-Qi-Mangel | Appetitlosigkeit | ! | |
| | müde, schlapp, lustlos | ! | |
| | weiche Stühle bis Durchfall | ! | Stuhl passiert ohne Anstrengung, beinahe unbemerkt |
| | postprandiale Distension | | nach dem Essen Flatulenz |
| | leichte Bauchschmerzen, Spannungsgefühl – besser durch Druck | | Schmerzen um die Nabelgegend |
| | blaßgelber, fahler Teint | | |
| | Schwäche der Extremitäten | | Lahmheit aller Glieder |
| | Übelkeit | | Übelkeit mit Kopfschmerzen |
| | Engegefühl im Thorax und Epigastrium | | gebläthes Gefühl im Bauch |
| | Schweregefühl | | |
| | Leere im Kopf, Somnolenz | | |
| | langsames Sprechen | | |
| | erhöhtes Körpergewicht | | |

| TCM: Mi 3 | Syndrome | | Homöopathikum: Aloe |
|---|---|---|---|
| Name | Symptome | | Symptome |
| Milz- und Lungen-Qi-Mangel | Appetitlosigkeit | ! | |
| | Müdigkeit | ! | |
| | Atemnot | ! | Atembeschwerden |
| | weiche Stühle | | Stuhl passiert ohne Anstrengung, beinahe unbemerkt |
| | schwache Stimme | | |
| | leuchtend weißes Gesicht | | |
| | leichter Spontanschweiß | | |
| Milz- und Leber-Blut Mangel | Schwindelgefühl | ! | |
| | weiche Stühle | ! | Stuhl passiert ohne Anstrengung, beinahe unbemerkt |
| | Müdigkeit | | |
| | blaßgelbe, fahle Gesichtsfarbe | | |
| | Appetitlosigkeit | | |
| | unscharfes Sehen | | Flackern vor den Augen |
| | Taubheits- und Kribbelgefühl der Extremitäten | | Lahmheit aller Glieder |
| Nässe-Obstruktion der Milz und Leber-Qi-Stagnation | Enge- und Völlegefühl des Epigastriums | ! | geblähtes Gefühl im Bauch |
| | Schmerzen unter dem Rippenbogen | ! | Stiche von der Leber zur Brust |
| | dicker, klebriger, gelber Zungenbelag | ! | |
| | Übelkeit | | Übelkeit mit Kopfschmerzen |
| | Appetitlosigkeit | | |
| | weiche Stühle | | Stuhl passiert ohne Anstrengung, beinahe unbemerkt |
| | Schweregefühl | | |
| | Durst mit Verlangen nach kleinen Getränkemengen | | |
| | fahlgelbes Gesicht | | |
| | Ikterus | | |
| | bitterer Mundgeschmack | | bitterer Geschmack |
| Magen-Yin-Mangel | dumpfer Schmerz im Epigastrium | ! | geblähtes Gefühl im Bauch |
| | trockener Mund und Hals, besonders am Nachmittag, brennende Lippen | ! | |
| | Appetitlosigkeit | | |
| | Hitzegefühl/Fieber am Nachmittag | | innere und äußere Hitze |
| | Obstipation, trockener Stuhl | | |
| | Durst, aber kein Verlangen nach Getränken oder in kleinen Schlucken | | |
| | Völlegefühl nach dem Essen | | geblähtes Gefühl im Bauch |
| | schlank, kann viel essen | | |
| | Sodbrennen | | |
| | trockenes Erbrechen | | |
| | leichte Übelkeit | | Übelkeit mit Kopfschmerzen |

## 7.2.2 Mi 15 als Mu-Punkt

Name
**Da Heng – »Punkt der großen Querfalte«**

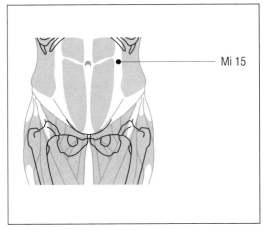

Abb. 44

Spezifische Qualifikation
- nach DE LA FUYE Mu-Punkt der Milz-Leitbahn
- nach heutigem Wissensstand Reunionspunkt von Milz-Leitbahn und Yin Wei Mai

Spezifische Wirkrichtung
- stärkt die Milz
- stärkt die Glieder
- beseitigt Nässe
- vertreibt Kälte
- reguliert das Qi
- stillt Schmerzen
- fördert die Dickdarm-Funktion
- löst die Eingeweide
- zerstreut Wasseransammlungen

Lage
4 Cun lateral des Nabels

Homöopathikum
- **Nux vomica**
- **China**
- **Ceanothus**

| TCM: Mi 15 | Syndrome | | Homöopathikum: Nux vomica |
|---|---|---|---|
| Name | Symptome | | Symptome |
| Hitze des Dickdarms | trockener Stuhl, tastbar | ! | Stuhl kommt nur zum Teil heraus |
| | Blut im Stuhl | ! | Hämorrhoiden |
| | Brennen und Schwellung des Anus | | |
| | spärlicher, dunkler Urin | | Verkrampfung des Harntraktes → erfolgloser Harndrang |
| | starker Stuhldrang, häufig Tenesmen, mit Unruhe und Angst, häufige Stuhlabsetzung, Obstipation, z. T. Diarrhoe | | sehr schmerzempfindliche, spastische Diathese, nervös, cholerisch |
| | trockener Mund und Zunge | | Hals rauh und trocken |
| | Völlegefühl | | Gefühl der Völle |
| | Unruhe | | Reizbarkeit |
| | Unterbauchschmerzen | | Gefühl der Völle → öffnet Gürtel |

| TCM: Mi 15 | Syndrome | | Homöopathikum: China |
|---|---|---|---|
| Name | Symptome | | Symptome |
| Hitze des Dickdarms | trockener Stuhl, tastbar | ! | Stuhl schwierig abzusetzen |
| | Blut im Stuhl | ! | Blutungen aus Magen-Darm-Trakt |
| | Brennen und Schwellung des Anus | | |
| | spärlicher, dunkler Urin | | |
| | starker Stuhldrang, häufig Tenesmen, mit Unruhe und Angst, häufige Stuhlabsetzung, Obstipation, z. T. Diarrhoe | | schwacher Durchfall nach jeder Mahlzeit mit starker Blähsucht, schwierig abzusetzen |
| | trockener Mund und Zunge | | |
| | Völlegefühl | | Völlegefühl |
| | Unruhe | | plötzliches Weinen und Umsichwerfen |
| | Unterbauchschmerzen | | Schmerzen in der rechten Unterbauchgegend |

| TCM: Mi 15 | Syndrome | | Homöopathikum: Ceanothus |
|---|---|---|---|
| Name | Symptome | | Symptome |
| Hitze des Dickdarms | trockener Stuhl, tastbar | ! | |
| | Blut im Stuhl | ! | |
| | Brennen und Schwellung des Anus | | |
| | spärlicher, dunkler Urin | | grüner, schaumiger Urin (Bili i. U.) |
| | starker Stuhldrang, häufig Tenesmen, mit Unruhe und Angst, häufige Stuhlabsetzung, Obstipation, z. T. Diarrhoe | | Nachuntenziehen in Bauch und Rektum, Diarrhoe |
| | trockener Mund und Zunge | | |
| | Völlegefühl | | |
| | Unruhe | | |
| | Unterbauchschmerzen | | Schmerzen die ganze linke Seite hinauf |

### 7.2.3 Bl 20 als Shu-Punkt

Name
**Pi Shu – »Zustimmungspunkt der Milz«**

Spezifische Qualifikation
- Shu-Punkt der Milz-Leitbahn

Spezifische Wirkrichtung
- stärkt die Milz
- beseitigt Nässe und Schleim
- nährt das Blut
- kräftigt das Magen-Yang
- kräftigt das nachhimmlische Qi

Lage
2 Querfinger lateral der Mittellinie zwischen dem 11. und 12. BWK

Homöopathikum
- **Ceanothus**

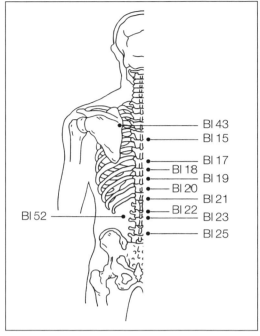

Abb. 45

| TCM: Bl 20 | Syndrome | | Homöopathikum: Ceanothus |
|---|---|---|---|
| Name | Symptome | | Symptome |
| Leber-Wind durch Leber-Blut-Mangel | Wackeln des Kopfes<br>Tremor<br>feines Zittern<br>Taubheitsgefühl<br>Sehstörungen<br>Schwindel<br>Spasmen in Kopf und Extremitäten | !<br>! | <br>Symptome einer Anämie |
| Leber-Yin/<br>Blut-Mangel | stumpf-blasser Teint<br>Hypo-/Amenorrhoe mit blassen spärlichen Blutungen<br>unscharfes Sehen, Mouches volantes, Gesichtsfeldausfälle<br>Augen trocken, brennend, stumpf<br>Tränen in den Augen<br>Muskelkrämpfe und -schwäche, Steifheit, Zittern, Kontraktionen<br>trockene, brüchige Nägel<br>Einschlafstörungen<br>Benommenheit, Taubheitsgefühl<br>Abmagerung | !<br>!<br>! | Symptome einer Anämie<br><br><br><br><br><br><br><br>Symptome einer Anämie |

| TCM: Bl 20 Name | Syndrome Symptome | | Homöopathikum: Ceanothus Symptome |
|---|---|---|---|
| Nässe-Hitze in Leber und Gallenblase | Fieber max. 38 °C Völle in Thorax und Hypochondrium Spannung im Abdomen | | Völlegefühl durch Milztumor |
| | Hitze: spärlicher, dunkler Urin, Durstlosigkeit | | grüner, schaumiger Urin (Bili i. U.) |
| | Ikterus | | Bili i. U., Milz- und Leberschaden |
| | saures Erbrechen | | |
| | Appetitverlust | | Leberschaden |
| | Fluor vaginalis | | Fluor vaginalis |
| | Schmerzen und Rötung des Scrotums | | |
| | Sehstörungen | | Symptom einer Anämie |
| Stagnation des Herz-Blutes | stechende, zwickende Schmerzen in der Herzgegend bis in den linken Arm | ! | Schmerzen unter dem linken Rippenbogen |
| | Druckgefühl in der Schulter | ! | |
| | Lippenzyanose | ! | Symptome einer Anämie |
| | Palpitationen | | |
| | Engegefühl, Druck im Thorax | | |
| | kalte Gliedmaßen, besonders Hände | | Symptome einer Anämie |
| | Nagelzyanose | | |
| | Schwitzen | | |
| | purpurrotes Gesicht | | |
| | möchte die Fenster öffnen | | |
| | Schwäche | | Symptome einer Anämie |
| | Kurzatmigkeit | | |
| | Lethargie | | |
| Herz-Blut-Mangel | Palpitationen: nachts/abends/morgens und in Ruhe mit leichtem Unbehagen im Thorax, Angstgefühl | ! | Symptome einer Anämie |
| | Schlafstörungen, Träume | ! | |
| | Vergeßlichkeit, schlechtes Gedächtnis | ! | |
| | Gesicht blaß und stumpf | | Symptome einer Anämie |
| | schreckhaft, ruhelos, ängstlich | | |
| | stumpfes Denken | | |
| | Schwindel | | |
| Kalter Schleim benebelt den Geist | psychische Verwirrtheit, Introvertiertheit, Selbstgespräche, Aphasie | ! | Symptome einer Anämie |
| | Rasseln in der Kehle | ! | |
| | plötzliche Bewußtlosigkeit | | Symptome einer Anämie |
| | Lethargie, Anstarren von Wänden, Stupor | | |
| | Erbrechen | | |
| | Sprachstörungen | | |
| | Schmerzen und/oder dumpfes Gefühl in der Brust | | Milz- und Lebervergrößerung |
| | Benommenheit | | Symptome einer Anämie |
| | Depressionen | | |

| TCM: Bl 20 Name | Syndrome Symptome | | Homöopathikum: Ceanothus Symptome |
|---|---|---|---|
| Leere-Kälte des Dünn-darms | Bauchschmerzen | ! | Milzschwellung |
| | Borborygmen | ! | |
| | Diarrhoe | ! | Diarrhoe |
| | Verlangen nach heißen Getränken | | |
| | Druck auf Bauch bessert | | |
| | reichlicher, blasser Harn | | |
| | Frieren, kalte Extremitäten | | Symptom einer Anämie |
| Milz-Qi-Mangel | Appetitlosigkeit | ! | |
| | müde, schlapp, lustlos | ! | Symptome einer Anämie |
| | weiche Stühle bis Durchfall | ! | Diarrhoe |
| | postprandiale Distension | | Milz- und Leberschwellung |
| | leichte Bauchschmerzen, Spannungs-gefühl – besser durch Druck | | Milzschwellung |
| | blaßgelber, fahler Teint | | Symptome einer Anämie |
| | Schwäche der Extremitäten | | |
| | Übelkeit | | Milz- und Leberschwellung |
| | Engegefühl im Thorax und Epigastrium | | |
| | Schweregefühl | | Milzschwellung |
| | Leere im Kopf, Somnolenz | | Symptome einer Anämie |
| | langsames Sprechen | | |
| | erhöhtes Körpergewicht | | Milzschwellung |
| Nässe-Hitze befällt die Milz | weiche, stinkende, dunkle Stühle | ! | Diarrhoe |
| | leichtes Fieber | ! | Symptom einer Anämie |
| | Engegefühl von Epigastrium und unterem Abdomen, besonders im linken Hypochondrium, Schweregefühl und Spannung | | Milzschwellung |
| | Durst ohne Verlangen nach Getränken oder in kleinen Schlucken | | |
| | Übelkeit, Erbrechen | | Milz- und Leberschaden |
| | Brennen des Anus | | |
| | spärlicher, dunkelgelber Harn | | grüner, schaumiger Urin (Bili i. U.) |
| | Kopfschmerzen | | Symptome einer Anämie |
| | trockene Lippen | | |
| | Hitzeempfindungen | | |
| | gerötete Stirn | | |
| | Appetitverlust | | |
| | allgemeine Schwäche | | Symptom einer Anämie |
| Milz- und Lungen-Qi-Mangel | Appetitlosigkeit, Müdigkeit, Atemnot | ! | Symptome einer Anämie |
| | weiche Stühle | | Diarrhoe |
| | schwache Stimme | | Symptome einer Anämie |
| | leuchtend weißes Gesicht | | |
| | leichter Spontanschweiß | | |

| TCM: Bl 20 Name | Syndrome Symptome | | Homöopathikum: Ceanothus Symptome |
|---|---|---|---|
| Milz- und Leber-Blut-Mangel | Schwindelgefühl | ! | Symptom einer Anämie |
| | weiche Stühle | ! | Diarrhoe |
| | Müdigkeit | | Symptome einer Anämie |
| | blaßgelbe, fahle Gesichtsfarbe | | |
| | Appetitlosigkeit | | |
| | unscharfes Sehen | | |
| | Taubheits- und Kribbelgefühl der Extremitäten | | |
| Nässe-Obstruktion der Milz und Leber-Qi-Stagnation | Enge- und Völlegefühl des Epigastriums | ! | Milzschwellung |
| | Schmerzen unter dem Rippenbogen | ! | Schmerzen unter dem linken Rippenbogen |
| | dicker, klebriger, gelber Zungenbelag | ! | |
| | Übelkeit | | Milz- und Leberschwellung |
| | Appetitlosigkeit | | Symptom einer Anämie |
| | weiche Stühle | | Diarrhoe |
| | Schweregefühl | | Milzschwellung |
| | Durst mit Verlangen nach kleinen Getränkemengen | | Symptome einer Anämie |
| | fahlgelbes Gesicht | | |
| | Ikterus | | Leberschädigung, Bili i. U. positiv |
| | bitterer Mundgeschmack | | |
| Magen-Leere und Magen-Kälte | unangenehmes Gefühl im Epigastrium, das durch Essen gebessert wird; auch dumpfe Schmerzen | ! | Milzschwellung |
| | Müdigkeit | ! | Symptom einer Anämie |
| | kalte Extremitäten | ! | |
| | Appetitlosigkeit | | |
| | Vorliebe für warme Speisen und Getränke | | |
| | Erbrechen klarer Flüssigkeiten | | |
| | weiche Stühle | | Diarrhoe |
| | keinen Durst | | |
| Nässe-Schleim verlegt die Lunge | chronischer Husten | ! | |
| | Sputum: reichlich, schaumig, weiß | ! | |
| | weiß-teigiger Teint | | Symptom einer Anämie |
| | Engegefühl im Thorax | | Milz- und Leberschwellung |
| | Beklemmungsgefühl, Erstickungsgefühl, Angst, Atemnot | | heftige Atemnot |
| | feuchte Atemgeräusche | | |
| | Abneigung gegen Liegen | | Unfähigkeit, auf der linken Seite zu liegen |
| | Lethargie | | Symptome einer Anämie |
| | Appetitmangel | | |
| Nässe-Hitze im Dickdarm | Bauchschmerzen | ! | Milzschwellung |
| | Diarrhoe | ! | Diarrhoe |
| | Stuhl mit Schleim und Blutauflagerungen, stinkend, heftiger Stuhldrang, der nach dem Stuhlgang weiter anhält | ! | Nachuntenziehen im Bauch und Rektum |

| TCM: Bl 20 Name | Syndrome Symptome | | Homöopathikum: Ceanothus Symptome |
|---|---|---|---|
| Nässe-Hitze im Dickdarm (Forts.) | spärlicher, dunkler Harn | | grüner, schaumiger Harn (Bili i. U.) |
| | Fieber, Schwitzen senkt das Fieber nicht | | |
| | Durst ohne Verlangen zu trinken | | |
| | Schweregefühl des Körpers und der Extremitäten | | Milzschwellung, Nachuntenziehen im Bauch und Rektum |
| Kollaps des Dickdarms | chronischer Durchfall | ! | Diarrhoe |
| | Analprolaps | ! | |
| | Hämorrhoiden | | |
| | Müdigkeit nach dem Stuhlgang | | Symptome einer Anämie |
| | kalte Extremitäten | | |
| | Appetitlosigkeit | | |
| | psychische Erschöpfung | | |
| | Verlangen nach warmen Getränken | | |
| | Verlangen nach Bauchmassagen | | |
| Kälte befällt den Dickdarm | plötzliche, zerrende Bauchschmerzen | ! | Schmerzen in der Lebergegend |
| | Diarrhoe | | Diarrhoe |
| | allgemeines und abdominales Kältegefühl | | |
| Nieren-Yang-Mangel mit Überfließen des Wassers | Knöchelödeme, evtl. bis zum Oberen Erwärmer, Gesichtsödeme | ! | |
| | Kältegefühl in Beinen und Rücken | | |
| | Fülle und Distension im Abdomen | | |
| | Kreuzschmerzen | | Schmerzen im Rücken |
| | Kältegefühl | | Symptome einer Anämie |
| | spärlicher, klarer Urin | | Oligurie |
| | Ascites | | |
| | Palpitationen | | |
| | kalte Hände | | Symptome einer Anämie |
| | Belastungsdyspnoe | | heftige Atemnot |
| | dünnes, wäßriges, schaumiges Sputum | | |
| | Husten, Asthma | | heftige Atemnot |
| Nieren- und Leber-Yin-Mangel | Augen und Hals trocken | ! | Symptome einer Anämie |
| | Nachtschweiße | ! | |
| | Hypomenorrhoe | ! | Mensis reichlich |
| | rote, belaglose Zunge | | |
| | blaßgelber Teint | | Symptome einer Anämie |
| | dumpfe Hinterkopf- und Scheitelkopfschmerzen | | |
| | Schlafstörungen, Träume | | |
| | Taubheitsempfindungen in den Extremitäten | | Symptome einer Anämie |
| | gerötete Wangen | | |
| | Schwindelgefühl | | Symptome einer Anämie |
| | unscharfes Sehen | | |
| | Neigung zu Wutausbrüchen | | |

| TCM: Bl 20 | Syndrome | Homöopathikum: Ceanothus |
|---|---|---|
| Name | Symptome | Symptome |
| Nieren- und Leber-Yin-Mangel (Forts.) | Kreuzschmerzen<br>Tinnitus<br>trockene Stühle<br>nächtlicher Samenverlust | Schmerzen im Rücken<br>Symptome einer Anämie |
| | Hypo-/Amenorrhoe<br>verspätete Periode<br>Infertilität der Frau | Symptome einer Anämie |

### 7.2.4 Mi 4 als Luo-Punkt

Name
**Kung Sun – »Sohn des Herzogs«**

Spezifische Qualifikation
- Luo-Punkt der Milz-Leitbahn

Spezifische Wirkrichtung
- stärkt Magen und Milz
- reguliert den Chong Mai
- stillt Blutungen
- vertreibt Fülle
- beruhigt den Magen
- beseitigt Obstruktionen
- reguliert das Blut-Meer und Menstruation
- klärt Magen-Hitze
- wandelt Schleim-Hitze um
- behebt Ausfluß

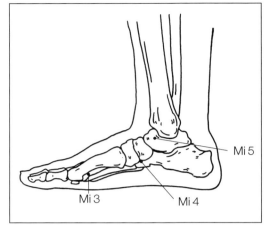

Abb. 46

Lage
Innerer Fußrand, zwischen Metatarsale I und Os cuneiforme I

Homöopathikum
- **Podophyllum**
- **Sepia**

| TCM: Mi 4 | Syndrome | | Homöopathikum: Podophyllum |
|---|---|---|---|
| Name | Symptome | | Symptome |
| Kälte befällt den Magen | plötzlicher Schmerz im Epigastrium<br>Erbrechen klarer Flüssigkeiten<br>Kältegefühl<br>Vorliebe für Wärme und warme Getränke<br>Kälte verschlimmert, Wärme bessert | !<br>! | heftige Magenkolik<br>Erbrechen von galligen Massen<br>Frösteln |
| Magen-Qi rebelliert aufwärts | Übelkeit, Erbrechen, Aufstoßen, Schluckauf<br>Rülpsen | | heißes, saures Aufstoßen, Übelkeit, Erbrechen<br>saures Aufstoßen |
| Nahrungs-retention im Magen | epigastrisches Völlegefühl<br>Bauchschmerzen, durch Stuhlgang besser<br>saurer Reflux<br>Appetitlosigkeit<br>Distension/Schmerz im Epigastrium, das durch Erbrechen gebessert wird<br>schlechter Mundgeruch<br>Übelkeit, Erbrechen<br>übelriechende, lose Stühle | !<br>!<br>! | heftige Magenkolik, aufgetriebenes Abdomen<br>saures Aufstoßen, Sodbrennen<br>Appetitmangel<br>Leere- und Elendsgefühl im Epigastrium, aufgetriebenes Abdomen<br>pappiger Mundgeschmack<br>Übelkeit und Erbrechen |

| TCM: Mi 4 | Syndrome | Homöopathikum: Podophyllum |
|---|---|---|
| Name | Symptome | Symptome |
| Nahrungs-retention im Magen (Forts.) | Diarrhoe, Verstopfung | gußartige, profuse Diarrhoen, evtl. mit Obstipation wechselnd |
| | Brennen im Anus | |
| | spärlicher, gelber Urin | |
| | Fieber | Fieber |
| | Kopfschmerzen | Kopfschmerzen |
| | Schweregefühl | |
| | Mundtrockenheit | |
| | Durst, ohne große Mengen zu trinken | viel Durst |
| | Borborygmen | heftige Magenkolik, Blähungen |

| TCM: Mi 4 | Syndrome | | Homöopathikum: Sepia |
|---|---|---|---|
| Name | Symptome | | Symptome |
| Kälte befällt den Magen | plötzlicher Schmerz im Epigastrium | ! | Schmerzband in der Rippengegend |
| | Erbrechen klarer Flüssigkeiten | ! | Neigung zum Erbrechen |
| | Kältegefühl | ! | Kältegefühl, allgemeiner Wärmemangel des Körpers |
| | Vorliebe für Wärme und warme Getränke | | Bettwärme bessert |
| | Kälte verschlimmert, Wärme bessert | | |
| Magen-Qi rebelliert aufwärts | Übelkeit, Erbrechen, Aufstoßen, Schluckauf, Rülpsen | | Aufstoßen |
| Nahrungs-retention im Magen | epigastrisches Völlegefühl | ! | Brennen in der Magengrube, Blähsucht |
| | Bauchschmerzen, durch Stuhlgang besser | ! | aufgetriebener Bauch, Leber schmerzhaft |
| | saurer Reflux | ! | saures Aufstoßen |
| | Appetitlosigkeit | | Übelkeit bei Geruch und Anblick von Speisen |
| | Distension/Schmerz im Epigastrium, das durch Erbrechen gebessert wird | | Neigung zum Erbrechen nach dem Essen |
| | schlechter Mundgeruch | | alles schmeckt salzig |
| | Übelkeit, Erbrechen | | Übelkeit bei Geruch und Anblick von Speisen, Neigung zum Erbrechen |
| | übelriechende, lose Stühle | | weiche Stühle, gehen schwer ab |
| | Diarrhoe, Obstipation | | |
| | Brennen im Anus | | Blutungen beim Stuhlgang |
| | spärlicher, gelber Urin | | langsamer Harnfluß mit Gefühl des Nachuntendrängens |
| | Fieber | | häufige Hitzewellen |
| | Kopfschmerzen | | Kopfschmerzen |
| | Schweregefühl | | |
| | Mundtrockenheit | | |
| | Durst ohne große Mengen zu trinken | | |
| | Borborygmen | | viele Tenesmen |

# 8. Magen-Leitbahn

## 8.1 Hauptpunkte

### 8.1.1 Ma 41 als Tonisierungspunkt

Name
**Jie Xi – »Befreiter Wasserlauf«, »Reißender Wildbach«**

Spezifische Qualifikation
- Tonisierungspunkt der Magen-Leitbahn

Spezifische Wirkrichtung
- beseitigt Leitbahn-Obstruktion
- beseitigt Wind
- beseitigt Hitze
- klärt den Geist
- klärt die Augen
- löst Spasmen
- reguliert den Magen
- unterstützt das Milz-Qi
- wandelt Nässe um
- klärt Magen-Hitze

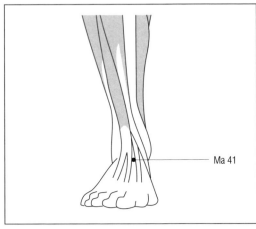

Abb. 47

Lage
In der vorderen Mitte der Verbindungslinie des äußeren und inneren Malleolus.

Homöopathikum
- **Graphites**

| TCM: Ma 41 | Syndrome | | Homöopathikum: Graphites |
|---|---|---|---|
| Name | Symptome | | Symptome |
| Milz-Qi-Mangel | Appetitlosigkeit | ! | Übelkeit und Erbrechen nach jeder Mahlzeit |
| | müde, schlapp, lustlos | ! | |
| | weiche Stühle bis Durchfall | ! | |
| | postprandiale Distension | | Übelkeit und Erbrechen nach jeder Mahlzeit |
| | leichte Bauchschmerzen, Spannungsgefühl – besser durch Druck | | Einschnürender Magenschmerz |
| | blaßgelber, fahler Teint | | Helle Gesichtsfarbe |
| | Schwäche der Extremitäten | | Arme wie eingeschlafen |
| | Übelkeit | | Übelkeit |
| | Engegefühl im Thorax und Epigastrium Schweregefühl | | Schmerzen durch Gasbildung |
| | Leere im Kopf, Somnolenz | | |
| | langsames Sprechen | | |
| | erhöhtes Körpergewicht | | |

| TCM: Ma 41 Name | Syndrome Symptome | | Homöopathikum: Graphites Symptome |
|---|---|---|---|
| Magen-Qi-Mangel | morgendliche Müdigkeit unangenehmes, unbestimmtes Gefühl im Epigastrium | | Übelkeit und Erbrechen nach jeder Mahlzeit, Gefühl wie von festgesetzten Blähungen |
| | Appetitlosigkeit keine Geschmacksempfindung weiche Stühle schwache Extremitäten | | Auch Durchfälle Arme wie eingeschlafen |
| Magen-Yin-Mangel | dumpfer Schmerz im Epigastrium trockener Mund und Hals, besonders am Nachmittag, brennende Lippen | ! ! | Einschnürende Magenschmerzen |
| | Appetitlosigkeit Hitzegefühl/Fieber am Nachmittag | | Übelkeit und Erbrechen nach jeder Mahlzeit |
| | Obstipation, trockener Stuhl Durst, aber kein Verlangen nach Getränken oder in kleinen Schlucken | | Verstopfung |
| | Völlegefühl nach dem Essen schlank, kann viel essen | | Völle im Bauch |
| | Sodbrennen | | Brennen im Magen |
| | leichte Übelkeit, trockenes Erbrechen | | Übelkeit im Bauch |

## 8.1.2 Ma 45 als Sedierungspunkt

Name
**Li Tui – »Die unterdrückte Heiterkeit«**

Spezifische Qualifikation
- Tonisierungspunkt der Magen-Leitbahn

Spezifische Wirkrichtung
- beruhigt den Geist
- klärt die Augen
- klärt das Herz
- beseitigt Nahrungsretention
- verbessert den Qi-Fluß
- stillt Schmerzen
- harmonisiert den Magen
- entfernt pathogene Hitze aus der Yang Ming-Schicht

Lage
Lateraler Nagelfalz 2. Zehe

Homöopathikum
- **Nux vomica**

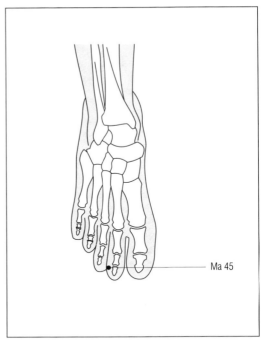

Abb. 48

| TCM: Ma 45 | Syndrome | | Homöopathikum: Nux vomica |
|---|---|---|---|
| Name | Symptome | | Symptome |
| Magen-Schleim-Feuer | Brennen, Schmerzen und Engegefühl im Epigastrium | ! | Oberbauch aufgetrieben mit Druck wie von einem Stein, Kolik, Schmerzhaftigkeit der Leber |
| | wenig Durst mit Verlangen nach kalten Getränken in kleinen Schlucken | ! | |
| | Schwellung, Schmerzen und Blutungen des Zahnfleisches | | geschwollenes, blutendes Zahnfleisch |
| | saurer Reflux | | saures, bitteres Aufstoßen |
| | Mundtrockenheit, trockene Lippen | | |
| | Obstipation, Stuhl mit Schleimbeimengungen | | Obstipation |
| | Übelkeit, Erbrechen kurz nach dem Essen von unverdauter Nahrung und sauren Flüssigkeiten | | Übelkeit morgens nach dem Essen, Übelkeit und Erbrechen |
| | schlechter Mundgeruch, übelriechender Atem | | saurer Mundgeschmack |
| | Hitzeempfinden | | trockene Hitze des Körpers |
| | Reizbarkeit | | sehr reizbar |
| | großer Appetit mit Völlegefühl nach dem Essen | | Appetitmangel im Wechsel mit Heißhunger |

| TCM: Ma 45 Name | Syndrome Symptome | | Homöopathikum: Nux vomica Symptome |
|---|---|---|---|
| Magen-Schleim-Feuer (Forts.) | psychisches Ungleichgewicht | | geringe Beschwerden beeinträchtigen sehr, mürrisch, nörgelig |
| | Schlafstörungen | | kann nicht schlafen nach 3.00 Uhr bis zum Morgen |
| Nahrungs-retention im Magen | epigastrisches Völlegefühl | ! | Oberbauch aufgetrieben mit Druck wie von einem Stein, Kolik, Schmerzhaftigkeit der Leber |
| | Bauchschmerzen, durch Stuhlgang besser | ! | |
| | saurer Reflux | ! | saures, bitteres Aufstoßen |
| | Appetitlosigkeit | | Appetitmangel im Wechsel mit Heißhunger |
| | Distension/Schmerz im Epigastrium, das durch Erbrechen gebessert wird | | flatulente Auftreibung |
| | schlechter Mundgeruch | | saurer Mundgeschmack |
| | Übelkeit, Erbrechen | | Übelkeit morgens nach dem Essen, Übelkeit und Erbrechen |
| | übelriechende, lose Stühle Diarrhoe, Obstipation Brennen im Anus | | Obstipation, kann mit Diarrhoe wechseln |
| | spärlicher, gelber Urin | | häufiges, spärliches Harnlassen |
| | Fieber | | trockene Hitze des Körpers |
| | Kopfschmerzen | | Kopfschmerzen im Hinterkopf und über den Augen |
| | Schweregefühl Mundtrockenheit | | Hals rauh und trocken |
| | Durst, ohne große Mengen zu trinken Borborygmen | | Kolik |

## 8.2 Spezialpunkte

### 8.2.1 Ma 42 als Yuan-Punkt

Name
**Chong Yang – »Yang der großen Troßstraße«**

Spezifische Qualifikation
- Yuan-Punkt der Magen-Leitbahn

Spezifische Wirkrichtung
- stärkt Magen und Milz
- beruhigt den Geist
- beseitigt Leitbahn-Obstruktion
- reguliert das Gesicht und die Sinne
- beruhigt das Herz
- wandelt Nässe um
- harmonisiert den Magen

Lage
Auf dem Fußrücken über dem proximalen Ende der Mittelfußknochen II und III

Homöopathikum
- **Arsenicum album**
- **Acidum nitricum**

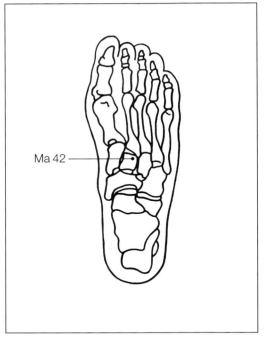

Abb. 49

| TCM: Ma 42 | Syndrome | | Homöopathikum: Arsenicum album |
|---|---|---|---|
| Name | Symptome | | Symptome |
| Milz-Qi-Mangel | Appetitlosigkeit | ! | Kann nicht den Anblick oder Geruch von Speisen vertragen |
| | müde, schlapp, lustlos | ! | Große Erschöpfung und Schwäche |
| | weiche Stühle bis Durchfall postprandiale Distension | ! | Diffuse Diarrhoen |
| | leichte Bauchschmerzen, Spannungsgefühl – besser durch Druck | | Nagende, brennende Schmerzen im Abdomen |
| | blaßgelber, fahler Teint | | Blaßgelbes, geschwollenes Gesicht |
| | Schwäche der Extremitäten | | Schwäche der Extremitäten |
| | Übelkeit | | Übelkeit, Würgen, Erbrechen |
| | Engegefühl im Thorax und Epigastrium Schweregefühl | | Luftwege wie zusammengeschnürt |
| | Leere im Kopf, Somnolenz langsames Sprechen erhöhtes Körpergewicht | | Delirium tremens |

| TCM: Ma 42 | Syndrome | | Homöopathikum: Acidum nitricum |
|---|---|---|---|
| Name | Symptome | | Symptome |
| Milz-Qi-Mangel | Appetitlosigkeit | ! | |
| | müde, schlapp, lustlos | ! | |
| | weiche Stühle bis Durchfall | ! | Stuhl immer zu Durchfall neigend |
| | postprandiale Distension | | |
| | leichte Bauchschmerzen, Spannungsgefühl – besser durch Druck, Übelkeit | | |
| | blaßgelber, fahler Teint | | |
| | Schwäche der Extremitäten | | |
| | Engegefühl im Thorax und Epigastrium | | |
| | Schweregefühl | | |
| | Leere im Kopf, Somnolenz | | |
| | langsames Sprechen | | |
| | erhöhtes Körpergewicht | | |

## 8.2.2 KG 12 (Ren 12) als Mu-Punkt

Name
**Zhong Wan – Bezeichnung der Lokalisation
Tai Zhong – »Große Kornkammer«**

Spezifische Qualifikation
- Mu-Punkt der Magen-Leitbahn

Spezifische Wirkrichtung
- stärkt Magen und Milz
- harmonisiert die Mitte
- beseitigt Nässe und Schleim im Mittleren Erwärmer
- reguliert das Magen-Qi

Lage
Mitte zwischen Nabel und Xiphoidspitze auf der Mittellinie

Homöopathikum
- **Thuja**

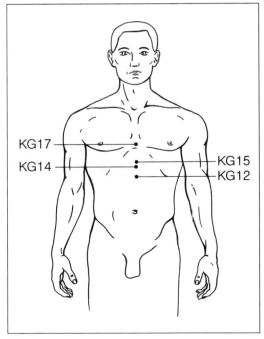

Abb. 50

| TCM: Ren 12 | Syndrome | | Homöopathikum: Thuja |
|---|---|---|---|
| Name | Symptome | | Symptome |
| Nässe-Hitze in Leber und Gallenblase | Fieber max. 38 °C | | |
| | Völle in Thorax und Hypochondrium | | aufgetriebenes Abdomen |
| | Spannung im Abdomen | | |
| | Hitze: spärlicher, dunkler Urin, Durstlosigkeit | | Störungen im Wasserhaushalt |
| | Ikterus | | Leberspannung und -spannungsschmerzen |
| | saures Erbrechen | | |
| | Appetitverlust | | völlige Appetitlosigkeit |
| | Fluor vaginalis | | Fluor vaginalis als Indikation |
| | Schmerzen und Rötung des Scrotums | | Reizzustand der Geschlechtsorgane |
| | Sehstörungen | | chronische Skleritis |
| Leber attackiert die Milz | Abwechslung von Obstipation und Diarrhoe, Stuhl evtl. trocken und schafskotartig, dann wieder weich | ! | Wechsel von Diarrhoe und Obstipation, Stuhl schießt heraus |
| | Distension und Schmerzen des Abdomens | | aufgetriebenes Abdomen |
| | Reizbarkeit | | Musik verursacht Weinen und Zittern |
| | Flatulenz | | Flatulenz |
| | Müdigkeit | | rasche Erschöpfung |

| TCM: Ren 12 Name | Syndrome Symptome | | Homöopathikum: Thuja Symptome |
|---|---|---|---|
| Schleim-Feuer quält das Herz | psych. Symptome: Rastlosigkeit, Schreckhaftigkeit, unzusammenhängendes Sprechen, Verwirrtheit, Neigung zum Schlagen oder Schelten, unkontrolliertes Lachen oder Weinen, agitierter Zustand, redet mit sich selbst, Depressionen, Stumpfsinn, Aphasie bis Koma bitterer Mundgeschmack | | gespaltene Persönlichkeit, Mißtrauen, aufbrausend, zornig, übersteigert-produktive Empfindlichkeit, produziert Phantasien, Einbildungen emotionelle Empfindlichkeit |
| | Schlaflosigkeit, Träume Palpitationen | | hartnäckige Schlaflosigkeit |
| | Hitze: Gesichtsrötung, Mundtrockenheit, Mundgeschwüre, Durst, dunkelgelber Urin | | Durst besonders nachts; weiße, schmerzhafte Blasen im Mund |
| Kalter Schleim benebelt den Geist | psychische Verwirrtheit, Introvertiertheit Selbstgespräche, Aphasie | ! | gespaltene Persönlichkeit, Mißtrauen, aufbrausend, zornig, übersteigert-produktive Empfindlichkeit, produziert Phantasien, Einbildungen |
| | Rasseln in der Kehle | ! | viele entzündliche Sekrete |
| | plötzliche Bewußtlosigkeit Lethargie, Anstarren von Wänden, Stupor, Depressionen | | gespaltene Persönlichkeit, Mißtrauen, aufbrausend, zornig, übersteigert-produktive Empfindlichkeit, produziert Phantasien, Einbildungen |
| | Erbrechen Sprachstörungen Schmerzen und/oder dumpfes Gefühl in der Brust Benommenheit | | Indikation: Krankheiten mit feuchter Kälte |
| Milz-Qi-Mangel | Appetitlosigkeit | ! | völlige Appetitlosigkeit |
| | müde, schlapp, lustlos | ! | Folge hartnäckger Schlaflosigkeit |
| | weiche Stühle bis Durchfall | ! | Wechsel von Durchfall und Verstopfung |
| | postprandiale Distension | | aufgetriebenes Abdomen |
| | leichte Bauchschmerzen, Spannungsgefühl – besser durch Druck | | Leeregefühl im Oberbauch |
| | blaßgelber, fahler Teint | | fettige Gesichtshaut |
| | Schwäche der Extremitäten | | Schwäche und Zittern der Extremitäten |
| | Übelkeit | | Folge von Leberspannung und -spannungsschmerzen |
| | Engegefühl im Thorax und Epigastrium Schweregefühl | | aufgetriebenes Abdomen |
| | Leere im Kopf, Somnolenz langsames Sprechen | | |
| | erhöhtes Körpergewicht | | hydrogenoide Konstitution |

| TCM: Ren 12 Name | Syndrome Symptome | Homöopathikum: Thuja Symptome |
|---|---|---|
| Nässe-Obstruktion der Milz und Leber-Qi-Stagnation | Enge- und Völlegefühl des Epigastriums ! Schmerzen unter dem Rippenbogen ! dicker, klebriger, gelber Zungenbelag ! Übelkeit | aufgetriebenes Abdomen Leberspannung und -spannungsschmerzen hintere Hälfte der Zunge ist dick und gelb Folge von Leberspannung und -spannungsschmerzen |
| | Appetitlosigkeit weiche Stühle Schweregefühl Durst mit Verlangen nach kleinen Getränkemengen fahlgelbes Gesicht Ikterus bitterer Mundgeschmack | völlige Appetitlosigkeit Wechsel von Durchfall und Verstopfung hydrogenoide Konstitution Durst besonders nachts fettige Gesichtshaut Leberspannung und -spannungsschmerzen |
| Kälte-Nässe befällt die Milz | Engegefühl im Thorax und Epigastrium ! Schweregefühl in Kopf und Gliedern ! Appetitlosigkeit Kältegefühl im Epigastrium süßlicher Mundgeschmack oder Geschmacksverlust kein Durst weiche, dünne Stühle weißer Fluor vaginalis trübe Sekretionen: flockiger Urin, Leukorrhoe, verklebte Augen, Diarrhoe Harnretention, Harntröpfeln Ödeme | Flatulenz und Auftreibung hydrogenoide Konstitution völlige Appetitlosigkeit allgemeines FröstelnStörungen im Wasserhaushalt Indikation: Krankheiten durch feuchte Kälte, Störungen im Wasserhaushalt Störungen im Wasserhaushalt gedunsenes Gesicht, Störungen im Wasserhaushalt |
| Magen-Qi-Mangel | Mattigkeit, Lethargie, Schwäche morgendliche Müdigkeit unangenehmes, unbestimmtes Gefühl im Epigastrium Appetitlosigkeit keine Geschmacksempfindung weiche Stühle schwache Extremitäten | Folge hartnäckiger Schlaflosigkeit Folge hartnäckiger Schlaflosigkeit Magendruck wie ein Stein, Flatulenz, Auftreibungen völlige Appetitlosigkeit Mund wund und schmerzhaft Diarrhoe z. T. vorkommend Schwäche und Zittern der Extremitäten |
| Lungen-Yin-Mangel | trockener Husten ! unproduktives, wenig oder spärliches, zähes, klebriges, gelbes, evtl. brockiges Sputum Blutungen der Atemwege Hitzegefühl/Fieber am Nachmittag ! trockener Mund, Rachen Hitzewallungen gerötete Augen Nachtschweiße Schlafstörungen Stimme rauh und kratzend, Heiserkeit Abmagerung | Asthma Trockenheit der Nasenhöhlen Entzündung der Sklera starke Schweiße hartnäckige Schlaflosigkeit chronische Laryngitis rasche Erschöpfung und Abmagerung |

| TCM: Ren 12 Name | Syndrome Symptome | Homöopathikum: Thuja Symptome |
|---|---|---|
| Trockenheit der Lunge | Kopfschmerzen<br>Fieber<br>trockene Nase und Kehle<br>trockener Husten mit wenig oder ohne Sputum | linksseitige Kopfschmerzen<br><br>Trockenheit der Nasenhöhlen<br>Asthma; trockener, hartnäckiger Husten |
| Nässe-Schleim verlegt die Lunge | chronischer Husten !<br>Sputum: reichlich, schaumig, weiß !<br>weiß-teigiger Teint<br>Engegefühl im Thorax<br>Beklemmungsgefühl, Erstickungs-gefühl, Angst, Atemnot, feuchte Atemgeräusche<br>Abneigung gegen Liegen<br>Lethargie<br><br>Appetitmangel | trockener, hartnäckiger Husten<br>Krankheiten durch feuchte Kälte<br>gedunsenes Gesicht<br>Krankheiten durch feuchte Kälte<br>Asthma, Krankheiten durch feuchte Kälte<br><br><br>übersteigert-produktive Empfindsamkeit, Phantasien, Einbildungen, emotionelle Empfindsamkeit<br>völlige Appetitlosigkeit |
| Schleim-Hitze verlegt die Lunge | schmerzhafter Husten, Entzündungen !<br>Sputum gelb oder grün, dick, blutig !<br>tingiert, faulig riechend<br>Atemnot, Asthma<br>Engegefühl im Thorax<br>Fieber, Hitzeempfindungen | Asthma<br><br><br>Asthma<br>Krankheiten durch feuchte Kälte |
| Nässe-Hitze im Dickdarm | Bauchschmerzen !<br>Diarrhoe !<br>Stuhl mit Schleim und Blutauf-lagerungen, stinkend; heftiger Stuhl-drang, der nach dem Stuhlgang weiter anhält !<br>spärlicher, dunkler Harn<br>Fieber, Schwitzen senkt das Fieber nicht<br>Durst ohne Verlangen zu trinken<br>Schweregefühl des Körpers und der Extremitäten<br>Engegefühl in Thorax und Epigastrium | heftige Schmerzen im Rektum, aufge-trieben<br>Diarrhoe<br>Krankheiten durch feuchte Kälte<br><br><br>Störungen im Wasserhaushalt<br><br>Durst besonders nachts<br>Krankheiten durch feuchte Kälte<br><br>Leberspannung und -spannungsschmerzen |
| Hitze des Dickdarms | trockener Stuhl, tastbar !<br>Blut im Stuhl !<br>Brennen und Schwellung des Anus<br>spärlicher, dunkler Urin<br>starker Stuhldrang, häufig Tenesmen, mit Unruhe und Angst, häufige Stuhl-absetzung, Obstipation, z. T. Diarrhoe<br>trockener Mund und Zunge<br>Völlegefühl<br>Unruhe<br>Unterbauchschmerzen | Obstipation<br>Hämorrhoiden<br>brennende Schmerzen im Anus<br>Störungen im Wasserhaushalt<br>Obstipation, z. T. Diarrhoe<br><br><br>Trockenheit der Nasenhöhlen<br>aufgetriebenes Abdomen<br>ruhelos<br>Kolik |

| TCM: Ren 12 | Syndrome | | Homöopathikum: Thuja |
| --- | --- | --- | --- |
| Name | Symptome | | Symptome |
| Nieren-Yin-Mangel | abendliche Mundtrockenheit | ! | Trockenheit der Nasenhöhlen, Hals trocken |
| | Nachtschweiße | ! | starke Schweiße |
| | Hitze- und Trockenheits-Symptome | | trockene Haare, Nasenhöhlen und Hals |
| | erhöhtes sexuelles Bedürfnis | | erhöhte sexuelle Bedürfnisse |
| | Schwindelgefühl | | |
| | Vergeßlichkeit | | schreibt sich alles auf |
| | Tinnitus, allmählich beginnend | | Knacken beim Schlucken zu hören |
| | Durst | | Durst besonders nachts |
| | Obstipation, trockener Stuhl | | Obstipation |
| | dunkler, spärlicher Urin | | Störungen im Wasserhaushalt |
| | flushartig gerötete Wangen, kleine rote Flecke | | Gesicht ist oft gerötet |
| | trockene, rauhe Haut | | trockene Haut |
| | hagerer Typ | | chronische Erschöpfung und Abmagerung |
| | vorzeitige, nächtliche Samenverluste | | |
| | Rückenschmerzen | | Lumbago |
| | psychische Unruhe, inneres Angstgefühl | | Mißtrauen, unruhig |
| | Schlaflosigkeit | | hartnäckige Schlaflosigkeit |

## 8.2.3 Bl 21 als Shu-Punkt

Name
**Wei Shu – »Zustimmungspunkt des Magens«**

Spezifische Qualifikation
- Shu-Punkt der Magen-Leitbahn

Spezifische Wirkrichtung
- reguliert und stärkt das Magen-Qi
- beseitigt Nässe
- befriedet den Magen
- behebt Nahrungsstagnation
- kräftigt die Mitte
- nährt Qi und Blut

Lage
2 Querfinger lateral der Mittellinie zwischen 12. BWK und 1. LWK

Homöopathikum
- **Abrotanum**
- **Aethusa**

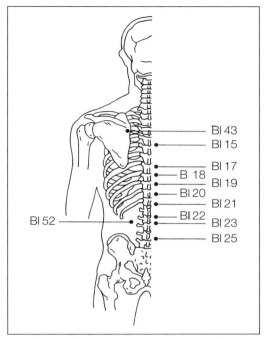

Abb. 51

| TCM: Bl 21 | Syndrome | | Homöopathikum: Abrotanum |
|---|---|---|---|
| Name | Symptome | | Symptome |
| Leber attackiert den Magen | Reizbarkeit<br>Distension und Schmerzen im Epigastrium und Hypogastrium<br>saurer Reflux<br>Aufstoßen, Übelkeit, Erbrechen | | reizbar<br>Schmerzen im Magen; Gefühl, als ob Magen im Wasser schwämme<br>Erbrechen |
| Milz-Qi-Mangel | Appetitlosigkeit | ! | schlechter Appetit oder Abmagerung bei Heißhunger |
| | müde, schlapp, lustlos | ! | große Schwäche nach Grippe |
| | weiche Stühle bis Durchfall | ! | |
| | postprandiale Distension | | Gefühl, als ob Magen in Wasser schwämme |
| | leichte Bauchschmerzen, Spannungsgefühl – besser durch Druck | | Gefühl, als ob Därme nicht nach unten sänken |
| | blaßgelber, fahler Teint | | Blässe |
| | Schwäche der Extremitäten | | Beine stark abgemagert, Gelenke steif und lahm |
| | Übelkeit | | Verdauungsbeschwerden mit Erbrechen |
| | Engegefühl im Thorax und Epigastrium | | rohes Gefühl in den Atemwegen |
| | Schweregefühl | | Gefühl, als ob Därme nicht nach unten sänken |
| | Leere im Kopf, Somnolenz<br>langsames Sprechen | | |

| TCM: Bl 21 | Syndrome | | Homöopathikum: Abrotanum |
|---|---|---|---|
| Name | Symptome | | Symptome |
| Milz-Qi-Mangel (Forts.) | erhöhtes Körpergewicht | | |
| | gerötete Stirn | | |
| | Appetitverlust | | schlechter Appetit oder Abmagerung bei Heißhunger |
| | allgemeine Schwäche | | große Schwäche nach Grippe, Marasmus |
| Milz- und Lungen-Qi-Mangel | Appetitlosigkeit | | schlechter Appetit oder Abmagerung bei Heißhunger |
| | Müdigkeit | ! | große Schwäche nach Grippe |
| | Atemnot | ! | behinderte Atmung |
| | weiche Stühle | | Diarrhoe und Obstipation wechselnd |
| | schwache Stimme | | große Schwäche nach Grippe |
| | leuchtend weißes Gesicht | | Blässe |
| | Spontanschweiß | | |
| Milz- und Leber-Blut-Mangel | Schwindelgefühl | ! | |
| | weiche Stühle | ! | Diarrhoe und Obstipation wechselnd |
| | Müdigkeit | | große Schwäche nach Grippe |
| | blaßgelbe, fahle Gesichtsfarbe | | Blässe |
| | Appetitlosigkeit | | schlechter Appetit oder Abmagerung bei Heißhunger |
| | unscharfes Sehen | | trübe blickende Augen |
| | Taubheits- und Kribbelgefühl der Extremitäten | | Stechen und Kälte in Finger und Füßen |
| Magen-Qi-Mangel | morgendliche Müdigkeit | | |
| | unangenehmes, unbestimmtes Gefühl im Epigastrium | | Gefühl, als ob Magen in Wasser schwämme |
| | Appetitlosigkeit | | schlechter Appetit oder Abmagerung bei Heißhunger |
| | keine Geschmacksempfindung | | |
| | weiche Stühle | | Diarrhoe und Obstipation wechseln |
| | schwache Extremitäten | | Beine stark abgemagert, Gelenke steif und lahm |
| Magen-Leere und Magen-Kälte | unangenehmes Gefühl im Epigastrium, das durch Essen gebessert wird; auch dumpfe Schmerzen | ! | Gefühl, als ob Därme nicht nach unten sänken; Gefühl, als ob Magen in Wasser schwämme |
| | Müdigkeit | ! | große Schwäche nach Grippe |
| | kalte Extremitäten | ! | Kälte in Fingern und Füßen |
| | Appetitlosigkeit | | schlechter Appetit oder Abmagerung bei Heißhunger |
| | Vorliebe für warme Speisen und Getränke | | schlimmer bei kalter Luft |
| | Erbrechen klarer Flüssigkeiten | | Erbrechen |
| | weiche Stühle | | Diarrhoe und Obstipation wechselnd |
| | kein Durst | | |
| Kollaps des Dickdarms | chronischer Durchfall | ! | Diarrhoe und Obstipation wechselnd |
| | Analprolaps | ! | |
| | Hämorrhoiden | | Hämorrhoiden |

| TCM: Bl 21 | Syndrome | Homöopathikum: Abrotanum |
|---|---|---|
| Name | Symptome | Symptome |
| Kollaps des Dickdarms (Forts.) | Müdigkeit nach dem Stuhlgang<br>kalte Extremitäten<br>Appetitlosigkeit<br><br>psychische Erschöpfung<br>Verlangen nach warmen Getränken<br>Verlangen nach Bauchmassagen | Kälte in Finger und Füßen<br>schlechter Appetit oder Abmagerung bei Heißhunger<br>Marasmus<br>schlimmer bei kalter Luft |

| TCM: Bl 21 | Syndrome | | Homöopathikum: Aethusa |
|---|---|---|---|
| Name | Symptome | | Symptome |
| Leber attackiert den Magen | Reizbarkeit<br>Distension und Schmerzen im Epigastrium und Hypogastrium<br><br>saurer Reflux, Aufstoßen, Übelkeit, Erbrechen | | Idiotie kann wechseln mit Reizbarkeit<br>anhaltende Schmerzen im Abdomen, schmerzhafte Zusammenziehung des Magens<br>Aufstoßen der Speisen ca. 1 Stunde nach dem Essen, Erbrechen |
| Milz-Qi-Mangel | Appetitlosigkeit<br>müde, schlapp, lustlos<br>weiche Stühle bis Durchfall<br>postprandiale Distension<br><br>leichte Bauchschmerzen, Spannungs-gefühl – besser durch Druck<br>blaßgelber, fahler Teint<br>Schwäche der Extremitäten<br><br>Übelkeit<br>Engegefühl im Thorax und Epigastrium<br><br>Schweregefühl<br><br>Leere im Kopf, Somnolenz<br>langsames Sprechen<br>erhöhtes Körpergewicht<br>gerötete Stirn<br>Appetitverlust<br>allgemeine Schwäche | !<br>!<br>! | „Hirnmüdigkeit", sehr erschöpft<br>unverdauter, dünner, grünlicher Stuhl<br>Aufstoßen der Speisen ca. 1 Stunde nach dem Essen, Erbrechen<br>Schmerzen im Abdomen<br><br><br>Schwäche der unteren Extremitäten, Taubheit von Händen und Füßen<br>Übelkeit beim Anblick von Nahrung<br>schmerzhaftes Zusammenziehen des Magens<br>kann nicht aufrecht stehen oder Kopf hochhalten |
| Milz- und Lungen-Qi-Mangel | Appetitlosigkeit<br>Müdigkeit<br>Atemnot<br>weiche Stühle<br>schwache Stimme<br><br>leuchtend weißes Gesicht<br>Spontanschweiß | !<br>!<br>! | „Hirnmüdigkeit", sehr erschöpft<br>schwierige, beklemmende, ängstliche Atmung<br>unverdauter, dünner, grünlicher Stuhl<br>leidet, so daß Patient nicht mehr sprechen kann<br><br>kalte Schweißausbrüche |

| TCM: Bl 21 | Syndrome | | Homöopathikum: Aethusa |
|---|---|---|---|
| Name | Symptome | | Symptome |
| Milz- und Leber-Blut-Mangel | Schwindelgefühl | ! | Schwindel und Benommenheit |
| | weiche Stühle | ! | unverdauter, dünner, grünlicher Stuhl |
| | Müdigkeit | | „Hirnmüdigkeit", sehr erschöpft |
| | blaßgelbe, fahle Gesichtsfarbe | | |
| | Appetitlosigkeit | | |
| | unscharfes Sehen | | Photophobie, Pupillen erweitert |
| | Taubheits- und Kribbelgefühl der Extremitäten | | Schwäche der unteren Extremitäten, Taubheit von Händen und Füßen |
| Magen-Qi-Mangel | morgendliche Müdigkeit | | soporöse Zustände |
| | unangenehmes, unbestimmtes Gefühl im Epigastrium | | anhaltende Schmerzen im Abdomen, schmerzhafte Zusammenziehung des Magens |
| | Appetitlosigkeit | | |
| | keine Geschmacksempfindung | | |
| | weiche Stühle | | unverdauter, dünner, grünlicher Stuhl |
| | schwache Extremitäten | | Schwäche der unteren Extremitäten |
| Magen-Leere und Magen-Kälte | unangenehmes Gefühl im Epigastrium, das durch Essen gebessert wird; auch dumpfe Schmerzen | ! | anhaltende Schmerzen im Abdomen, schmerzhafte Zusammenziehung des Magens |
| | Müdigkeit | ! | „Hirnmüdigkeit", sehr erschöpft |
| | kalte Extremitäten | ! | |
| | Appetitlosigkeit | | |
| | Vorliebe für warme Speisen und Getränke | | |
| | Erbrechen klarer Flüssigkeiten | | heftiges Erbrechen einer weißen, schaumigen Masse |
| | weiche Stühle | | unverdauter, dünner, grünlicher Stuhl |
| | kein Durst | | kein Durst |
| Kollaps des Dickdarms | chronischer Durchfall | ! | unverdauter, dünner, grünlicher Stuhl |
| | Analprolaps | ! | |
| | Hämorrhoiden | | |
| | Müdigkeit nach dem Stuhlgang | | |
| | kalte Extremitäten | | |
| | Appetitlosigkeit | | |
| | psychische Erschöpfung | | Hirnmüdigkeit, große Erschöpfung |
| | Verlangen nach warmen Getränken | | |
| | Verlangen nach Bauchmassagen | | |

## 8.2.4 Ma 40 als Luo-Punkt

Name
**Feng Long – »Üppige Fülle«**

Spezifische Qualifikation
- Luo-Punkt der Magen-Leitbahn

Spezifische Wirkrichtung
- beseitigt Schleim und Nässe
- beruhigt Asthma
- beseitigt Hitze
- beruhigt und klärt den Geist
- öffnet den Brustkorb
- leitet aus der Nase aus
- reguliert Magen und Milz
- macht die Nebengefäße durchgängig

Lage
Auf der Hälfte der Strecke zwischen Kniegelenk und Knöchel, 1 Querfinger hinter dem Rand der Tibia

Homöopathikum
- **Moschus**

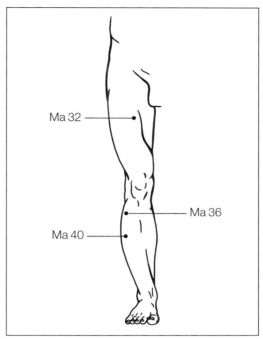

Abb. 52

| TCM: Ma 40 | Syndrome | | Homöopathikum: Moschus |
|---|---|---|---|
| **Name** | **Symptome** | | **Symptome** |
| Schleim-Feuer quält das Herz | psych. Symptome: Rastlosigkeit, Schreckhaftigkeit, unzusammenhängendes Sprechen, Verwirrtheit, Neigung zum Schlagen oder Schelten, unkontrolliertes Lachen oder Weinen, agitierter Zustand, redet mit sich selbst, Depressionen, Stumpfsinn, Aphasie bis Koma<br>bitterer Mundgeschmack<br>Schlaflosigkeit, Träume<br>Palpitationen<br>Gesichtsrötung<br>Mundtrockenheit, Mundgeschwüre<br>Durst<br>dunkler, gelber Urin | | unkontrolliertes Gelächter, Schelten, Angst, erschrecktes Hochfahren<br><br><br><br><br><br>hysterisches Herzklopfen |
| Kalter Schleim benebelt den Geist | psychische Verwirrtheit, introvertiert, Selbstgespräche, Aphasie<br>Rasseln in der Kehle<br><br>plötzliche Bewußtlosigkeit | !<br><br>! | unkontrolliertes Gelächter, Schelten, Angst, erschrecktes Hochfahren<br>Stimmritzenkrampf, Schleim kann nicht abgehustet werden<br>Ohnmachtsanfälle |

| TCM: Ma 40 Name | Syndrome Symptome | | Homöopathikum: Moschus Symptome |
|---|---|---|---|
| Kalter Schleim benebelt den Geist (Forts.) | Lethargie, Anstarren von Wänden, Stupor Erbrechen Sprachstörungen Schmerzen und/oder dumpfes Gefühl in der Brust Benommenheit Depressionen | | Hypochondrie  Spasmen in der Brust  Hypochondrie |
| Nässe-Schleim verlegt die Lunge | chronischer Husten Sputum: reichlich, schaumig, weiß weiß-teigiger Teint Engegefühl im Thorax Beklemmungsgefühl, Erstickungs- gefühl, Angst, Atemnot feuchte Atemgeräusche Abneigung gegen Liegen Lethargie Appetitmangel | ! ! | Husten  Brustbeklemmung Brustbeklemmung, erschwerte Atmung, Asthma Schleim kann nicht abgehustet werden → Schleim kann nicht abgehustet werden Hypochondrie Widerwille gegen Nahrung |
| Schleim-Hitze verlegt die Lunge | schmerzhafter Husten, Entzündungen Sputum gelb oder grün, dick, blutig tingiert, faulig riechend Atemnot, Asthma  Engegefühl im Thorax Fieber, Hitzeempfindungen | ! ! | Husten  Brustbeklemmung, erschwerte Atmung, Asthma Brustbeklemmung |
| Schleim- Flüssigkeit verlegt die Lunge | Husten, auch durch Erschrecken weißes, wäßriges, schaumiges Sputum Atemnot  Plätschern im Brustkorb Frösteln | ! ! | Husten  Brustbeklemmung, erschwerte Atmung, Asthma Schleim kann nicht abgehustet werden Kälte |

# 9. Lungen-Leitbahn

## 9.1 Hauptpunkte

### 9.1.1 Lu 9 als Tonisierungspunkt

Name
**Tai Yuan – »Tiefster Wasserstrudel«**

Spezifische Qualifikation
- Tonisierungspunkt der Lungen-Leitbahn

Spezifische Wirkrichtung
- löst Schleim
- reguliert das Lungen-Qi
- wirkt antitussiv
- tonisiert Qi und Yin der Lunge
- tonisiert das Zong Qi
- fördert den Kreislauf des Blutes
- beeinflußt den Puls
- beseitigt Hitze aus der Lunge und Leber
- reguliert den Säftehaushalt
- reguliert den Oberen Erwärmer
- macht die Leitbahnen und Nebengefäße durchgängig

Lage
Auf der Radialisrinne, in der Handgelenksfalte

Homöopathikum
- **Ammonium carbonicum**

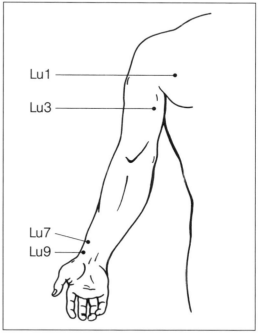

Abb. 53

| TCM: Lu 9 | Syndrome | | Homöopathikum: Ammonium carb. |
|---|---|---|---|
| Name | Symptome | | Symptome |
| Milz- und Lungen-Qi-Mangel | Appetitlosigkeit<br>Müdigkeit<br>Atemnot<br>weiche Stühle<br>schwache Stimme<br>leuchtend weißes Gesicht<br>Spontanschweiß | !<br>!<br>! | müde, matt<br>mühsame Atmung |
| Lungen-Qi-Mangel | Atemnot<br>schwache Stimme<br>leuchtend weißes Gesicht<br>Husten, Hüsteln<br>Sputum: wäßrig, klar, dünnflüssig<br>schwitzt untertags | !<br>!<br>! | mühsame Atmung<br><br><br>Husten<br>Emphysem<br>kalter Schweiß |

| TCM: Lu 9 Name | Syndrome Symptome | Homöopathikum: Ammonium carb. Symptome |
|---|---|---|
| Lungen-Qi-Mangel (Forts.) | Abneigung gegen Sprechen, Sprechen verschlimmert Atemnot Abneigung gegen Kälte Erkältungsneigung Müdigkeit, leichte Erschöpfbarkeit | schlimmer bei kalt-nassem Wetter Winterkatarrh, leicht erkältet müde, matt |
| Lungen-Yin-Mangel | trockener Husten unproduktives, weniges oder spärliches, zähes, klebriges, gelbes, evtl. brockiges Sputum Blutungen der Atemwege Hitzegefühl/Fieber am Nachmittag ! trockener Mund und Rachen Hitzewallungen gerötete Augen Nachtschweiße Schlafstörungen Stimme rauh und kratzend, Heiserkeit Abmagerung | Husten schleimiges Sputum<br><br><br>starke Trockenheit von Mund und Rachen<br>Brennen der Augen kalter Schweiß fährt aus dem Schlaf hoch Heiserkeit |
| Trockenheit der Lunge | Kopfschmerzen<br>Fieber trockene Nase und Kehle trockener Husten mit wenig/ohne Sputum | Gefühl von Stößen, die durch den Kopf gehen<br>starke Trockenheit von Mund und Rachen Husten |
| Schleim-Flüssigkeit verlegt die Lunge | Husten ! weißes, wäßriges, schaumiges Sputum ! Atemnot Plätschern im Brustkorb Frösteln | Husten Emphysem mühsame Atmung Emphysem schlimmer durch Kälte |
| Nieren- und Lungen-Yin Mangel | trockener Husten, abends schlimmer ! Hitzegefühl am Abend ! Nachtschweiße ! trockener Mund dünner Körper Belastungsdyspnoe Lumbalgie schwache Extremitäten nächtlicher Samenerguß | Husten<br><br>kalte Schweiße starke Trockenheit von Mund und Rachen<br>mühsame Atmung Ischias<br>Erektion ohne Verlangen |

## 9.1.2 Lu 5 als Sedierungspunkt

Name
**Chi Ze – »Sumpf am Ellenbogen«**

Spezifische Qualifikation
- Sedierungspunkt der Lungen-Leitbahn

Spezifische Wirkrichtung
- beseitigt Lungen-Hitze
- senkt das Lungen-Qi ab
- entfernt Schleim aus der Lunge
- unterstützt die Harnblase
- entspannt die Sehnen
- reguliert Feuchtigkeit
- leitet Nässe aus
- stärkt das Lungen-Yin

Lage
Radial der Bizepssehne in der Ellenbeugefalte.

Homöopathie
- **Ferrum phosphoricum**

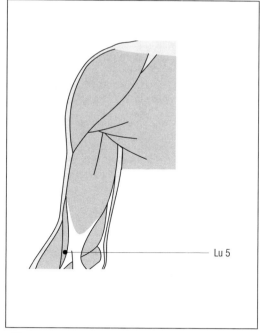

Abb. 54

| TCM: Lu 5 Name | Syndrome Symptome | | Homöopathikum: Ferrum phosphoricum Symptome |
|---|---|---|---|
| Schleim-Feuer quält das Herz | psych. Symptome: Rastlosigkeit, Schreckhaftigkeit, unzusammen-hängendes Sprechen, Verwirrtheit, Neigung zum Schlagen oder Schelten, unkontrolliertes Lachen oder Weinen, agitierter Zustand, redet mit sich selbst, Depressionen, Stumpfsinn, Aphasie bis Koma, Bewußtlosigkeit bitterer Mundgeschmack | ! | |
| | Schlaflosigkeit, Träume | | schlaflos, ängstliche Träume |
| | Palpitationen | | Herzklopfen |
| | Gesichtsrötung | | gerötetes Gesicht |
| | Mundtrockenheit, Mundgeschwüre | | |
| | Durst | | |
| | dunkler, gelber Urin | | |
| Nässe-Schleim verlegt die Lunge | chronischer Husten | ! | Husten |
| | Sputum: reichlich, schaumig, weiß | ! | |
| | weiß-teigiger Teint | | Blässe |
| | Engegefühl im Thorax | | Kongestion der Lunge |

| TCM: Lu 5 | Syndrome | Homöopathikum: Ferrum phosphoricum |
|---|---|---|
| Name | Symptome | Symptome |
| Nässe-Schleim verlegt die Lunge (Forts.) | Beklemmungsgefühl, Erstickungsgefühl, Angst, Atemnot<br>feuchte Atemgeräusche<br>Abneigung gegen Liegen<br>Lethargie<br>Appetitmangel | Dyspnoe<br><br>feine Rasselgeräusche<br><br>Schwäche |
| Schleim-Hitze verlegt die Lunge | schmerzhafter Husten, Entzündungen !<br>Sputum gelb oder grün, dick, blutig !<br>tingiert, faulig riechend<br>Atemnot, Asthma<br>Engegefühl im Thorax<br>Fieber, Hitzeempfindungen | Husten<br>oft blutstreifiger Auswurf<br><br>Dyspnoe<br>Kongestion der Lunge<br>Fieber |
| Schleim-Flüssigkeit verlegt die Lunge | Husten !<br>weißes, wäßriges, schaumiges !<br>Sputum<br>Atemnot<br>Plätschern im Brustkorb<br>Frösteln | Husten<br><br><br>Dyspnoe<br>feine Rasselgeräusche<br>Kälte im ganzen Körper |
| Lungen-Yin-Mangel | trockener Husten !<br>unproduktives, weniges oder spärliches, zähes, klebriges, gelbes, evtl. brockiges Sputum<br>Blutungen der Atemwege<br>Hitzegefühl/Fieber am Nachmittag !<br>trockener Mund, Rachen<br>Hitzewallungen<br>gerötete Augen<br>Nachtschweiße<br>Schlafstörungen<br>Stimme rauh und kratzend, Heiserkeit<br>Abmagerung | Husten<br>harter, trockner Husten<br><br><br>oft blutig tingiertes Sputum<br>Fieber<br><br><br>Augen rot entzündet<br>Nachtschweiße<br>schlaflos<br>Heiserkeit<br><br>anämisch mit falscher Plethora |
| Befall der Lunge durch Wind-Hitze | hohes Fieber !<br>Abneigung gegen Kälte !<br>Halsschmerzen !<br>Husten<br>gelber, klebriger Auswurf<br>verstopfte, trockene Nase oder Nasenrinnen mit gelb-grünlichem, klumpigem Schleim<br>Kopf- und Körperschmerzen<br>Schwitzen<br>Durst<br>geschwollene Tonsillen<br>Trockenheit, trockener Rachen<br>beschleunigte Atmung | Fieber<br>Kälte im ganzen Körper<br>Schlundenge gerötet und entzündet<br>Husten<br><br>erstes Stadium einer Erkältung<br><br>Kopfschmerzen<br>Nachtschweiße<br>Durst<br>Mandeln rot und geschwollen<br><br>Dyspnoe |

| TCM: Lu 5 Name | Syndrome Symptome | Homöopathikum: Ferrum phosphoricum Symptome |
|---|---|---|
| Befall der Lunge durch Wind-Hitze (Forts.) | Fieber Verlangen nach Kühlung Verstopfung dunkler Urin | Fieber |
| Trockenheit der Lunge | Kopfschmerzen Fieber trockene Nase und Kehle trockener Husten mit wenig/ohne Sputum | Kopfschmerzen Fieber Husten |

## 9.2 Spezialpunkt

### 9.2.1 Lu 9 als Yuan-Punkt

Name
**Tai Yuan – »Tiefster Wasserstrudel«**

Spezifische Qualifikation
- Yuan-Punkt der Lungen-Leitbahn

Spezifische Wirkrichtung
- löst Schleim
- reguliert das Lungen-Qi
- wirkt antitussiv
- tonisiert Qi und Yin der Lunge
- tonisiert das Zong-Qi
- fördert den Kreislauf des Blutes
- beeinflußt den Puls
- beseitigt Hitze aus der Lunge und Leber
- reguliert den Säftehaushalt
- reguliert den Oberen Erwärmer
- macht die Leitbahn und Nebengefäße durchgängig

Homöopathikum
- **Carbo vegetabilis**
- **Sanguinaria**

*Hinweis:*
Abbildung siehe 9.1.1, Seite 169

| TCM: Lu 9 | Syndrome | | Homöopathikum: Carbo vegetabilis |
|---|---|---|---|
| Name | Symptome | | Symptome |
| Milz- und Lungen-Qi-Mangel | Appetitlosigkeit<br>Müdigkeit<br>Atemnot<br>weiche Stühle<br>schwache Stimme<br>leuchtend weißes Gesicht<br>leichter Spontanschweiß | !<br>!<br>! | allgemein matt, schwach, kachektisch;<br>Eindruck, als würde er nicht durchhalten<br>asthmatische Zustände<br>schmerzhafte Diarrhoe<br>Stimme versagt bei leichter Anstrengung<br>blasse und zyanotische Haut<br>kalte Schweiße |
| Lungen-Qi-Mangel | Atemnot<br>schwache Stimme<br>leuchtend weißes Gesicht<br>Husten, Hüsteln<br>Sputum: wäßrig, klar, dünnflüssig<br>schwitzt untertags<br>Abneigung gegen Sprechen, Sprechen verschlimmert Atemnot<br>Abneigung gegen Kälte<br>Erkältungsneigung<br>Müdigkeit, leichte Erschöpfbarkeit | !<br>!<br>! | asthmatische Zustände<br>Stimme versagt bei leichter Anstrengung<br>blasse und zyanotische Haut<br>Husten<br><br>kalte Schweiße<br>verminderte Lebenskraft, asthmatische Zustände<br>schlimmer bei Kälte<br>„Bakterien finden reichen Boden"<br>verminderte Lebenskraft |

| TCM: Lu 9 Name | Syndrome Symptome | | Homöopathikum: Carbo vegetabilis Symptome |
|---|---|---|---|
| Lungen-Yin-Mangel | trockener Husten | ! | Husten |
| | unproduktives, wenig oder spärliches, zähes, klebriges, gelbes, evtl. brockiges Sputum | | übelriechender Auswurf |
| | Blutungen der Atemwege | | Blutungen aus der Lunge |
| | Hitzegefühl/Fieber am Nachmittag | ! | hektisches Fieber |
| | trockener Mund, Rachen | | |
| | Hitzewallungen | | |
| | gerötete Augen | | Brennen der Augen |
| | Nachtschweiße | | kalte Schweiße |
| | Schlafstörungen | | |
| | Stimme rauh und kratzend, Heiserkeit | | tiefe, rauhe Stimme, Heiserkeit |
| | Abmagerung | | kachektisch |
| Trockenheit der Lunge | Kopfschmerzen | | Kopfschmerzen |
| | Fieber | | hektisches Fieber |
| | trockene Nase und Kehle | | |
| | trockener Husten mit wenig/ohne Sputum | | Husten |
| Schleim-Flüssigkeit verlegt die Lunge | Husten, auch durch Erschrecken | ! | Husten |
| | weißes, wäßriges, schaumiges Sputum | ! | übelriechender Auswurf |
| | Atemnot | | asthmatische Zustände |
| | Plätschern im Brustkorb | | Schleimrasseln in der Brust |
| | Frösteln | | Frösteln |
| Nieren- und Lungen-Yin-Mangel | trockener Husten, abends schlimmer | ! | Husten |
| | Hitzegefühl am Abend | ! | Brennen an verschiedenen Stellen |
| | Nachtschweiße | ! | kalte Schweiße |
| | trockener Mund | | |
| | dünner Körper | | kachektisch |
| | Belastungsdyspnoe | | asthmatische Zustände |
| | Lumbalgie | | brennende Schmerzen der Knochen |
| | schwache Extremitäten | | Gelenke schwach |
| | nächtliche Samenverluste | | Absonderung von Prostataflüssigkeit beim Stuhl |

| TCM: Lu 9 Name | Syndrome Symptome | | Homöopathikum: Sanguinaria Symptome |
|---|---|---|---|
| Milz- und Lungen-Qi-Mangel | Appetitlosigkeit | ! | |
| | Müdigkeit | ! | |
| | Atemnot | ! | Kongestion der Lunge |
| | weiche Stühle | | |
| | schwache Stimme | | Stimme verändert |
| | leuchtend weißes Gesicht | | |
| | Spontanschweiß | | klimakterische Beschwerden |

| TCM: Lu 9 Name | Syndrome Symptome | | Homöopathikum: Sanguinaria Symptome |
|---|---|---|---|
| Lungen-Qi-Mangel | Atemnot | ! | Kongestion der Lunge |
| | schwache Stimme | ! | Stimme verändert |
| | leuchtend weißes Gesicht | | |
| | Husten | | kurzer Husten |
| | Sputum: wäßrig, klar, dünnflüssig | | Speichelfluß |
| | schwitzt untertags | | |
| | Abneigung gegen Sprechen, | | |
| | Sprechen verschlimmert Atemnot | | |
| | Abneigung gegen Kälte | | |
| | Erkältungsneigung | | chronische Katarrhe |
| | Müdigkeit, leichte Erschöpfbarkeit | | |
| Lungen-Yin-Mangel | trockener Husten | ! | kurzer Husten |
| | unproduktives, wenig oder spärliches, zähes, klebriges, gelbes, evtl. brockiges Sputum | | dicker, gelber Auswurf |
| | Blutungen der Atemwege | | |
| | Hitzegefühl/Fieber am Nachmittag | ! | Hitzewallungen |
| | trockener Mund, Rachen | | Tendenz zur Trockenheit |
| | Hitzewallungen | | Hitzewallungen |
| | gerötete Augen | | (Schmerzen in den Augen) |
| | Nachtschweiße | | klimakterische Beschwerden |
| | Schlafstörungen | | |
| | Stimme rauh und kratzend, Heiserkeit | | Stimme verändert, heiser |
| | Abmagerung | | |
| Trockenheit der Lunge | Kopfschmerzen | | Kopfschmerzen |
| | Fieber | | |
| | trockene Nase und Kehle | | Tendenz zur Trockenheit |
| | trockener Husten mit wenig/ohne Sputum | | kurzer Husten |
| Schleim-Flüssigkeit verlegt die Lunge | Husten, auch durch Erschrecken | ! | kurzer Husten |
| | weißes, wäßriges, schaumiges Sputum | ! | Speichelfluß |
| | Atemnot | | Kongestion der Lunge |
| | Plätschern im Brustkorb | | |
| | Frösteln | | |
| Nieren- und Lungen-Yin-Mangel | trockener Husten, abends schlimmer | ! | kurzer Husten |
| | Hitzegefühl am Abend | ! | Hitzewallungen |
| | Nachtschweiße | ! | klimakterische Beschwerden |
| | trockener Mund | | Tendenz zur Trockenheit |
| | dünner Körper | | |
| | Belastungsdyspnoe | | Kongestion der Lunge |
| | Lumbalgie | | |
| | schwache Extremitäten | | |
| | nächtliche Samenverluste | | |

## 9.2.2 Lu 1 als Mu-Punkt

Name
**Zhong Fu – »Palast der Mitte«**

Spezifische Qualifikation
- Mu-Punkt der Lungen-Leitbahn

Spezifische Wirkrichtung
- reguliert das Lungen-Qi
- antitussiv
- fördert das Absteigen des Lungen-Qi
- löst Völleempfindungen im Thorax
- wirkt analgetisch
- klärt Lungen-Hitze
- tonisiert Lungen-Yin
- stützt das Milz-Qi
- reguliert Feuchtigkeit

Lage
In der vorderen Axillarlinie in Höhe des 1. Interkostalraumes am lateralen Ende der Klavikula

Homöopathikum
- **Hepar sulfuris**

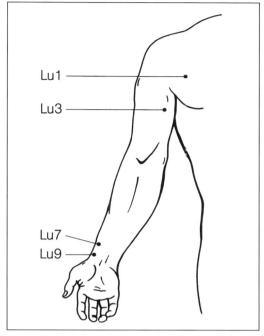

Abb. 55

| TCM: Lu 1 Name | Syndrome Symptome | | Homöopathikum: Hepar sulfuris Symptome |
|---|---|---|---|
| Nässe-Schleim verlegt die Lunge | chronischer Husten | ! | harter, scharrender Husten |
| | Sputum: reichlich, schaumig, weiß | ! | |
| | weiß-teigiger Teint | | blaß-gelbliche Gesichtsfarbe |
| | Engegefühl im Thorax | | Magengegend aufgetrieben |
| | Beklemmungsgefühl, Erstickungsgefühl, Angst | | erstickender Husten |
| | Atemnot | | Erstickungsanfälle |
| | feuchte Atemgeräusche | | rasselnder Husten |
| | Abneigung gegen Liegen | | |
| | Lethargie | | niedergeschlagen, traurig |
| | Appetitmangel | | Widerwillen gegen fette Nahrung |
| Schleim-Hitze verlegt die Lunge | schmerzhafter Husten, Entzündungen | ! | harter, scharrender Husten |
| | Sputum gelb oder grün, dick, blutig tingiert, faulig riechend | ! | |
| | Atemnot, Asthma | | Erstickungsanfälle |
| | Engegefühl im Thorax | | erstickender Husten |
| | Fieber, Hitzeempfindungen | | trockene Hitze |

| TCM: Lu 1 Name | Syndrome Symptome | | Homöopathikum: Hepar sulfuris Symptome |
|---|---|---|---|
| Lungen-Yin-Mangel | trockener Husten | ! | harter, scharrender Husten |
| | unproduktives, wenig oder spärliches, zähes, klebriges, gelbes, evtl. brockiges Sputum | | wenig Auswurf |
| | Blutungen der Atemwege | | Mund leicht blutend |
| | Hitzegefühl/Fieber am Nachmittag | ! | trockene Hitze |
| | trockener Mund, Rachen | | |
| | Hitzewallungen | | trockene Hitze |
| | gerötete Augen | | eitrige Prozesse am Auge |
| | Nachtschweiße | | reichliche Schweiße |
| | Schlafstörungen | | |
| | Stimme rauh und kratzend, Heiserkeit | | Heiserkeit mit Verlust der Stimme |
| | Abmagerung | | |
| Nieren- und Lungen-Yin-Mangel | trockener Husten, abends schlimmer | ! | harter, scharrender Husten |
| | Hitzegefühl am Abend | ! | trockende Hitze |
| | Nachtschweiße | ! | reichliche Schweiße |
| | trockener Mund | | |
| | dünner Körper | | |
| | Belastungsdyspnoe | | Erstickungsanfälle |
| | Lumbalgie | | |
| | schwache Extremitäten | | Neigung zu Verrenkungen |
| | nächtliche Samenverluste | | Erregung und Ergüsse ohne amouröse Phantasien |

## 9.2.3 Bl 13 als Shu-Punkt

Name
**Fei Shu – »Zustimmungspunkt der Lunge«**

Spezifische Qualifikation
- Shu-Punkt der Lungen-Leitbahn

Spezifische Wirkrichtung
- stimuliert die verteilende und absenkende Wirkung der Lunge
- reguliert das Lungen-Qi
- reguliert Ying-Qi und Wei-Qi
- stärkt das Lungen-Qi
- stillt Husten
- beseitigt Nässe
- kühlt Hitze

Lage
Zwischen 3. und 4. BWK 2 Querfinger lateral der Mittellinie

Homöopathikum
- **Antimonium tartaricum**

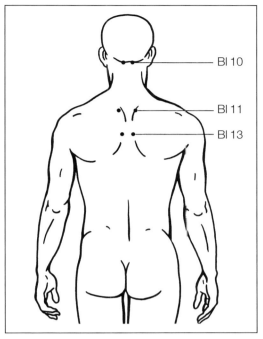

Abb. 56

| TCM: Bl 13 Name | Syndrome Symptome | | Homöopathikum: Antimonium tart. Symptome |
|---|---|---|---|
| Milz- und Lungen-Qi-Mangel | Appetitlosigkeit<br>Müdigkeit<br>Atemnot<br>weiche Stühle<br>schwache Stimme<br>leuchtend weißes Gesicht<br>Spontanschweiße | !<br>!<br>! | Appetitlosigkeit<br>große Benommenheit<br>rasches, kurzes, schwieriges Atmen<br>Diarrhoe<br>Schwäche<br>Blässe<br>Schweiße |
| Lungen-Qi-Mangel | Atemnot<br>schwache Stimme<br>leuchtend weißes Gesicht<br>Husten, Hüsteln<br>Sputum: wäßrig, klar, dünnflüssig<br>schwitzt untertags<br>Abneigung gegen Sprechen, Sprechen verschlimmert Atemnot<br>Abneigung gegen Kälte<br>Erkältungsneigung<br>Müdigkeit, leichte Erschöpfbarkeit | !<br>!<br>! | rasches, kurzes, schwieriges Atmen<br>Schwäche<br>Blässe<br>Husten<br>geringer Auswurf<br>Schweiße<br><br><br><br><br>Benommenheit |

| TCM: Bl 13 Name | Syndrome Symptome | | Homöopathikum: Antimonium tart. Symptome |
|---|---|---|---|
| Lungen-Yin-Mangel | trockener Husten | ! | Husten |
| | unproduktives, wenig oder spärliches, zähes, klebriges, gelbes, evtl. brockiges Sputum | | geringer Auswurf |
| | Blutungen der Atemwege | | |
| | Hitzegefühl/Fieber am Nachmittag | ! | intensive Hitze, intermittierende Fieber |
| | trockener Mund, Rachen | | trockene Zunge |
| | Hitzewallungen | | intensive Hitze |
| | gerötete Augen | | |
| | Nachtschweiße | | Schweiße |
| | Schlafstörungen | | beim Einschlafen Gefühl von elektrischen Stromstärken, Schlafsucht |
| | Stimme rauh und kratzend, Heiserkeit | | Heiserkeit |
| | Abmagerung | | Erbrechen bis tödliche Schwäche |
| Nässe-Schleim verlegt die Lunge | chronischer Husten | ! | Husten |
| | Sputum: reichlich, schaumig, weiß | ! | |
| | weiß-teigiger Teint | | Blässe |
| | Engegefühl im Thorax | | |
| | Beklemmungsgefühl, Erstickungsgefühl, Angst, Atemnot | | rasches, kurzes, schwieriges Atmen |
| | feuchte Atemgeräusche | | Schleimrasseln |
| | Abneigung gegen Liegen | | schlimmer beim Liegen nachts |
| | Lethargie | | Benommenheit |
| | Appetitmangel | | |
| Schleim-Hitze verlegt die Lunge | schmerzhafter Husten, Entzündungen | ! | Husten |
| | Sputum gelb oder grün, dick, blutig tingiert, faulig riechend | ! | (geringer Auswurf) |
| | Atemnot, Asthma | | rasches, kurzes, schwieriges Atmen |
| | Engegefühl im Thorax | | schwieriges Atmen |
| | Fieber, Hitzeempfindungen | | intensive Hitze, intermittierende Fieber |
| Schleim-Flüssigkeit verlegt die Lunge | Husten | ! | Husten |
| | weißes, wäßriges, schaumiges Sputum | ! | (geringer Auswurf) |
| | Atemnot | | rasches, kurzes, schwieriges Atmen |
| | Plätschern im Brustkorb | | starkes Schleimrasseln |
| | Frösteln | | Frösteln |
| Befall der Lunge durch Wind-Hitze | Abneigung gegen Kälte | ! | Frösteln |
| | Niesen | ! | |
| | Husten | | Husten |
| | dünnes, wäßriges Sputum | | (geringer Auswurf) |
| | Fieber | | intensive Hitze, intermittierende Fieber |
| | Frösteln | | Frösteln |
| | schweißlos | | |
| | verstopfte, rinnende Nase mit klarem, wäßrigem Sekret | | |
| | Hinterkopfschmerzen | | Kopfschmerzen wie von einem engumschlungenen Band |

| TCM: Bl 13 Name | Syndrome Symptome | Homöopathikum: Antimonium tart. Symptome |
|---|---|---|
| Befall der Lunge durch Wind-Kälte (Forts.) | Körper-/Nackenschmerzen heller Urin Schüttelfrost Halskratzen | Kontrakturen, Muskelschmerzen Kälte, Zittern, Frösteln und Hitze |
| Nieren-Yang-Mangel mit Überfließen des Wassers | Knöchelödeme, evtl. bis zum Oberen Erwärmer, Gesichtsödeme ! Kältegefühl in Beinen und Rücken Fülle und Distension im Abdomen Kreuzschmerzen Kältegefühl spärlicher, klarer Urin Ascites Palpitationen kalte Hände Belastungsdyspnoe dünnes, wäßriges, schaumiges Sputum Husten, Asthma | Ödeme geringste Anstrengungen rufen kalten Schweiß am Rücken hervor Druck auf dem Bauch heftige Schmerzen in Sakro-Lumbal-Region Frösteln Ödeme Frösteln rasches, kurzes, schwieriges Atmen (geringer Auswurf) Husten |

### 9.2.4 Lu 7 als Luo-Punkt

Name
**Lie Que – »Fehler in der Reihe«**

Spezifische Qualifikation
- Luo-Punkt der Lungen-Leitbahn

Spezifische Wirkrichtung
- fördert das Absteigen und die Verteilung des Lungen-Qi
- bewegt das Wei-Qi
- befreit die Körperoberfläche von äußeren pathogenen Faktoren
- eliminiert äußeren Wind
- öffnet den Ren Mai
- unterstützt die Harnblase
- öffnet die Wasserwege
- öffnet die Nase
- schafft eine Verbindung zum Dickdarm
- befreit den Nacken
- ist schweißtreibend

Lage
Über der A. radialis, 1½ Querfinger proximal des Capitulum radii

Homöopathikum
- **Phosphorus**

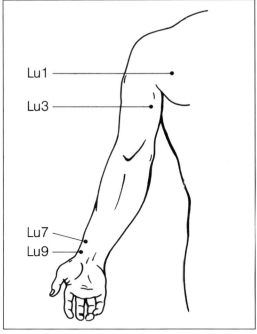

**Abb. 57**

| TCM: Lu 7 | Syndrome | | Homöopathikum: Phosphorus |
|---|---|---|---|
| Name | Symptome | | Symptome |
| Leber-Feuer verletzt die Lunge | Dyspnoe, Asthma | ! | beschleunigte Atmung |
| | Völle des Thorax und Hypochondriums | ! | Enge im Thorax |
| | Kopfschmerzen | ! | Kopfschmerzen bei geistiger Anstrengung |
| | Husten | | Husten |
| | gelbes und blutig tingiertes Sputum | | blutiges, eitriges Sputum |
| | Schwindelgefühl | | Schwindel alter Leute |
| | Hitze: rotes Gesicht, Durst, dunkler Urin, Obstipation | | Hitze in der Brust, Rötung der Wangen |
| | bitterer Mundgeschmack | | |
| Lungen-Qi-Mangel | Atemnot | ! | beschleunigte Atmung |
| | schwache Stimme | ! | kann nicht sprechen (Kehlkopf), spricht langsamer |
| | leuchtend weißes Gesicht | ! | Blässe |
| | Husten, Hüsteln | | Husten |
| | Sputum: wäßrig, klar, dünnflüssig | | |
| | schwitzt untertags | | starke Schweiße |
| | Abneigung gegen Sprechen, Sprechen verschlimmert Atemnot | | kann nicht sprechen (Kehlkopf), spricht langsamer |

| TCM: Lu 7 Name | Syndrome Symptome | | Homöopathikum: Phosphorus Symptome |
|---|---|---|---|
| Lungen-Qi-Mangel (Forts.) | Abneigung gegen Kälte<br>Erkältungsneigung<br>Müdigkeit, leichte Erschöpfbarkeit | | Kälte wird nicht vertragen<br>chronische Katarrhe<br>Schwäche |
| Lungen-Yin-Mangel | trockener Husten<br>unproduktives, wenig oder spärliches, zähes, klebriges, gelbes, evtl. brockiges Sputum<br>Blutungen der Atemwege<br>Hitzegefühl/Fieber am Nachmittag<br>trockener Mund und Rachen<br>Hitzewallungen<br>gerötete Augen<br>Nachtschweiße<br>Schlafstörungen<br>Stimme rauh und kratzend, Heiserkeit<br>Abmagerung | !<br><br><br><br>! | Husten<br>blutiges, eitriges Sputum<br><br>blutiges Sputum<br>überall Hitzegefühl<br>trockener Mund<br>überall Hitzegefühl<br>Augenprobleme<br>klebrige Nachtschweiße<br>kurze Schlafperioden, häufiges Erwachen<br>Heiserkeit<br>leptosomer Körperbau |
| Befall der Lunge durch Wind-Kälte | Abneigung gegen Kälte<br>Niesen<br>Husten<br>dünnes, wäßriges Sputum<br>Fieber<br>Frösteln<br>schweißlos<br>verstopfte, rinnende Nase mit klaren, wäßrigen Sekret<br>Hinterkopfschmerzen<br>Körper-/Nackenschmerzen<br>heller Urin<br>Schüttelfrost<br>Halskratzen | !<br>! | Kälte wird nicht vertragen<br>chronische Katarrhe<br>Husten<br><br><br>jeden Abend Frösteln<br><br>chronische Katarrhe<br><br>Kopfschmerzen bei geistiger Anstrengung<br>Hitze zwischen den Schulterblättern<br><br><br>heftiges Kitzeln in der Kehle |
| Befall der Lunge durch Wind-Wasser | plötzliche Schwellung des Gesichts<br>Abneigung gegen Wind<br>Schwellungen über den ganzen Körper – ausbreitend<br>heller, glänzender Teint<br>spärlicher, blasser Urin<br>Fieber<br>Husten<br>Atemnot | !<br>! | Schwellung des Gesichts<br>Abneigung gegen Wetterwechsel<br><br><br>Blässe<br><br><br>Husten<br>beschleunigte Atmung |
| Schleim-Hitze verlegt die Lunge | schmerzhafter Husten, Entzündungen im Hals<br>Sputum gelb oder grün, dick, blutig tingiert, faulig riechend<br>Atemnot, Asthma<br>Engegefühl im Thorax<br>Fieber, Hitzeempfindungen | !<br>! | Husten<br>blutiges, eitriges Sputum<br>beschleunigte Atmung, Husten<br>Beklemmung in der Brust<br>überall Hitzegefühl |

| TCM: Lu 7 Name | Syndrome Symptome | | Homöopathikum: Phosphorus Symptome |
|---|---|---|---|
| Unfähigkeit der Niere, das Qi zu empfangen | Belastungsdyspnoe, schnelle und oberflächliche Atmung, Asthma | ! | beschleunigte Atmung, Husten |
| | Schwitzen | ! | starke Schweiße |
| | klarer, reichlicher Harnfluß, besonders während des Asthmaanfalls | ! | |
| | kalte Extremitäten | | |
| | Schwellung des Gesichts | | Schwellung des Gesichts |
| | dünner Körper | | leptosomer Körperbau |
| | Mattigkeit, psychische Erschöpfung | | erschöpft |
| | Rückenschmerzen | | Brennen im Rücken, Schmerzen wie gebrochen, schwache Wirbelsäule |
| Nieren-Yang-Mangel mit Überfließen des Wassers | Knöchelödeme, evtl. bis zum Oberen Erwärmer, Gesichtsödeme | ! | |
| | Kältegefühl in Beinen und Rücken | | Frösteln |
| | Völlegefühl und Distension im Abdomen | | |
| | Kreuzschmerzen | | Brennen im Rücken, Schmerzen wie gebrochen, schwache Wirbelsäule |
| | Kältegefühl | | Kälte wird nicht vertragen |
| | spärlicher, klarer Urin | | |
| | Ascites | | |
| | Palpitationen | | heftiges Herzklopfen |
| | kalte Hände | | Frösteln |
| | Belastungsdyspnoe | | beschleunigte Atmung |
| | dünnes, wäßriges, schaumiges Sputum | | |
| | Husten, Asthma | | Husten |
| Nieren-Yin-Mangel mit implodierendem Leere-Feuer | rote Wangen | ! | Rötung der Wangen |
| | psychische Rastlosigkeit | ! | Neigung hochzufahren, leicht ärgerlich, Ekstase, erregbar |
| | trockene Kehle, besonders abends und nachts | ! | trockener Mund |
| | Hitzegefühl am Nachmittag | ! | überall Hitzegefühl |
| | fühlt sich zerfranst | | Neigung hochzufahren, leicht ärgerlich, Ekstase, erregbar ⇔ große Niedergeschlagenheit |
| | Nachtschweiße | | klebrige Nachtschweiße |
| | Schlafstörungen | | kurze Schlafperioden, häufiges Erwachen |
| | dunkler, spärlicher Urin, Hämaturie | | Hämaturie, trüber Urin |
| | Erschöpfung | | Schwäche, Erschöpfung |
| | Kreuzschmerzen/Lumbago | | Brennen im Rücken, Schmerzen wie gebrochen, schwache Wirbelsäule |
| | nächtliche Samenergüsse mit lebhaften Träumen | | unwillkürliche Ergüsse |
| | trockener Stuhl | | harte Stühle |
| | vages Angstgefühl | | Todesfurcht beim Alleinsein, erregbar, unruhig |
| | Durst ohne Verlangen zu trinken | | |

| TCM: Lu 7 Name | Syndrome Symptome | | Homöopathikum: Phosphorus Symptome |
|---|---|---|---|
| Nieren- und Lungen-Yin-Mangel | trockener Husten, abends schlimmer | ! | Husten |
| | Hitzegefühl am Abend | ! | überall Hitzegefühl |
| | Nachtschweiße | ! | klebrige Nachtschweiße |
| | trockener Mund | | trockener Mund |
| | dünner Körper | | leptosomer Körperbau |
| | Belastungsdyspnoe | | beschleunigte Atmung |
| | Lumbalgie | | Brennen im Rücken, Schmerzen wie gebrochen, schwache Wirbelsäule |
| | schwache Extremitäten | | Schwäche der Extremitäten bei Anstrengung |
| | nächtliche Samenverluste | | unwillkürliche Samenergüsse |

# 10. Dickdarm-Leitbahn

## 10.1 Hauptpunkte

### 10.1.1 Di 11 als Tonisierungspunkt

Name
**Qu Chi – »Teich an der Krümmung«**

Spezifische Qualifikation
- Tonisierungspunkt der Dickdarm-Leitbahn

Spezifische Wirkrichtung
- vertreibt äußeren Wind
- beseitigt Hitze
- kühlt das Blut
- löst Nässe auf
- reguliert das Ying-Qi und das Blut
- unterstützt Sehnen und Gelenke
- befreit die Oberfläche
- befeuchtet den Darm
- schützt und bewahrt die Säfte

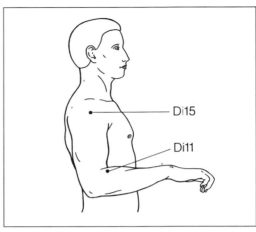

Abb. 58

Lage
Am lateralen Rand der Ellbogenfalte bei gebeugtem Arm

Homöopathikum
- **Alumina**

| TCM: Di 11 | Syndrome | Homöopathikum: Alumina |
|---|---|---|
| Name | Symptome | Symptome |
| Nässe-Hitze in Leber und Gallenblase | Fieber max. 38 °C<br>Völle in Thorax und Hypochondrium<br>Spannung im Abdomen<br>Hitze: spärlicher, dunkler Urin, Durstlosigkeit<br>Ikterus<br>saures Erbrechen<br>Appetitverlust<br>Fluor vaginalis<br>Schmerzen und Rötung des Scrotums<br>Sehstörungen | <br><br><br><br><br><br>mag nicht essen<br>Fluor albus<br><br>Gegenstände sehen gelb aus |
| Leber-Wind im Innern durch extreme Hitze | hohes Fieber !<br>Konvulsionen, Krämpfe, Starre !<br>Nackensteifigkeit, Opisthotonus<br>Tremor der Extremitäten<br>Delirium | <br>Paresen der Muskulatur<br>Schmerzen in Schulter und Oberarmen |

| TCM: Di 11 | Syndrome | | Homöopathikum: Alumina |
|---|---|---|---|
| Name | Symptome | | Symptome |
| Leber-Feuer verletzt die Lunge | Dyspnoe, Asthma | | röchelnde, rasselnde Atmung |
| | Fülle/Engegefühl des Thorax und Hypochondriums | ! | |
| | Husten | | Husten |
| | gelbes oder blutig tingiertes Sputum | | |
| | Kopfschmerzen | ! | stechende, brennende Schmerzen im Kopf |
| | Schwindelgefühl | | Schwindel |
| | Hitze: spärlich dunkler Harn, Obstipation, rotes Gesicht, Durst | | Obstipation |
| Nässe-Hitze befällt die Milz | weiche, stinkende, dunkle Stühle | ! | |
| | leichtes Fieber | ! | |
| | Engegefühl von Epigastrium und unterem Abdomen, besonders im linken Hypochondrium | | Bauchbeschwerden links |
| | Schweregefühl und Spannung | | |
| | Durst ohne Verlangen nach Getränken oder Trinken in kleinen Schlucken | | |
| | Übelkeit, Erbrechen | | |
| | Brennen des Anus | | Jucken und Brennen des Anus |
| | spärlicher, dunkelgelber Harn | | |
| | Kopfschmerzen | | stechende, brennende Schmerzen im Kopf |
| | trockene Lippen | | Trockenheit der Schleimhäute |
| | Hitzeempfindungen | | Blutandrang zum Kopf |
| | gerötete Stirn | | |
| | Appetitverlust | | dürre, trockene, dünne Patienten |
| | allgemeine Schwäche | | |
| Schleim-Hitze verlegt die Lunge | schmerzhafter Husten, Entzündungen | ! | Husten |
| | Sputum gelb oder grün, dick, blutig tingiert, faulig riechend | ! | |
| | Atemnot, Asthma | | röchelnde, rasselnde Atmung |
| | Engegefühl im Thorax | | |
| | Fieber, Hitzeempfindungen | | |
| Befall der Lunge durch Wind-Hitze | hohes Fieber | ! | |
| | Abneigung gegen Kälte | ! | |
| | Halsschmerzen | ! | Kitzeln im Larynx, Heiserkeit |
| | Husten | | Husten |
| | gelber, klebriger Auswurf | | |
| | verstopfte, trockene Nase oder Nasenrinnen mit gelb-grünlichen, klumpigen Schleim | | Laufschnupfen, Trockenheit der Schleimhäute, Borken mit dickem gelbem Schleim |
| | Kopf- und Körperschmerzen | | stechende, brennende Schmerzen im Kopf |
| | Schwitzen | | |
| | Durst | | |
| | geschwollene Tonsillen | | |

| TCM: Di 11 Name | Syndrome Symptome | | Homöopathikum: Alumina Symptome |
|---|---|---|---|
| Befall der Lunge durch Wind-Hitze (Forts.) | Trockenheit, trockener Rachen beschleunigte Atmung Fieber Verlangen nach Kühlung Verstopfung dunkler Urin | | Trockenheit der Schleimhäute

besser durch kaltes Waschen atonische Obstipation |
| Nässe-Hitze im Dickdarm | Bauchschmerzen Diarrhoe Stuhl mit Schleim und Blutauflagerungen, stinkend; heftiger Stuhldrang, der nach dem Stuhlgang weiter anhält spärlicher, dunkler Harn Fieber, Schwitzen senkt das Fieber nicht Durst ohne Verlangen zu trinken Schweregefühl des Körpers und der Extremitäten | ! ! ! | Bauchbeschwerden links |
| Hitze des Dickdarms | trockener Stuhl, tastbar, Blut im Stuhl Brennen und Schwellung des Anus spärlicher, dunkler Urin starker Stuhldrang, häufig Tenesmen, mit Unruhe und Angst, häufige Stuhlabsetzung, Obstipation trockener Mund und Zunge Völlegefühl Unruhe Unterbauchschmerzen | ! | trockener Stuhl Jucken und Brennen des Anus

atonische Obstipation

Trockenheit der Schleimhäute

hastig, eilig Bauchbeschwerden links |
| Trockenheit des Dickdarms | trockener Stuhl, schwer abzusetzen, Stuhl geformt und hell dünner Körper trockener Mund und Hals | ! | trockener Stuhl

dürre, trockene, dünne Patienten Trockenheit der Schleimhäute |

## 10.1.2 Di 2 und Di 3 als Sedierungspunkte

### 10.1.2.1 Di 2 als erster Sedierungspunkt

Name
**Er Jian – »Zweiter Zwischenraum«**

Spezifische Qualifikation
- erster Sedierungspunkt der Dickdarm-Leitbahn

Spezifische Wirkrichtung
- kühlt Hitze
- befreit die Kehle
- löst Verdauungsblockaden
- regt das Qi der Leitbahn an
- schmerzstillend

Lage
Distal des Grundgelenkes des Zeigefingers

Homöopathikum
- **Argentum nitricum**

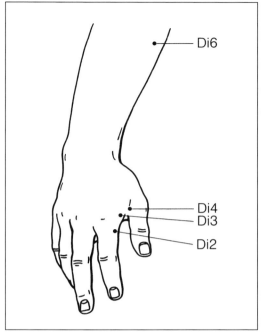

Abb. 59

| TCM: Di 2 | Syndrome | | Homöopathikum: Argentum nitricum |
|---|---|---|---|
| Name | Symptome | | Symptome |
| Hitze des Dickdarms | trockener Stuhl, tastbar | ! | |
| | Blut im Stuhl | ! | |
| | Brennen und Schwellung des Anus | | Jucken des Anus |
| | spärlicher dunkler Urin | | spärlicher, dunkler Urin |
| | starker Stuhldrang, häufig Tenesmen, mit Unruhe und Angst, häufige Stuhlabsetzung, Obstipation, z. T. Diarrhoe | | nach jeder Erregung Stuhlabsetzung, allgemein sehr nervös |
| | trockener Mund und Zunge | | |
| | Völlegefühl | | enorme Auftreibung des Magens |
| | Unruhe | | Unruhe |
| | Unterbauchschmerzen | | stichartige Schmerzen im Abdomen |
| Trockenheit des Dickdarms | trockener Stuhl, schwer abzusetzen | ! | |
| | Stuhl: geformt, hell | | |
| | dünner Körper | | abgemagert |
| | trockener Mund und Hals | | |

### 10.1.2.2 Di 3 als zweiter Sedierungspunkt

Name
**San Jian – »Dritter Zwischenraum«**

Spezifische Qualifikation
- zweiter Sedierungspunkt der Dickdarm-Leitbahn (nach DE LA FUYE und BISCHKO)

Abbildung siehe 10.1.2.1, Seite 189

Spezifische Wirkrichtung
- beseitigt äußeren Wind
- beseitigt Hitze
- klärt die Augen
- unterstützt den Rachen
- reguliert das Qi der Eingeweide
- macht die Leitbahnen durchgängig

Lage
Bei Faustschluß in einem Grübchen an der radialen Seite des Zeigefingers proximal zu dem Köpfchen des 2. Metakarpalknochens

Homöopathikum
- **Argentum nitricum**
- **Euphrasia**
- **Sulfur**

---

**Gegenüberstellung Syndrome – Symptome entfällt.**

## 10.2 Spezialpunkte

### 10.2.1 Di 4 als Yuan-Punkt

Name
**He Gu – »Tal der Harmonie«**

Spezifische Qualifikation
- Yuan-Punkt der Dickdarm-Leitbahn

Spezifische Wirkrichtung
- vertreibt äußeren Wind
- öffnet die Körperoberfläche
- stärkt die verteilende Funktion der Lunge
- stillt Schmerzen
- beseitigt Obstruktionen der Dickdarm-Leitbahn
- stärkt das Qi
- festigt die Oberfläche
- harmonisiert das Aufsteigen und Absteigen
- nährt Qi und Blut

Lage
Ungefähr in der Mitte des 2. Mittelhandknochens in einer Vertiefung gelegen

Homöopathikum
- **Opium**
- **Hydrastis**
- **Veratrum album**

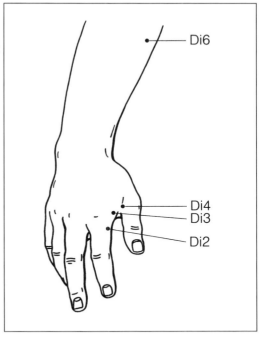

Abb. 60

| TCM: Di 4 | Syndrome | | Homöopathikum: Opium |
|---|---|---|---|
| Name | Symptome | | Symptome |
| Leber-Wind durch Leber-Blut-Mangel | Wackeln des Kopfes | ! | apoplektische Zustände |
| | Tremor, feines Zittern | ! | |
| | Taubheitsgefühl | | Zuckungen, Taubheit, Spasmen, Zittern der Extremitäten |
| | Sehstörungen | | Ptosis, starrende Augen |
| | Schwindel | | Schwindel |
| | Spasmen im Kopf und Extremitäten | | Spasmen der Extremitäten |
| Befall der Lunge durch Wind-Hitze | hohes Fieber | ! | Fieber |
| | Abneigung gegen Kälte | ! | |
| | Halsschmerzen | ! | |
| | Husten | | Husten |
| | gelber, klebriger Auswurf | | (stertoröse Atmung) |
| | verstopfte, trockene Nase oder Nasenrinnen mit gelb-grünlichem, klumpigem Schleim | | |
| | Kopf- und Körperschmerzen | | Kongestionen |

| TCM: Di 4 Name | Syndrome Symptome | | Homöopathikum: Opium Symptome |
|---|---|---|---|
| Befall der Lunge durch Wind-Hitze (Forts.) | Schwitzen Durst geschwollene Tonsillen Trockenheit, trockener Rachen beschleunigte Atmung Fieber Verlangen nach Kühlung Obstipation dunkler Urin | | heiße Schweiße intensiver Durst  Trockenheit im Mund (2. Stadium) röchelnde Atmung Fieber besser durch kalte Dinge atonische, trockene Obstipation |
| Befall der Lunge durch Wind-Kälte | Abneigung gegen Kälte Niesen Husten dünnes, wäßriges Sputum Fieber Frösteln schweißlos verstopfte, rinnende Nase mit klarem, wäßrigem Sekret Hinterkopfschmerzen Körper-/Nackenschmerzen heller Urin Schüttelfrost Halskratzen | ! ! | Husten stertoröse Atmung Hitze strahlt über den ganzen Körper  Kopfschmerzen |
| Befall der Lunge durch Wind-Wasser | plötzliche Schwellung des Gesichts Abneigung gegen Wind Schwellung über den ganzen Körper ausbreitend heller, glänzender Teint spärlicher, blasser Urin Fieber Husten Atemnot | ! ! | Gesicht gedunsen und geschwollen    Fieber Husten röchelnde Atmung |
| Hitze des Dickdarms | trockener Stuhl, tastbar, Blut im Stuhl Brennen und Schwellung des Anus spärlicher, dunkler Urin, Oligurie starker Stuhldrang, häufig Tenesmen, mit Unruhe und Angst, häufige Stuhlabsetzung, Obstipation, z. T. Diarrhoe trockener Mund und Zunge Völlegefühl Unruhe Unterbauchschmerzen | ! | runder, harter, schwarzer Stuhl verhaltener Harnabgang spastische Retention von Fäkalien, Schmerzen im Rektum  trockener Mund (spätere Phase) geblähtes Abdomen Lebhaftigkeit (1. Stadium) heftige Schmerzen im Rektum |

| TCM: Di 4 Name | Syndrome Symptome | | Homöopathikum: Hydrastis Symptome |
|---|---|---|---|
| Leber-Wind durch Leber-Blut-Mangel | Wackeln des Kopfes | ! | |
| | Tremor, feines Zittern | ! | |
| | Taubheitsgefühl | | |
| | Sehstörungen | | Lider verklebt, Konjunktivitis |
| | Schwindel | | |
| | Spasmen im Kopf und Extremitäten | | myalgische Schmerzen der Kopfhaut und der Nackenmuskulatur |
| Befall der Lunge durch Wind-Hitze | hohes Fieber | ! | typhoide Fieberformen |
| | Abneigung gegen Kälte | ! | |
| | Halsschmerzen | ! | follikuläre Rachenentzündung |
| | Husten | | harter Husten |
| | gelber, klebriger Auswurf | | dicke, gelbliche, fadenziehende Absonderungen |
| | verstopfte, trockene Nase oder Nasenrinnen mit gelb-grünlichem, klumpigem Schleim | | |
| | Kopf- und Körperschmerzen | | Leibschmerzen, Stirnkopfschmerzen |
| | Schwitzen | | reichliche Schweiße |
| | Durst | | |
| | geschwollene Tonsillen | | follikuläre Rachenentzündung |
| | Trockenheit, trockener Rachen | | trockener Hals |
| | beschleunigte Atmung | | Erstickungsgefühl beim Liegen |
| | Fieber | | typhoide Fieberformen |
| | Verlangen nach Kühlung | | |
| | Obstipation | | Obstipation |
| | dunkler Urin | | |
| Befall der Lunge durch Wind-Kälte | Abneigung gegen Kälte | ! | |
| | Niesen | ! | (neigt dazu, dauernd die Nase zu putzen) |
| | Husten | | harter Husten |
| | dünnes, wäßriges Sputum | | |
| | Fieber | | typhoide Fieberformen |
| | Frösteln | | Frösteln |
| | schweißlos | | |
| | verstopfte, rinnende Nase mit klarem, wäßrigem Sekret | | ständiger Ausfluß aus Nase |
| | Hinterkopfschmerz | | (Stirnkopfschmerzen) |
| | Körper-/Nackenschmerzen | | Leibschmerzen, Stirnkopfschmerzen |
| | heller Urin | | |
| | Schüttelfrost | | Frösteln am ganzen Körper |
| | Halskratzen | | Kratzen im Kehlkopf |
| Befall der Lunge durch Wind-Wasser | plötzliche Schwellung des Gesichts | ! | |
| | Abneigung gegen Wind | ! | schlechter durch rauhe, trockene Winde |
| | Schwellung über den ganzen Körper ausbreitend | | |
| | heller, glänzender Teint | | blaß-gelblicher Teint |
| | spärlicher, blasser Urin | | |
| | Fieber | | typhoide Fieberformen |
| | Husten | | harter Husten |
| | Atemnot | | Erstickungsgefühl beim Liegen |

| TCM: Di 4 | Syndrome | | Homöopathikum: Hydrastis |
| --- | --- | --- | --- |
| Name | Symptome | | Symptome |
| Hitze des Dickdarms | trockener Stuhl, tastbar | ! | auch Obstipation, Fäzes kugelig |
| | Blut im Stuhl | ! | Hämorrhoiden |
| | Brennen und Schwellung des Anus | | Anus rissig |
| | spärlicher, dunkler Urin, Oligurie | | |
| | starker Stuhldrang, häufig Tenesmen, mit Unruhe und Angst, häufige Stuhlabsetzung, Obstipation, z. T. Diarrhoe | | Obstipation |
| | trockener Mund und Zunge | | trockener Hals |
| | Völlegefühl | | Schmerzen wie von einem harten Gegenstand |
| | Unruhe | | Reizbarkeit |
| | Unterbauchschmerzen | | Leibschmerzen |

| TCM: Di 4 | Syndrome | | Homöopathikum: Veratrum album |
| --- | --- | --- | --- |
| Name | Symptome | | Symptome |
| Leber-Wind durch Leber-Blut-Mangel | Wackeln des Kopfes | ! | Hals zu schwach, um Kopf hochzuhalten |
| | Tremor, feines Zittern | | Neuralgien, Arme kalt und wie gelähmt |
| | Taubheitsgefühl | | |
| | Sehstörungen | | Tränenfluß mit Röte, Lider trocken und schwer |
| | Schwindel | | |
| | Spasmen im Kopf und Extremitäten | | Wadenkrämpfe, Neuralgien |
| Befall der Lunge durch Wind-Hitze | hohes Fieber | ! | |
| | Abneigung gegen Kälte | ! | schlechter durch kaltes Wetter |
| | Halsschmerzen | ! | |
| | Husten | | Husten |
| | gelber, klebriger Auswurf | | |
| | verstopfte, trockene Nase oder Nasenrinnen mit gelb-grünlichem, klumpigem Schleim | | |
| | Kopf- und Körperschmerzen | | Kopfschmerzen |
| | Schwitzen | | kalte Schweiße |
| | Durst | | Durst auf kaltes Wasser |
| | geschwollene Tonsillen | | |
| | Trockenheit, trockener Rachen | | extreme Trockenheit |
| | beschleunigte Atmung | | starke, hörbare Atmung |
| | Fieber | | |
| | Verlangen nach Kühlung | | |
| | Obstipation | | Obstipation |
| | dunkler Urin | | |
| Befall der Lunge durch Wind-Kälte | Abneigung gegen Kälte | ! | schlechter durch kaltes Wasser |
| | Niesen | ! | |
| | Husten | | Husten |
| | dünnes, wäßriges Sputum | | |
| | Fieber | | |

| TCM: Di 4 | Syndrome | | Homöopathikum: Veratrum album |
|---|---|---|---|
| Name | Symptome | | Symptome |
| Befall der Lunge durch Wind-Kälte (Forts.) | Frösteln | | extreme Kälte |
| | schweißlos | | |
| | verstopfte, rinnende Nase mit klarem, wäßrigem Sekret | | |
| | Hinterkopfschmerzen | | Kopfschmerzen |
| | Körper-/Nackenschmerzen | | Schmerzhaftigkeit (der Gelenke) |
| | heller Urin | | |
| | Schüttelfrost | | (Frösteln) |
| | Halskratzen | | |
| Befall der Lunge durch Wind-Wasser | plötzliche Schwellung des Gesichts | ! | |
| | Abneigung gegen Wind | ! | |
| | Schwellung über den ganzen Körper ausbreitend | | |
| | heller, glänzender Teint | | Blässe |
| | spärlicher, blasser Urin | | |
| | Fieber | | |
| | Husten | | Husten |
| | Atemnot | | rasche, starke Atmung |
| Hitze des Dickdarms | trockener Stuhl, tastbar | ! | großer Stuhl |
| | Blut im Stuhl | ! | |
| | Brennen und Schwellung des Anus | | |
| | spärlicher, dunkler Urin, Oligurie | | |
| | starker Stuhldrang, häufig Tenesmen, mit Unruhe und Angst, häufige Stuhlabsetzung, Obstipation, z. T. Diarrhoe | | Entleerung mit großen Anstrengungen, Durchfall schmerzhaft |
| | trockener Mund und Zunge | | trockener Mund |
| | Völlegefühl | | |
| | Unruhe | | heftige Manie im Wechsel mit Schweigsamkeit, wahnsinnig vor Erregung, schreit |
| | Unterbauchschmerzen | | Bauchschmerzen vorm Stuhlgang |
| | Obstipation, z. T. Diarrhoe | | Durchfall |

## 10.2.2 Ma 25 als Mu-Punkt

Name
**Tian Shu – »Angel des Himmels«**

Spezifische Qualifikation
- Mu-Punkt der Dickdarm-Leitbahn

Spezifische Wirkrichtung
- fördert die Funktion der Eingeweide
- beseitigt Hitze
- reguliert das Qi
- vermindert Nahrungsstagnation
- entzieht dem Dickdarm Feuchtigkeit
- stimuliert Chong Mai und Dai Mai
- wirkt auf die Ausscheidung

Lage
3 Querfinger lateral des Nabels

Homöopathikum
- **Berberis** (re)
- **Sepia** (li)

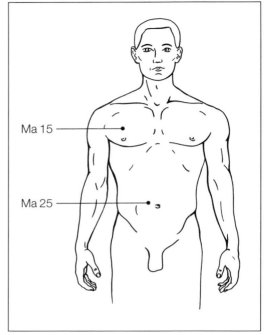

**Abb. 61**

| TCM: Ma 25 | Syndrome | | Homöopathikum: Berberis (rechts) |
|---|---|---|---|
| Name | Symptome | | Symptome |
| Leere-Kälte des Dünn-darms | Bauchschmerzen<br>Borborygmen<br>Diarrhoe<br>Verlangen nach heißen Getränken<br>Druck auf Bauch bessert<br>reichlicher, blasser Harn<br>Frieren, kalte Extremitäten | !<br>!<br>! | Stechende Schmerzen<br><br>Durchfall<br><br><br>Häufiges Harnlassen<br>Gefühl der Kälte an der Außenseite der Oberschenkel |
| Gefesseltes Dünndarm-Qi | Plötzliche heftige Bauchschmerzen<br>Obstipation<br>Erbrechen bis Koterbrechen<br>Druck verschlimmert Schmerzen<br>Starkes Bauchkollern | ! | Schmerzen der Gallenblasengegend |
| Milz-Qi-Mangel | Appetitlosigkeit<br>müde, schlapp, lustlos<br>weiche Stühle bis Durchfall<br>postprandiale Distension<br>leichte Bauchschmerzen, Spannungs-gefühl – besser durch Druck<br>blaßgelber, fahler Teint | !<br>!<br>! | Hunger mit Appetitmangel wechselnd<br>Apathische Teilnahmslosigkeit<br>Durchfall<br><br>Schmerzen der Gallenblasengegend<br><br>Teint blaßgelb, kränklich |

| TCM: Ma 25 Name | Syndrome Symptome | | Homöopathikum: Berberis (rechts) Symptome |
|---|---|---|---|
| Milz-Qi-Mangel (Forts.) | Schwäche der Extremitäten Übelkeit Engegefühl im Thorax und Epigastrium Schweregefühl | | Lähmungsartige Schmerzen Übelkeit vor dem Frühstück |
| | Leere im Kopf, Somnolenz langsames Sprechen erhöhtes Körpergewicht | | Ohnmachtsanfälle |
| Kälte-Nässe befällt die Milz | Engegefühl im Thorax und Epigastrium Schweregefühl in Kopf und Gliedern Appetitlosigkeit Kältegefühl im Epigastrium süßlicher Mundgeschmack oder Geschmacksverlust | ! ! | Gefühl der Gedunsenheit des Kopfes Hunger mit Appetitmangel wechselnd |
| | kein Durst weiche, dünne Stühle weißer Fluor vaginalis trübe Sekretionen: flockiger Urin, Leukorrhoe, verklebte Augen, Diarrhoe | | Durst im Wechsel mit Durstlosigkeit Durchfall Weißfluß Urin mit Schleim |
| | Harnretention, Harntröpfeln Ödeme Mattigkeit, Lethargie, Schwäche | | Gefühl, als ob Urin zurückgehalten wird Apathisch, teilnahmslos |
| Nahrungs-retention im Magen | epigastrisches Völlegefühl Bauchschmerzen, durch Stuhlgang besser | ! ! | Schmerzen der Gallenblasengegend |
| | saurer Reflux Appetitlosigkeit Distension/Schmerz im Epigastrium, das durch Erbrechen gebessert wird schlechter Mundgeruch Übelkeit, Erbrechen | | Sodbrennen Hunger mit Appetitmangel wechselnd Schmerzen der Gallenblasengegend |
| | übelriechende, lose Stühle Diarrhoe, Obstipation Brennen im Anus spärlicher, gelber Urin Fieber | | Schmerzloser Durchfall Brennen im Anus |
| | Kopfschmerzen Schweregefühl Mundtrockenheit Durst ohne große Mengen zu trinken Borborygmen | | Stirnkopfschmerzen Gefühl, als ob Kopf größer würde Spärlicher Speichel Durst im Wechsel mit Durstlosigkeit |
| Kälte befällt den Dickdarm | plötzliche, zerrende Bauchschmerzen Diarrhoe allgemeines und abdominales Kälte-gefühl | ! | Schmerzen der Gallenblasengegend Durchfall Kältegefühl in verschiedenen Körperteilen |

| TCM: Ma 25 Name | Syndrome Symptome | | Homöopathikum: Berberis (rechts) Symptome |
|---|---|---|---|
| Hitze des Dickdarms | trockener Stuhl, tastbar | ! | |
| | Blut im Stuhl | ! | |
| | Brennen und Schwellung des Anus | | |
| | spärlicher, dunkler Urin | | |
| | starker Stuhldrang, häufig Tenesmen, mit Unruhe und Angst, häufige Stuhlabsetzung, Obstipation, z. T. Diarrhoe | | Dauernder Stuhldrang, Schmerzhaftigkeit des Anus |
| | trockener Mund und Zunge | | Spärlicher Speichel |
| | Völlegefühl | | |
| | Unruhe | | |
| | Unterbauchschmerzen | | Schmerzen der Gallenblasengegend |
| Mangelnde Festigkeit des Nieren-Qi | Harntröpfeln nach der Miktion | ! | |
| | nächtliche Samenergüsse ohne Träume | ! | |
| | Schmerzen/Schwäche im Kreuzbereich | | Stechen tief im Darmbein, Schmerzen gehen vom Kreuz aus |
| | klarer, reichlicher Urin, häufige Miktion mit dünnem Strahl | | Gefühl, als ob Urin zurückgehalten wird |
| | Enuresis/Nykturie, Harninkontinenz | | |
| | Spermatorrhoe, Ejaculatio praecox, nächtliche Samenverluste | | |
| | Uterusprolaps | | |
| | chronischer Fluor vaginalis | | Weißfluß |
| | keine Stuhlgangkontrolle | | Durchfall |
| | schwache Knie | | |
| | Schwindel | | Schwindel mit Ohnmachtsanfällen |

| TCM: Ma 25 Name | Syndrome Symptome | | Homöopathikum: Sepia (links) Symptome |
|---|---|---|---|
| Leere-Kälte des Dünndarms | Bauchschmerzen | ! | Leber schmerzhaft, Schmerzband unter Rippenbogen |
| | Borborygmen | ! | |
| | Diarrhoe | ! | Fast dauerndes Stuhlsickern aus dem After |
| | Verlangen nach heißen Getränken | | |
| | Druck auf Bauch bessert | | Druck bessert; Leber schmerzhaft, was sich durch Liegen auf der kranken Seite bessert |
| | reichlicher, blasser Harn | | |
| | Frieren, kalte Extremitäten | | |
| Gefesseltes Dünndarm-Qi | Plötzliche heftige Bauchschmerzen | ! | Leber schmerzhaft, Schmerzband unter Rippenbogen |
| | Obstipation | | Verstopfung |
| | Erbrechen bis Koterbrechen | | Neigung zum Erbrechen nach dem Essen |
| | Druck verschlimmert Schmerzen | | |
| | Starkes Bauchkollern | | |

| TCM: Ma 25 Name | Syndrome Symptome | | Homöopathikum: Sepia (links) Symptome |
|---|---|---|---|
| Milz-Qi-Mangel | Appetitlosigkeit | ! | Übelkeit beim Anblick/Geruch von Speisen |
| | müde, schlapp, lustlos | ! | träge |
| | weiche Stühle bis Durchfall | ! | Fast dauerndes Stuhlsickern aus dem After |
| | postprandiale Distension | | |
| | leichte Bauchschmerzen, Spannungs-gefühl – besser durch Druck | | Leber schmerzhaft, Schmerzband unter Rippenbogen |
| | blaßgelber, fahler Teint | | Blaß oder fahl |
| | Schwäche der Extremitäten | | Untere Extremitäten lahm und steif |
| | Übelkeit | | Übelkeit beim Anblick/Geruch von Speisen |
| | Engegefühl im Thorax und Epigastrium | | Brustbeklemmung morgens und abends |
| | Schweregefühl | | Gefühl des Nach-unten-Drängens |
| | Leere im Kopf, Somnolenz | | Schwindel mit dem Gefühl, als ob etwas herumrolle |
| | langsames Sprechen | | |
| | erhöhtes Körpergewicht | | |
| Kälte-Nässe befällt die Milz | Engegefühl im Thorax und Epigastrium | ! | Brustbeklemmung morgens und abends |
| | Schweregefühl in Kopf und Gliedern | ! | Gefühl des Nach-unten-Drängens |
| | Appetitlosigkeit | | Übelkeit beim Anblick/Geruch von Speisen |
| | Kältegefühl im Epigastrium | | Allgemeiner Wärmemangel des Körpers, frösteln |
| | süßlicher Mundgeschmack oder Geschmacksverlust | | |
| | keinen Durst | | Durst |
| | weiche, dünne Stühle | | Fast dauerndes Stuhlsickern aus dem After |
| | weißer Fluor vaginalis | | Weißfluß |
| | trübe Sekretionen: flockiger Urin, Leukorrhoe, verklebte Augen, Diarrhoe | | Langsamer Harnfluß |
| | Harnretention, Harntröpfeln | | |
| | Ödeme | | |
| | Mattigkeit, Lethargie, Schwäche | | Müdigkeit, Schwäche und Unbehagen |
| Nahrungs-retention im Magen | epigastrisches Völlegefühl | ! | Brustbeklemmung morgens und abends |
| | Bauchschmerzen, durch Stuhlgang besser | ! | Leber schmerzhaft, Schmerzband unter Rippenbogen |
| | saurer Reflux | ! | Saures Aufstoßen |
| | Appetitlosigkeit | | Übelkeit beim Anblick/Geruch von Speisen |
| | Distension/Schmerz im Epigastrium, das durch Erbrechen gebessert wird | | Neigung zum Erbrechen nach dem Essen; Leber schmerzhaft, Schmerzband unter Rippenbogen |
| | schlechter Mundgeruch | | Eitriger Geschmack |
| | Übelkeit, Erbrechen | | Übelkeit beim Anblick/Geruch von Speisen |
| | Diarrhoe, Obstipation; übelriechende und lose Stühle; Brennen im Anus | | Fast dauerndes Stuhlsickern aus dem After, Obstipation |
| | spärlicher, gelber Urin | | |
| | Fieber | | Häufige Hitzewellen |
| | Kopfschmerzen | | Kopfschmerzen |

| TCM: Ma 25 Name | Syndrome Symptome | | Homöopathikum: Sepia (links) Symptome |
|---|---|---|---|
| Nahrungs-retention im Magen (Forts.) | Schweregefühl Mundtrockenheit Durst, ohne große Mengen zu trinken Borborygmen | | Gefühl des Nach-unten-Drängens<br><br>Durst |
| Kälte befällt den Dickdarm | plötzliche, zerrende Bauchschmerzen<br><br>Diarrhoe<br>allgemeines und abdominales Kälte-gefühl | ! | Leber schmerzhaft, Schmerzband unter Rippenbogen<br>Fast dauerndes Stuhlsickern aus dem After<br>Allgemeiner Wärmemangel des Körpers, frösteln |
| Hitze des Dickdarms | trockener Stuhl, tastbar<br>Blut im Stuhl<br>Brennen und Schwellung des Anus<br>spärlicher, dunkler Urin<br>starker Stuhldrang, häufig Tenesmen, mit Unruhe und Angst, häufige Stuhl-absetzung, Obstipation, z. T. Diarrhoe<br>trockener Mund und Zunge<br>Völlegefühl<br>Unruhe<br>Unterbauchschmerzen | !<br>! | Harte Stühle<br>Blutungen beim Stuhlgang<br><br><br>Viele Tenesmen<br><br><br><br>Reizbar<br>Leber schmerzhaft, Schmerzband unter Rippenbogen |
| Mangelnde Festigkeit des Nieren-Qi | Harntröpfeln nach der Miktion<br>nächtliche Samenergüsse ohne Träume<br>Schmerzen/Schwäche im Kreuzbereich<br><br>klarer, reichlicher Urin, häufige Miktion mit dünnen Strahl<br>Enuresis/Nykturie, Harninkontinenz<br>Spermatorrhoe, Ejaculatio praecox, nächtliche Samenverluste<br>Uterusprolaps<br>chronischer Fluor vaginalis<br>keine Stuhlgangkontrolle<br>schwache Knie<br>Schwindel | !<br>! | <br>Schleimiger Ausfluß<br>Schwäche im Kreuz, Schmerzen strahlen aus in den Rücken<br><br><br>Schleimiger Ausfluß, Absonderung aus Urethra nur nachts<br>Uterusvorfall<br>Weißfluß<br>Fast dauerndes Stuhlsickern aus dem After<br>Untere Extremitäten lahm und steif<br>Schwindel |

## 10.2.3 Bl 25 als Shu-Punkt

Name
**Da Chang Shu – »Zustimmungspunkt des Dickdarms«**

Spezifische Qualifikation
- Shu-Punkt der Dickdarm-Leitbahn

Spezifische Wirkrichtung
- fördert die Funktion des Dickdarms
- stärkt den unteren Rückenbereich
- beseitigt Leitbahn-Obstruktion
- erleichtert Fülle und Schwellungen
- fördert Ausscheidungsfunktion des Dickdarms

Lage
2 Querfinger lateral der Mittellinie zwischen 4. und 5. LWK

Homöopathikum
- **Aloe**

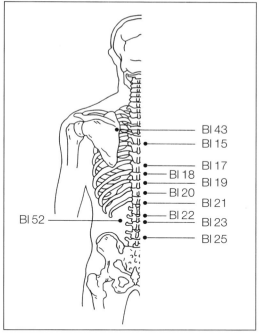

Abb. 62

| TCM: Bl 25 | Syndrome | Homöopathikum: Aloe |
|---|---|---|
| Name | Symptome | Symptome |
| Nässe-Hitze im Dickdarm | Bauchschmerzen<br>Diarrhoe<br>Stuhl mit Schleim und Blutauflagerungen, stinkend; heftiger Stuhldrang, der nach dem Stuhlgang weiter anhält<br>spärlicher, dunkler Harn<br>Fieber, Schwitzen senkt das Fieber nicht<br>Durst, ohne Verlangen zu trinken<br>Schweregefühl des Körpers und der Extremitäten | ! Schmerzen im Nabelgebiet<br>! klumpiger, wäßriger Stuhl<br>! Rektum blutend, viel Schleimabgang<br><br>spärlicher Harn<br>innere und äußere Hitze<br><br>Lahmheit aller Glieder, ziehende Schmerzen in allen Gelenken |
| Kälte befällt den Dickdarm | plötzliche, zerrende Bauchschmerzen<br>Diarrhoe<br>allgemeines und abdominales Kältegefühl | ! Schmerzen im Nabelgebiet<br>klumpiger, wäßriger Stuhl<br>allgemeine Kälte |
| Nieren- und Milz-Yang-Mangel | chronische Diarrhoe<br>Frösteln, Kältegefühl im Rücken<br>körperliche Schwäche<br>psychische Lustlosigkeit | ! Schmerzen im Nabelgebiet, Brechdurchfall<br>! allgemeine Kälte<br><br>später Delirien, Angst, Halluzinationen |

| TCM: Bl 25 | Syndrome | Homöopathikum: Aloe |
| --- | --- | --- |
| Name | Symptome | Symptome |
| Nieren- und Milz-Yang-Mangel (Forts.) | Schleim in der Kehle | dicke Klumpen von zähem Schleim im Hals |
| | Atemnot | Atembeschwerden |
| | Abneigung gegen das Sprechen | |
| | Verlangen zu Liegen | Besserung durch Liegen |
| | abdominale Distension | Völlegefühl in der Lebergegend |
| | schlechter Appetit | |
| | Abneigung gegen Kälte | |
| | kalte Extremitäten | allgemeine Kälte |
| | reichlicher oder spärlicher, klarer Harnfluß | spärlicher Harn |
| | weiche Stühle, morgendlicher Durchfall | geleeartiger Stuhl |
| | Ödeme des Rückens und der Beine | Ödeme |
| | Borborygmen | pulsierende Schmerzen um Nabel |
| | wasserähnlicher Durchfall | profuser Durchfall |
| | kaltes Abdomen und Beine | allgemeine Kälte |

## 10.2.4 Di 6 als Luo-Punkt

Name
**Pian Li – »Schräger Durchgang«**

Spezifische Qualifikation
- Luo-Punkt der Dickdarm-Leitbahn

Spezifische Wirkrichtung
- öffnet die Wasserwege der Lunge
- zerstreut pathogene Hitze
- befreit die Sinne
- festigt das Blut
- stärkt das Lungen-Qi

Lage
Über dem Radius, am Ende des proximalen Drittels 4 Querfinger proximal von Di 5, in einer Mulde

Homöopathikum
- **Antimonium tartaricum**

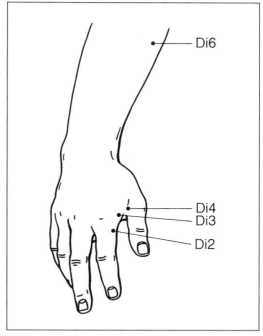

Abb. 63

| TCM: Di 6 | Syndrome | | Homöopathikum: Antimonium tart. |
|---|---|---|---|
| Name | Symptome | | Symptome |
| Befall der Lunge durch Wind-Wasser | plötzliche Schwellung des Gesichts | ! | |
| | Abneigung gegen Wind | ! | |
| | Schwellung über den ganzen Körper ausbreitend | | Ödeme |
| | heller, glänzender Teint | | Blässe |
| | spärlicher, blasser Urin | | |
| | Fieber | | intensive Hitze, intermittierende Fieber |
| | Husten | | Husten |
| | Atemnot | | kurzes, schwieriges Atmen |

# 11. Nieren-Leitbahn

## 11.1 Hauptpunkte

### 11.1.1 Ni 7 als Tonisierungspunkt

Name
**Fu Liu – »Der zurückfließende Strom«**

Spezifische Qualifikation
- Tonisierungspunkt der Nieren-Leitbahn

Spezifische Wirkrichtung
- tonisiert die Niere
- beseitigt Nässe
- beseitigt Ödeme
- stärkt die Lumbalregion
- reguliert die Schweißsekretion
- tonisiert das Nieren-Yang

Lage
2 Cun oberhalb Ni 3 am Vorderrand der Achillessehne

Homöopathikum
- **Mercurius solubilis**
- **Sepia**

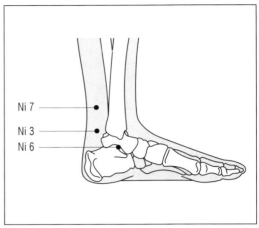

Abb. 64

| TCM: Ni 7 | Syndrome | | Homöopathikum: Mercurius solubilis |
|---|---|---|---|
| Name | Symptome | | Symptome |
| Herz-Yin-Mangel | Palpitationen | ! | Herzklopfen beim Gehen |
| | Aufregung, schnelle Gedanken, psychische Rastlosigkeit, Schreckhaftigkeit, ruhelos, zappelig | | keine Ruhe, Ängstlichkeit, Schreckhaftigkeit |
| | Rötung der Wangen | ! | Röte der Wangen |
| | niedriges Fieber, besonders abends | | Fieberanfall abends/nachts |
| | Nachtschweiße | | übelriechende, klebrige, gelbe Nachtschweiße |
| | trockener Mund und Rachen | | Trockenheitsgefühl im Mund |
| Nieren-Yang-Mangel | Kältegefühl im Kreuz und Knie | ! | Kältegefühl der äußeren Teile |
| | reichlicher, klarer Urin | ! | |
| | Abneigung gegen Kälte | ! | |
| | Kreuzschmerzen | | stechende Schmerzen im Kreuz |
| | Schwäche der Beine und Knie | | Schwäche der Ober- und Unterschenkel |
| | leuchtend weißer Teint | | Gesicht weiß und erdig |
| | Impotenz, Ejaculatio praecox, Spermatorrhoe/Infertilität/Frigidität | | nächtliche Erektion, Impotenz |
| | Trägheit/Apathie | | Gleichgültigkeit |

| TCM: Ni 7 | Syndrome | | Homöopathikum: Mercurius solubilis |
|---|---|---|---|
| Name | Symptome | | Symptome |
| Nieren-Yang-Mangel (Forts.) | weiche Stühle, frühmorgendliche Diarrhoe | | Diarrhoe |
| | Appetitmangel | | kein Appetit auf trockene Speisen, flüssige ißt er jedoch gerne |
| | allgemein schwach und matt | | Mattigkeit |
| | Bauchschmerzen, Borborygmen | | unerträgliche Bauchschmerzen |
| | Kribbeln nach längerem Laufen | | reißendes Stechen in den Beinen, besonders nach Bewegung |
| | Beinödeme | | wasserartige Anschwellung innerer und äußerer Teile |
| | Lumbalgien | | Lumbalgien |
| | Dysmenorrhoe mit stechenden Schmerzen | | Regel schwach, kurz, mit Menorrhagien |
| | Wärme bessert | | |
| Unfähigkeit der Niere, das Qi zu empfangen | Belastungsdyspnoe, schnelle und oberflächliche Atmung | | Dyspnoe |
| | Schwitzen | ! | stinkende Schweiße |
| | klarer, reichlicher Harnfluß, besonders während des Asthmaanfalls | ! | gibt mehr Harn ab, als er getrunken hat; Harn geht zuerst hell ab |
| | Asthma mit Behinderung der Einatmung | | bei jedem Einatmen ein Stich unter den kurzen linken Rippen in der Seite, Dyspnoe |
| | kalte Extremitäten | | Kältegefühl der äußeren Teile |
| | Schwellung des Gesichts | | Gesichtsödem |
| | dünner Körper | | Abmagerung |
| | Mattigkeit | | Mattigkeit |
| | psychische Erschöpfung | | |
| | Rückenschmerzen | | stechende Schmerzen im Kreuz |
| Nieren-Yang-Mangel mit Überfließen des Wassers | Knöchelödeme, evtl. bis zum Oberen Erwärmer, Gesichtsödeme | ! | wasserartige Anschwellung innerer und äußerer Teile, Gesichtsödem |
| | Kältegefühl in Beinen und Rücken | | Kältegefühl der äußeren Teile |
| | Völlegefühl und Distension im Abdomen | | Auftreibung des Bauches |
| | Kreuzschmerzen | | stechende Schmerzen im Kreuz |
| | Kältegefühl | | Kältegefühl |
| | spärlicher, klarer Urin | | |
| | Ascites | | wasserartige Anschwellung innerer und äußerer Teile |
| | Palpitationen | | Herzklopfen |
| | kalte Hände | | |
| | Belastungsdyspnoe | | Dyspnoe |
| | dünnes, wäßriges, schaumiges Sputum | | |
| | Husten, Asthma | | heiserer Husten |
| Nieren- und Milz-Yang-Mangel | chronische Diarrhoe | ! | auch Diarrhoe |
| | Frösteln | ! | große Frostigkeit |
| | Kältegefühl am Rücken | | |
| | körperliche Schwäche | | körperliche Abmagerung |
| | psychische Lustlosigkeit | | |

| TCM: Ni 7 | Syndrome | | Homöopathikum: Mercurius solubilis |
|---|---|---|---|
| Name | Symptome | | Symptome |
| Nieren- und Milz-Yang-Mangel (Forts.) | Schleim in der Kehle<br>Atemnot<br>Abneigung gegen das Sprechen<br>Verlangen zu Liegen<br>abdominale Distension<br>schlechter Appetit<br><br>Abneigung gegen Kälte<br>kalte Extremitäten<br>reichlicher oder spärlich-klarer Harnfluß<br>weiche Stühle, morgendlicher Durchfall<br>Ödeme des Rückens und der Beine<br><br>Borborygmen<br><br>wasserähnlicher Durchfall<br>kaltes Abdomen<br>kalte Beine | | Auswurf mit gelbem Schleim<br>Dyspnoe<br>beim Sprechen wird ihm sauer<br><br>Auftreibung des Bauches<br>kein Appetit auf trockene Speisen, flüssige ißt er jedoch gerne<br><br>Kältegefühl der äußeren Teile<br>gibt mehr Harn ab, als er getrunken hat; geht zuerst hell ab<br>Diarrhoe<br><br>wasserartige Anschwellungen innerer und äußerer Teile<br>Lebendigkeitsgefühl im Bauch, Borborygmen<br>ruhrähnlicher Durchfall<br>Abdomen äußerlich bei Berührung kalt<br>kalte Füße |

| TCM: Ni 7 | Syndrome | | Homöopathikum: Sepia |
|---|---|---|---|
| Name | Symptome | | Symptome |
| Herz-Yin-Mangel | Palpitationen<br>Aufregung, schnelle Gedanken, psychische Rastlosigkeit, Schreckhaftigkeit, ruhelos, zappelig<br>niedriges Fieber, besonders abends<br>Nachtschweiße<br>trockener Mund und Rachen | ! | heftiges Herzklopfen<br>reizbar<br><br>häufige Hitzewellen<br>Schweiße |
| Nieren-Yang-Mangel | Kältegefühl im Kreuz und Knie<br>reichlicher, klarer Urin<br>Abneigung gegen Kälte<br>Kreuzschmerzen<br>Schwäche der Beine und Knie<br>leuchtend-weißer Teint<br>Impotenz, Ejaculatio praecox, Spermatorrhoe/Infertilität/Frigidität<br>Trägheit/Apathie<br>weiche Stühle<br>frühmorgendliche Diarrhoe<br>Appetitmangel<br>allgemein schwach und matt<br>Bauchschmerzen, Borborygmen | !<br>!<br>! | Kälte zwischen den Schulterblättern<br><br>schlechter bei kalter Luft<br>Schwäche im Kreuz<br>untere Extremitäten lahm<br>Blässe<br>nachts Absonderungen aus der Urethra<br><br>Gleichgültigkeit<br>weiche, schwer abgehende Stühle<br>Kinder-Diarrhoe<br><br>allgemeine Müdigkeit<br>Blähsucht, Leber schmerzhaft |

| TCM: Ni 7 Name | Syndrome Symptome | | Homöopathikum: Sepia Symptome |
|---|---|---|---|
| Nieren-Yang-Mangel (Forts.) | Kribbeln nach längerem Laufen Beinödeme Lumbalgien Dysmenorrhoe mit stechenden Schmerzen Wärme bessert | | Schwäche im Kreuz Mensis zu früh, spärlich, unregelmäßig, scharfe Schmerzen besser durch Bettwärme |
| Unfähigkeit der Niere, das Qi zu empfangen | Belastungsdyspnoe, schnelle und oberflächliche Atmung Schwitzen klarer, reichlicher Harnfluß, besonders während des Asthmaanfalls Asthma mit Behinderung der Einatmung kalte Extremitäten Schwellung des Gesichts dünner Körper Mattigkeit psychische Erschöpfung Rückenschmerzen | ! ! | Atemnot Schweiße durch geringste Anstrengung Atemnot Kältegefühl Gleichgültigkeit Schwäche im Kreuz |
| Nieren-Yang-Mangel mit Überfließen des Wassers | Knöchelödeme, evtl. bis zum Oberen Erwärmer, Gesichtsödem, Ascites Kältegefühl in Beinen und Rücken Völlegefühl und Distension im Abdomen Kreuzschmerzen Kältegefühl spärlicher, klarer Urin Palpitationen kalte Hände Belastungsdyspnoe dünnes, wäßriges, schaumiges Sputum Husten, Asthma | ! | Kältegefühl Blähsucht Schwäche im Kreuz Kältegefühl langsamer Harnfluß Herzklopfen Kältegefühl Atemnot Husten |
| Nieren- und Milz-Yang-Mangel | chronische Diarrhoe Frösteln Kältegefühl am Rücken körperliche Schwäche psychische Lustlosigkeit Schleim in der Kehle Atemnot Abneigung gegen das Sprechen Verlangen zu Liegen abdominale Distension schlechter Appetit Abneigung gegen Kälte kalte Extremitäten reichlicher oder spärlich-klarer Harnfluß | ! ! | Kinder-Diarrhoe Kältegefühl Kältegefühl, Schwäche im Kreuz Gleichgültigkeit morgens reichlicher, salziger Auswurf Atemnot Völlegefühl Abneigung gegen kalte Luft Kältegefühl langsamer Harnfluß |

| TCM: Ni 7 Name | Syndrome Symptome | Homöopathikum: Sepia Symptome |
|---|---|---|
| Nieren- und Milz-Yang-Mangel (Forts.) | weiche Stühle, morgendlicher Durchfall<br>Ödeme des Rückens und der Beine<br>Borborygmen<br>wasserähnlicher Durchfall<br>kaltes Abdomen<br>kalte Beine | weiche Stühle<br><br><br><br>Kinder-Diarrhoe<br>Kältegefühl |

## 11.1.2 Ni 1 und Ni 2 als Sedierungspunkte

### 11.1.2.1 Ni 1 als erster Sedierungspunkt

Name
**Yong Quan – »Die emporsprudelnde Quelle«**

Spezifische Qualifikation
- erster Sedierungspunkt der Nieren-Leitbahn

Spezifische Wirkrichtung
- stärkt das Nieren-Yin
- beseitigt Hitze
- unterdrückt Wind
- unterdrückt Leere-Hitze
- beruhigt den Geist
- stellt das Bewußtsein wieder her
- klärt den Geist
- zerstreut Fülle-Hitze

Lage
Fußsohle, in der Mulde, die bei Abwinklung des Fußes entsteht

Homöopathikum
- **Lycopodium**

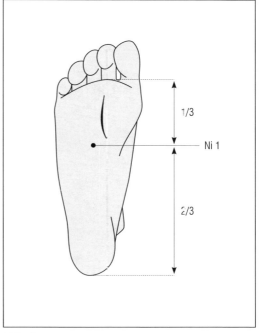

Abb. 65

| TCM: Ni 1 | Syndrome | | Homöopathikum: Lycopodium |
|---|---|---|---|
| Name | Symptome | | Symptome |
| Nieren-Yin-Mangel mit emporloderndem Leere-Feuer | rote Wangen | ! | |
| | psychische Rastlosigkeit, fühlt sich zerfranst, vages Angstgefühl | ! | Angst vor Einsamkeit, Melancholie, Besorgtheit |
| | trockene Kehle, besonders abends und nachts | ! | Trockenheit des Halses |
| | Hitzegefühl am Nachmittag | | nach 16.00 Uhr Schweißausbruch |
| | Nachtschweiße | | Schweißausbrüche |
| | Schlafstörungen | | fährt hoch im Schlaf |
| | dunkler, spärlicher Urin, Hämaturie | | Urin kommt langsam, rotes Sediment |
| | Erschöpfung | | allgemeine Schwäche |
| | Kreuzschmerzen/Lumbago | | Schmerzen im Kreuz |
| | nächtliche Samenverluste mit lebhaften Träumen | | vorzeitige Ergüsse |
| | trockener Stuhl | | Stuhl hart |
| | Durst, ohne Verlangen zu trinken | | |

### 11.1.2.2 Ni 2 als zweiter Sedierungspunkt

Name
**Ran Gu – »Drachen an der Quelle«**

Spezifische Qualifikation
- zweiter Sedierungspunkt der Nieren-Leitbahn (nach DE LA FUYE und BISCHKO)

Spezifische Wirkrichtung
- beseitigt Leere-Hitze
- belebt den Yin Qiao Mai
- kühlt das Blut
- stärkt Leber- und Nieren-Qi

Lage
Innenfuß, Spalt zwischen Os naviculare und Os cuneiforme

Homöopathikum
- **Sulfur**

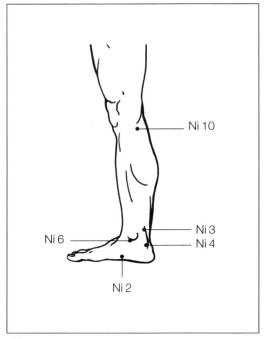

Abb. 66

| TCM: Ni 2 | Syndrome | | Homöopathikum: Sulfur |
|---|---|---|---|
| Name | Symptome | | Symptome |
| Nieren-Yin-Mangel | abendliche Mundtrockenheit | ! | trockene Kehle |
| | Nachtschweiße | ! | Nachtschweiße am Hinterkopf und Nacken |
| | Hitze- und Trockenheits-Symptome | | trockene Kehle und Haut |
| | erhöhtes sexuelles Bedürfnis | | |
| | Schwindelgefühl | | |
| | Vergeßlichkeit | | sehr vergeßlich |
| | Tinnitus, allmählich beginnend | | Überempfindlichkeit gegenüber Geräuschen |
| | Durst | | großer Durst |
| | Obstipation, trockener Stuhl | | harter, trockener Stuhl |
| | dunkler, spärlicher Urin | | |
| | flushartig gerötete Wangen, kleine rote Flecke | | rotes Gesicht, leichtes Erröten |
| | trockene, rauhe Haut | | trockene Haut |
| | hagerer Typ | | hagerer Typ (es gibt verschiedene Typen) |
| | vorzeitiger, nächtlicher Samenerguß | | unwillkürliche Ergüsse |
| | Rückenschmerzen | | ziehende Schmerzen zwischen den Schultern |
| | psychische Unruhe, inneres Angstgefühl | | dauernd geschäftig |
| | Schlaflosigkeit | | wacht singend und häufig auf |

| TCM: Ni 2 | Syndrome | | Homöopathikum: Sulfur |
|---|---|---|---|
| Name | Symptome | | Symptome |
| Nieren-Yin-Mangel mit emporloderndem Leere-Feuer | rote Wangen | ! | rotes Gesicht, leichtes Erröten |
| | psychische Rastlosigkeit, fühlt sich zerfranst, vages Angstgefühl | ! | dauernd geschäftig |
| | trockene Kehle, besonders abends und nachts | ! | trockener Mund und Kehle |
| | Hitzegefühl am Nachmittag | | häufige Hitzewellen |
| | Nachtschweiße | | Nachtschweiße |
| | Schlafstörungen | | wacht singend und häufig auf |
| | dunkler, spärlicher Urin, Hämaturie | | |
| | Erschöpfung | | zu faul, um sich aufzuraffen |
| | Kreuzschmerzen/Lumbago | | ziehende Schmerzen zwischen den Schultern |
| | nächtliche Samenergüsse mit lebhaften Träumen | | unwillkürliche Ergüsse |
| | trockener Stuhl | | harte, trockene Stühle |
| | Durst, ohne Verlangen zu trinken | | großer Durst |

## 11.2 Spezialpunkte

### 11.2.1 Ni 3 als Yuan-Punkt

Name
**Tai Xi – »Mächtige Schlucht«, »Mächtiger Wasserlauf«**

Spezifische Qualifikation
- Yuan-Punkt der Nieren-Leitbahn

Spezifische Wirkrichtung
- stärkt die Niere
- unterstützt die Essenz
- stärkt die Lumbalregion und die Knie
- reguliert die Uterusfunktion
- kühlt Hitze, besonders Leere-Hitze

Lage
½ Querfinger unter und hinter dem Malleolus internus, Vertiefung zwischen Malleolus internus und Calcaneussehne

Homöopathikum
- **Arsenicum album**
- **Phosphorus**

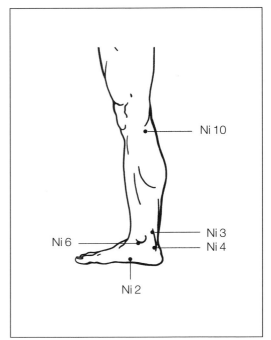

**Abb. 67**

| TCM: Ni 3 | Syndrome | Homöopathikum: Arsenicum album |
|---|---|---|
| Name | Symptome | Symptome |
| Hyperaktivität/Aufsteigendes Leber-Yang | Spannungskopfschmerzen | Kopfschmerzen |
| | Reizbarkeit | Verzweiflung treibt ihn von einer Stelle zur anderen, große Angst und Unruhe |
| | Augen trocken, heiß, brennend, Sehstörungen | brennende, rote Lider |
| | trockene Schleimhäute, trockener Mund | trockene Schleimhäute |
| | Schlaflosigkeit, Konzentrationsmangel | gestörter Schlaf |
| | Tremor, Krämpfe, Zittern | Zittern und Schwäche der Extremitäten |
| | Schwindel | |
| | Tinnitus | tosende Geräusche in den Ohren |
| | Fieber | hohe Temperatur, septische Fieber |
| | kleinere Zornesausbrüche | reizbare Schwäche |
| Emporloderndes Leber-Feuer | Reizbarkeit mit Jähzorn und Schreien bis Gewalt, Zornesausbrüche ! | Unruhe, reizbare Schwäche |
| | zerberstende Kopfschmerzen an den Schläfen | Kopfschmerzen |
| | Hitze: rotes Gesicht und Augen, wenig dunkler Harn, Trockenheit, Durst, trockene Stühle | Urin spärlich, brennend; Augenbrennen, rote Lider, trockene Schleimhäute |

| TCM: Ni 3 Name | Syndrome Symptome | | Homöopathikum: Arsenicum album Symptome |
|---|---|---|---|
| Empor-loderndes Leber-Feuer (Forts.) | bitterer Mundgeschmack<br>Epistaxis, Hämatemesis, Hämoptysis<br>durch Träume gestörter Schlaf<br>Muskelspasmen<br>Schmerzen im Hypochondrium<br>Delirium | | bitteres Aufstoßen<br>blutende Nase<br>gestörter Schlaf, Träume voller Sorgen<br>Spasmen der Extremitäten<br>Leber und Milz schmerzhaft |
| Leber-Wind durch auf-steigendes Leber-Yang | plötzlicher Bewußtseinsverlust<br>Abweichung von Augen und Mund<br>Hemiphlegie, Sprachstörungen<br>Facialisparese<br>Gesichtsasymmetrie<br>verwaschene Sprache<br>Desorientiertheit | !<br>! | (Neuritiden bis Polyneuritis) |
| Leber-Wind durch Leber-Blut-Mangel | Wackeln des Kopfes<br>Tremor, feines Zittern<br>Taubheitsgefühl<br>Sehstörungen<br>Schwindel<br>Spasmen in Kopf und Extremitäten | ! | Kopf in dauernder Bewegung<br>Zittern der Extremitäten<br>Schwäche der Extremitäten<br>Brennen der Augen, Lichtempfindlichkeit<br>Kopf in dauernder Bewegung<br>Spasmen der Extremitäten, Kopf-schmerzen |
| Loderndes Herz-Feuer | Zungen- und Mundgeschwüre<br>Durst<br>Palpitationen<br>psychische Rastlosigkeit, Erregung, Impulsivität<br>Hitzegefühl<br>rotes Gesicht<br>Schlafstörungen<br>dunkler Harn oder Hämaturie<br>bitterer Mundgeschmack in Abhängig-keit vom Schlaf | !<br>! | Mund geschwürig<br>viel Durst<br>Herzklopfen<br>Unruhe<br><br>hohe Temperatur<br>(umschriebene Rötung der Wangen)<br>gestörter Schlaf<br>Hämaturie, spärlicher Harn<br>bitteres Aufstoßen |
| Nieren-Yin-Mangel | abendliche Mundtrockenheit<br>Nachtschweiße<br>Hitze- und Trockenheits-Symptome<br>erhöhtes sexuelles Bedürfnis<br>Schwindelgefühl<br>Vergeßlichkeit<br>Tinnitus, allmählich beginnend<br>Durst<br>Obstipation, trockener Stuhl<br>dunkler, spärlicher Urin<br>flushartig gerötete Wangen, kleine rote Flecke<br>trockene, rauhe Haut<br>hagerer Typ<br>vorzeitige, nächtliche Samenverluste | !<br>! | Trockenheit der Schleimhäute<br>kalte Schweißausbrüche<br>Trockenheit der Schleimhäute<br><br>Kopf in dauernder Bewegung<br><br>tosende Geräusche in den Ohren<br>viel Durst<br><br>spärlicher Urin, Hämaturie<br>umschriebene Rötung der Wangen<br><br>Trockenheit der Schleimhäute<br>Kachexie |

| TCM: Ni 3 Name | Syndrome Symptome | Homöopathikum: Arsenicum album Symptome |
|---|---|---|
| Nieren-Yin-Mangel (Forts.) | Rückenschmerzen psychische Unruhe, inneres Angstgefühl Schlaflosigkeit | Schwäche im Kreuz, Schmerzen gestörter Schlaf |
| Nieren-Yang-Mangel | Kältegefühl im Kreuz und Knie ! reichlicher, klarer Urin ! Abneigung gegen Kälte ! Kreuzschmerzen Schwäche der Beine und Knie leuchtend weißer Teint Impotenz, Ejaculatio praecox Spermatorrhoe/Infertilität/Frigidität Trägheit/Apathie weiche Stühle, frühmorgendliche Diarrhoe Appetitmangel | Verschlimmerung durch Kälte Schwäche im Kreuz, Schmerzen Schwäche der Extremitäten blaßgelber Teint großer Erschöpfungszustand diffuse Diarrhoe kann den Anblick oder den Geruch von Speisen nicht ertragen |
| | allgemein schwach und matt Bauchschmerzen, Borborygmen Kribbeln nach längerem Laufen Beinödeme Lumbalgien Dysmenorrhoe mit stechenden Schmerzen Wärme bessert | Kachexie Schmerzen im Abdomen (brennende Schmerzen der Füße) Schwellungen der Füße Schwäche im Kreuz, Schmerzen Menorrhagien, stechende Schmerzen Hitze/warme Getränke bessern |
| Mangelnde Festigkeit des Nieren-Qi | Harntröpfeln nach der Miktion ! nächtliche Samenergüsse ohne Träume ! Schmerzen/Schwäche im Kreuzbereich klarer, reichlicher Urin, häufige Miktion mit dünnen Strahl Enuresis/Nykturie, Harninkontinenz Spermatorrhoe, Ejaculatio praecox, nächtliche Samenverluste Uterusprolaps chronischer Fluor vaginalis keine Stuhlgangkontrolle schwache Knie Schwindel | Schwäche im Kreuz, Schmerzen → Diabetes mellitus-Urin Cholera-Diarrhoe Schwäche der Extremitäten Kopf in dauernder Bewegung |
| Nieren-Essenz-Mangel | schlechte Knochenentwicklung bei ! Kindern, später Fontanellenschluß; Knochenerweichung bei Erwachsenen Haarausfall, frühes Ergrauen ! schwache sexuelle Aktivität ! Gedächtnisschwäche, Stumpfsinn früh schwerhörig Tinnitus Schwindel frühe Menopause | Schwäche der Extremitäten kahle Stellen am Kopf tosende Geräusche in den Ohren Kopf in dauernder Bewegung |

| TCM: Ni 3 Name | Syndrome Symptome | | Homöopathikum: Arsenicum album Symptome |
|---|---|---|---|
| Nieren und Herz harmonieren nicht | Palpitationen | ! | Herzklopfen |
| | Schlafstörungen | ! | gestörter Schlaf |
| | Nachtschweiße | ! | kalte Schweißausbrüche |
| | psychische Rastlosigkeit | | Verzweiflung treibt ihn von einer Stelle zur anderen |
| | Vergeßlichkeit | | |
| | Schwindelgefühl | | dauernde Bewegung des Kopfes |
| | Tinnitus, Schwerhörigkeit | | |
| | Lumbalgie | | Schwäche im Kreuz, Schmerzen |
| | nächtliche Samenergüsse mit erotischen Träumen | | |
| | Fieber/Hitzegefühl am Nachmittag | | hohe Temperatur, septische Fieber |
| | spärlicher, dunkler Urin | | spärlicher Urin |
| Nieren- und Lungen-Yin Mangel | trockener Husten, abends schlimmer | ! | Husten schlimmer nach Mitternacht |
| | Hitzegefühl am Abend | ! | hohe Temperaturen |
| | Nachtschweiße | ! | kalte Schweißausbrüche |
| | trockener Mund | | Trockenheit des Mundes |
| | dünner Körper | | Kachexie |
| | Belastungsdyspnoe | | erstickender Katarrh, Kurzatmigkeit |
| | Lumbalgie | | Schwäche im Kreuz, Schmerzen |
| | schwache Extremitäten | | Schwäche der Extremitäten |
| | nächtliche Samenergüsse | | |
| Nieren-Yin-Mangel mit emporloderndem Leere-Feuer | rote Wangen | ! | Rötung der Wangen |
| | psychische Rastlosigkeit, fühlt sich zerfranst | ! | Verzweiflung treibt ihn von einer Stelle zur anderen |
| | trockene Kehle, besonders abends und nachts | ! | trockene Schleimhäute |
| | Hitzegefühl am Nachmittag | ! | hohe Temperatur |
| | Nachtschweiße | | kalte Schweißausbrüche |
| | Schlafstörungen | | gestörter Schlaf |
| | dunkler, spärlicher Urin, Hämaturie | | spärlicher Urin |
| | Erschöpfung | | Kachexie |
| | Kreuzschmerzen/Lumbago | | Schwäche im Kreuz, Schmerzen |
| | nächtliche Samenergüsse mit lebhaften Träumen | | |
| | trockener Stuhl | | |
| | vages Angstgefühl | | große Angst |
| | Durst ohne Verlangen zu trinken | | viel Durst |
| Unfähigkeit der Niere, das Qi zu empfangen | Belastungsdyspnoe, schnelle und oberflächliche Atmung | ! | Kurzatmigkeit |
| | Schwitzen | ! | kalte Schweißausbrüche |
| | klarer, reichlicher Harnfluß, besonders während des Asthmaanfalls | ! | |
| | Asthma mit Behinderung der Einatmung | | Kurzatmigkeit |

| TCM: Ni 3 Name | Syndrome Symptome | | Homöopathikum: Arsenicum album Symptome |
|---|---|---|---|
| Unfähigkeit der Niere, das Qi zu empfangen (Forts.) | kalte Extremitäten Schwellung des Gesichts dünner Körper Mattigkeit, psychische Erschöpfung Rückenschmerzen | | Schwellung des Gesichts Kachexie Adymie Schwäche im Kreuz, Schmerzen |
| Nieren- und Leber-Yin-Mangel | trockene Augen und Hals Nachtschweiße Hypomenorrhoe rote, belaglose Zunge blaßgelber Teint dumpfe Hinterkopf- und Scheitelkopfschmerzen Schlafstörungen, Träume Taubheitsempfindungen in den Extremitäten gerötete Wangen Schwindelgefühl unscharfes Sehen Neigung zu Wutausbrüchen Kreuzschmerzen Tinnitus trockene Stühle nächtliche Samenverluste Hypo-/Amenorrhoe, verspätete Periode Infertilität der Frau | ! ! ! | trockene Schleimhäute kalte Schweißausbrüche Menorrhagien Zunge rot und sauber blaßgelber Teint Kopfschmerzen gestörter Schlaf, Träume volle Sorgen Schwäche der Extremitäten rote Wangen Kopf in dauernder Bewegung intensive Lichtempfindlichkeit Schwäche im Kreuz, Schmerzen tosende Geräusche in den Ohren Menorrhagien |
| Nieren- und Milz-Yang-Mangel | chronische Diarrhoe Frösteln Kältegefühl am Rücken, kaltes Abdomen und kalte Beine körperliche Schwäche psychische Lustlosigkeit Schleim in der Kehle Atemnot Abneigung gegen das Sprechen Verlangen zu Liegen abdominale Distension schlechter Appetit Abneigung gegen Kälte kalte Extremitäten reichlicher oder spärlicher, klarer Harnfluß weiche Stühle, morgendlicher Durchfall Ödeme des Rückens und der Beine Borborygmen wasserähnlicher Durchfall | ! ! | Diarrhoe Kachexie Adymie Kurzatmigkeit Abdomen geschwollen Kachexie schlimmer durch Kälte Diarrhoe Schwellung der Füße Diarrhoe |

| TCM: Ni 3 Name | Syndrome Symptome | | Homöopathikum: Arsenicum album Symptome |
|---|---|---|---|
| Nieren-Yang-Mangel mit Überfließen des Wassers | Knöchelödeme, evtl. bis zum Oberen Erwärmer, Gesichtsödeme | ! | nephrogene Hautödeme, Anasarka |
| | Kältegefühl in Beinen und Rücken, allgemeines Kältegefühl | | Abdomen geschwollen |
| | Fülle und Distension im Abdomen | | |
| | Kreuzschmerzen | | Schwäche im Kreuz, Schmerzen |
| | spärlicher, klarer Urin | | |
| | Ascites | | Ascites |
| | Palpitationen | | Herzklopfen |
| | kalte Hände | | |
| | Belastungsdyspnoe | | Kurzatmigkeit |
| | dünnes, wäßriges, schaumiges Sputum | | |

| TCM: Ni 3 Name | Syndrome Symptome | | Homöopathikum: Phosphorus Symptome |
|---|---|---|---|
| Hyperaktivität/Aufsteigendes Leber-Yang | Spannungskopfschmerzen | | Kopfschmerzen bei geistiger Anstrengung |
| | Reizbarkeit | | Unruhe, schnell erschöpft |
| | Augen trocken, heiß, brennend, Sehstörungen | | Sehstörungen, Mouches volantes, rote oder grüne Höfe um Gegenstände sehen, Retinablutungen |
| | trockene Schleimhäute, trockener Mund | | verstopfte Nase, trockener Husten, trockener Mund |
| | Schlaflosigkeit, Konzentrationsmangel | | Erschöpfung |
| | Tremor, Krämpfe, Zittern | | Zittern bei Anstrengung, Arme und Hände taub, Gelenke geben plötzlich nach |
| | Schwindel | | Schwindelzustände |
| | Tinnitus | | Ohrensausen |
| | Fieber | | schleichende Fieber |
| | kleinere Zornesausbrüche | | reizbare Schwäche |
| Emporloderndes Leber-Feuer | Reizbarkeit mit Jähzorn und Schreien bis Gewalt, Zornesausbrüche | ! | Unruhe, schnell erregt |
| | zerberstende Kopfschmerzen an den Schläfen | | Kopfschmerzen bei geistiger Anstrengung |
| | Hitze: rotes Gesicht und Augen, wenig und dunkler Harn, Trockenheit, Durst, trockene Stühle | | Verlangen nach kalten Getränken und Nahrung, viel Durst |
| | bitterer Mundgeschmack | | |
| | Epistaxis, Hämatemesis, Hämoptysis | | Neigung zu Blutungen, blutendes Zahnfleisch |
| | durch Träume gestörter Schlaf | | Träume von Feuer und Krieg, kurze Schlafperioden |
| | Muskelspasmen | | Zittern bei Anstrengung, Arme und Hände taub, Gelenke geben plötzlich nach |
| | Schmerzen im Hypochondrium | | Magen-Darm-Infekte |

| TCM: Ni 3 Name | Syndrome Symptome | | Homöopathikum: Phosphorus Symptome |
|---|---|---|---|
| Leber-Wind durch aufsteigendes Leber-Yang | plötzlicher Bewußtseinsverlust Abweichung von Augen und Mund Hemiphlegie, Sprachstörungen Facialisparese Gesichtsasymmetrie verwaschene Sprache Desorientiertheit | ! ! | Delirium, soporöser Zustand aufsteigende sensorische und motorische Paralyse von Finger- und Zehenspitzen, Paralyse der äußeren Augenmuskeln geistige Apathie |
| Leber-Wind durch Leber-Blut-Mangel | Wackeln des Kopfes Tremor, feines Zittern Taubheitsgefühl Sehstörungen Schwindel Spasmen im Kopf und Extremitäten | ! | Schwachheit und Zittern bei jeder Anstrengung Kribbeln der Fingerspitzen, Arme und Hände taub Sehstörungen, Mouches volantes, rote oder grüne Höfe um Gegenstände sehen, Retinablutungen Schwindelzustände Zittern bei Anstrengung, Arme und Hände taub, Gelenke geben plötzlich nach |
| Loderndes Herz-Feuer | Zungen- und Mundgeschwüre Durst Palpitationen psychische Rastlosigkeit, Erregung, Impulsivität Hitzegefühl rotes Gesicht Schlafstörungen dunkler Harn oder Hämaturie bitterer Mundgeschmack in Abhängigkeit vom Schlaf | ! ! | ulzeriertes Zahnfleisch viel brennender Durst heftiges Herzklopfen Unruhe, schnell erregt schleichende Fieber umschriebene Röte des Gesichts Schlaflosigkeit älterer Leute Hämaturie, rötliches Sediment |
| Nieren-Yin-Mangel | abendliche Mundtrockenheit Nachtschweiße Hitze- und Trockenheits-Symptome erhöhte sexuelle Bedürfnisse Schwindelgefühl Vergeßlichkeit Tinnitus, allmählich beginnend Durst Obstipation, trockener Stuhl dunkler, spärlicher Urin flushartig gerötete Wangen, kleine rote Flecke trockene, rauhe Haut hagerer Typ vorzeitige, nächtliche Samenverluste Rückenschmerzen psychische Unruhe, inneres Angstgefühl Schlaflosigkeit | ! ! | Trockenheit im Rachen schwitzt nach warmen Essen trockener Husten und Rachen Schwindelzustände Gedächtnisverlust, »Hirnmüdigkeit« Ohrensausen viel Durst z. T. Obstipation, Bleistiftstuhl (Hämaturie) roter Kopf, Blutandrang, flush Trockenheitssymptome leptosomer Typ unwillkürliche Ergüsse brennende Schmerzen im Rücken zwischen den Schultern Nervösität, Übererregbarkeit, Furcht kurzer Schlaf, der bessert |

| TCM: Ni 3 Name | Syndrome Symptome | | Homöopathikum: Phosphorus Symptome |
|---|---|---|---|
| Nieren-Yang-Mangel | Kältegefühl im Kreuz und Knie | ! | Frösteln, kalte Knie |
| | reichlicher, klarer Urin | ! | |
| | Abneigung gegen Kälte | ! | schlechter durch Kälte |
| | Kreuzschmerzen | | Schmerzen im Rücken wie gebrochen |
| | Schwäche der Beine und Knie | | Schwäche der Extremitäten |
| | leuchtend weißer Teint | | Blässe |
| | Impotenz, Ejaculatio praecox, Spermatorrhoe/Infertilität/Frigidität | | unwillkürliche Ergüsse |
| | Trägheit/Apathie | | Unterempfindlichkeit, Gleichgültigkeit |
| | weiche Stühle, frühmorgendliche Diarrhoe | | teils Durchfall |
| | Appetitmangel | | |
| | allgemein schwach und matt | | Erschöpfung |
| | Bauchschmerzen, Borborygmen | | Magenschmerzen |
| | Kribbeln nach längerem Laufen | | Ameisenhaufen in Händen und Füßen |
| | Beinödeme | | |
| | Lumbalgien | | Rückenschmerzen wie gebrochen |
| | Dysmenorrhoe mit stechenden Schmerzen | | |
| | Wärme bessert | | |
| Mangelnde Festigkeit des Nieren-Qi | Harntröpfeln nach der Miktion | ! | |
| | nächtliche Samenergüsse ohne Träume | ! | unwillkürliche Ergüsse mit lasziven Träumen |
| | Schmerzen/Schwäche im Kreuzbereich | | Rückenschmerzen wie gebrochen |
| | klarer, reichlicher Urin, häufige Miktion mit dünnem Strahl | | |
| | Enuresis/Nykturie, Harninkontinenz | | |
| | Spermatorrhoe, Ejaculatio praecox, nächtliche Samenverluste | | unwillkürliche Ergüsse mit lasziven Träumen |
| | Uterusprolaps | | |
| | chronischer Fluor vaginalis | | reichlicher Weißfluß |
| | keine Stuhlgangkontrolle | | |
| | schwache Knie | | Schwäche der Extremitäten |
| | Schwindel | | Schwindelzustände |
| Nieren-Essenz-Mangel | schlechte Knochenentwicklung bei Kindern, später Fontanellenschluß; Knochenerweichung bei Erwachsenen | ! | zerstörte Knochen, besonders Unterkiefer und Schienbein |
| | Haarausfall, frühes Ergrauen | ! | Haarausfall in großen Büscheln |
| | schwache sexuelle Aktivität | ! | |
| | Gedächtnisschwäche, Stumpfsinn | | Gedächtnisverlust |
| | früh schwerhörig, Tinnitus | | Ohrensausen |
| | Schwindel | | Schwindelzustände |
| | frühe Menopause | | |
| Nieren und Herz harmonieren nicht | Palpitationen | ! | Empfindungen im Herzbereich schnell und erregt, Herzklopfen |
| | Schlafstörungen | ! | kurzer Schlaf, der bessert |
| | Nachtschweiße | ! | schwitzt nach warmem Essen |
| | psychische Rastlosigkeit | | nervöse Übererregbarkeit |

| TCM: Ni 3 Name | Syndrome Symptome | Homöopathikum: Phosphorus Symptome |
|---|---|---|
| Nieren und Herz harmonieren nicht (Forts.) | Vergeßlichkeit Schwindelgefühl Tinnitus Schwerhörigkeit Lumbalgie | Gedächtnisverlust Sehstörungen Ohrensausen Hören schwirig brennende Schmerzen im Rücken zwischen den Schulterblättern, Schmerzen wie zerbrochen |
| | nächtliche Samenergüsse mit erotischen Träumen Fieber/Hitzegefühl am Nachmittag spärlicher, dunkler Urin | unwillkürliche Ergüsse mit lasziven Träumen |
| Nieren- und Lungen-Yin Mangel | trockener Husten, abends schlimmer Hitzegefühl am Abend Nachtschweiße trockener Mund dünner Körper Belastungsdyspnoe Lumbalgie | ! Husten ! überall Hitzegefühl ! klebrige Nachtschweiße trockener Mund leptosomer Körperbau beschleunigte Atmung Brennen im Rücken, Schmerzen wie gebrochen, schwache Wirbelsäule |
| | schwache Extremitäten | Schwäche der Extremitäten bei Anstrengung |
| | nächtliche Samenergüsse | unwillkürliche Ergüsse |
| Nieren-Yin-Mangel mit empor-loderndem Leere-Feuer | rote Wangen psychische Rastlosigkeit trockene Kehle, besonders abends und nachts Hitzegefühl am Nachmittag fühlt sich zerfranst | ! roter Kopf, Blutandrang, flush Nervosität, Übererregbarkeit ! brennender Durst, trockener Mund ! schleichende Fieber Überempfindlichkeit gegenüber äußeren Einflüssen, Todesfurcht beim Alleinsein ⇔ Unterempfindlichkeit, Gleichgültigkeit |
| | Nachtschweiße Schlafstörungen dunkler, spärlicher Urin, Hämaturie Erschöpfung Kreuzschmerzen/Lumbago | schwitzt nach warmem Essen kurzer Schlaf, der bessert Hämaturie Apathie brennende Schmerzen im Rücken zwischen den Schultern, Schmerzen wie zerbrochen schwache Wirbelsäule |
| | nächtliche Samenergüsse mit lebhaften Träumen trockener Stuhl vages Angstgefühl Durst, ohne Verlangen zu trinken | unwillkürliche Ergüsse mit lasziven Träumen Obstipation mit Bleistiftstuhl, teils Diarrhoe Furcht, Schreckhaftigkeit Durstlosigkeit |
| Unfähigkeit der Niere, das Qi zu empfangen | Belastungsdyspnoe, schnelle und oberflächliche Atmung Schwitzen klarer, reichlicher Harnfluß, besonders während des Asthmaanfalls | ! beschleunigte Atmung, Husten ! starke Schweiße ! |

| TCM: Ni 3 Name | Syndrome Symptome | | Homöopathikum: Phosphorus Symptome |
|---|---|---|---|
| Unfähigkeit der Niere, das Qi zu empfangen (Forts.) | kalte Extremitäten Schwellung des Gesichts dünner Körper Mattigkeit, psychische Erschöpfung Rückenschmerzen | | Schwellung des Gesichts leptosomer Körperbau erschöpft Brennen im Rücken, Schmerzen wie gebrochen, schwache Wirbelsäule |
| Nieren- und Leber-Yin-Mangel | trockene Augen und Hals Nachtschweiße Hypomenorrhoe rote, belaglose Zunge blaßgelber Teint dumpfe Hinterkopf- und Scheitelkopfschmerzen Schlafstörungen, Träume Taubheitsempfindungen in den Extremitäten gerötete Wangen Schwindelgefühl unscharfes Sehen Neigung zu Wutausbrüchen Kreuzschmerzen Tinnitus trockene Stühle nächtliche Samenverluste Hypo-/Amenorrhoe, verspätete Periode Infertilität der Frau | ! ! ! | Trockenheit im Rachen klebrige Nachtschweiße Amenorrhoe, wenig Mensis Zunge trocken, glatt, rot Blässe brennende Kopfschmerzen Schlaflosigkeit alter Leute, Träume vom Feuer taube Hände und Arme umschriebene Röte der Wangen Schwindelzustände Gefühl, als ob alles mit einem Nebel, Schleier oder Staub bedeckt wäre oder etwas über die Augen gezogen wurde leicht ärgerlich Rückenschmerzen wie gebrochen Ohrensausen harte Stühle unwillkürliche Samenergüsse Amenorrhoe, wenig Mensis |
| Nieren- und Milz-Yang-Mangel | chronische Diarrhoe Frösteln Kältegefühl am Rücken, kaltes Abdomen und kalte Beine körperliche Schwäche psychische Lustlosigkeit Schleim in der Kehle Atemnot Abneigung gegen das Sprechen Verlangen zu liegen abdominale Distension schlechter Appetit Abneigung gegen Kälte kalte Extremitäten reichlicher oder spärlicher klarer Harnfluß | ! ! | teils Diarrhoe Frösteln Erschöpfung Unterempfindlichkeit, Gleichgültigkeit Atmung beklemmend kann nicht sprechen wegen Kehlkopfschmerzen Liegen rechts bessert Milzschwellung, Meteorismus Frösteln |

| TCM: Ni 3 Name | Syndrome Symptome | Homöopathikum: Phosphorus Symptome |
|---|---|---|
| Nieren- und Milz-Yang-Mangel (Forts.) | weiche Stühle, morgendlicher Durchfall, wasserähnlicher Durchfall Ödeme des Rückens und der Beine Borborygmen | teils Diarrhoe |
| Nieren-Yang-Mangel mit Überfließen des Wassers | Knöchelödeme, evtl. bis zum Oberen Erwärmer, Gesichtsödeme | ! |
| | Kältegefühl in Beinen, Händen und Rücken, allgemeines Kältegefühl | Frösteln |
| | Völlegefühl und Distension im Abdomen | Milzschwellung, Meteorismus |
| | Kreuzschmerzen | Rückenschmerzen wie gebrochen |
| | spärlicher, klarer Urin | Frösteln |
| | Ascites | |
| | Palpitationen | heftiges Herzklopfen |
| | Belastungsdyspnoe | Atmung beklemmend |
| | dünnes, wäßriges, schaumiges Sputum | Sputum rostfarben |
| | Husten, Asthma | harter, trockener Husten |

## 11.2.2 Gb 25 als Mu-Punkt

Name
**Jing Men – »Tor zur Hauptstadt«**

Spezifische Qualifikation
- Mu-Punkt der Nieren-Leitbahn

Spezifische Wirkrichtung
- stützt und wärmt die Niere
- führt Qi in den Unteren Erwärmer
- fördert das freie Fließen der Wasserwege

Lage
Am freien Ende der 12. Rippe

Homöopathie
- **Berberis**

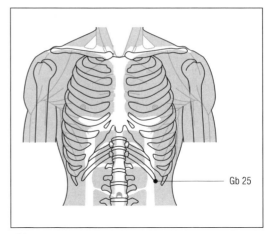

Abb. 68

| TCM: Gb 25 | Syndrome | | Homöopathikum: Berberis |
|---|---|---|---|
| **Name** | **Symptome** | | **Symptome** |
| Leere-Kälte des Dünn- darms | Bauchschmerzen | ! | Stechende Schmerzen vor den Nieren, ausstrahlend zur Leber |
| | Borborygmen | ! | |
| | Diarrhoe | ! | Schmerzloser Durchfall |
| | Verlangen nach heißen Getränken | | |
| | Druck auf Bauch bessert | | |
| | reichlicher, blasser Harn | | |
| | Frieren, kalte Extremitäten | | Gefühl der Kälte an der Außenseite der Oberschenkel; Kältegefühl in verschiedenen Teilen |
| Magen-Qi rebelliert aufwärts | Übelkeit, Erbrechen, Aufstoßen, Schluckauf | | Übelkeit vorm Frühstück |
| | rülpsen | | Sodbrennen |
| Kälte befällt den Dickdarm | plötzliche, zerrende Bauchschmerzen | ! | Stechende Schmerzen vor den Nieren, ausstrahlend zur Leber |
| | Diarrhoe | | Schmerzloser Durchfall |
| | allgemeines und abdominales Kälte- gefühl | | Kältegefühl in verschiedenen Teilen |

### 11.2.3 Bl 23 als Shu-Punkt

Name
**Shen Shu – »Zustimmungspunkt der Niere«**

Spezifische Qualifikation
- Shu-Punkt der Nieren-Leitbahn

Spezifische Wirkrichtung
- stärkt die Niere
- nährt die Nieren-Essenz
- stärkt den unteren Rückenbereich
- nährt das Blut
- unterstützt Knochen und Mark
- beseitigt Nässe
- stärkt die Funktion der Niere, das Qi zu empfangen
- klärt die Augen
- unterstützt die Ohren

Lage
2 Querfinger lateral der Mittellinie zwischen 2. und 3. LWK

Homöopathikum
- **Terebinthina**

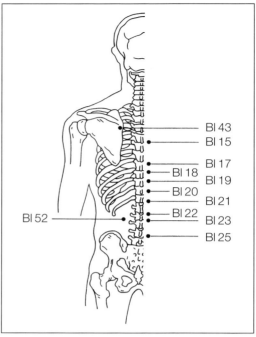

Abb. 69

| TCM: Bl 23 | Syndrome | | Homöopathikum: Terebinthina |
|---|---|---|---|
| Name | Symptome | | Symptome |
| Leber-Yin/ Blut-Mangel | stumpf-blasser Teint | ! | sehr blasses Gesicht |
| | Hypo-/Amenorrhoe mit blassen, spärlichen Blutungen | ! | spärliche Mensis |
| | unscharfes Sehen, Mouches volantes, Gesichtsfeldausfälle, Augen trocken, brennend stumpf, Tränen in den Augen | ! | Mouches volantes, schwarze Punkte und Flecken, Iritis/Absonderungen der Augen |
| | Muskelkrämpfe und -schwäche, Steifheit, Zittern, Kontraktionen trockene, brüchige Nägel | | Krämpfe der Oberschenkelmuskulatur, Schwere der Glieder |
| | Einschlafstörungen | | kann mindestens 2 Stunden lang nicht einschlafen |
| | Benommenheit, Taubheitsgefühl Abmagerung | | Benommenheit |
| | Desorientiertheit | | Benommenheit, kann sich nicht konzentrieren |
| Leber-Wind durch Leber-Blut-Mangel | Wackeln des Kopfes | ! | gestörtes Gleichgewichtsempfinden |
| | Tremor, feines Zittern | ! | plötzliche Zuckungen der Glieder wie durch einen Stromschlag |
| | Taubheitsgefühl | | Finger sind gefühllos |

| TCM: Bl 23 Name | Syndrome Symptome | | Homöopathikum: Terebinthina Symptome |
|---|---|---|---|
| Leber-Wind durch Leber-Blut-Mangel (Forts.) | Sehstörungen<br><br>Schwindel<br>Spasmen im Kopf und Extremitäten | | Mouches volantes, schwarze Punkte und Flecken, Iritis/Absonderungen der Augen<br>Schwindel<br>zusammenziehende Krämpfe der Oberschenkelmuskulatur |
| Stagnation des Herz-Blutes | stechende, zwickende Schmerzen in der Herzgegend bis in den linken Arm | ! | Brennen längs des Brustbeins, verbreitet sich allmählich über die ganze Brust und verliert sich mit flüchtigen Stichen zu beiden Warzen hinaus |
| | Druckgefühl in der Schulter | ! | drückende Schmerzen zwischen den Schultern |
| | Lippenzyanose | ! | |
| | Palpitationen | | Herzklopfen |
| | Engegefühl, Druck im Thorax | | Blähungsgefühl in den Lungen |
| | kalte Gliedmaßen, besonders Hände | | Kälte der Extremitäten |
| | Nagelzyanose | | |
| | Schwitzen | | schwitzt abends im Bett stark an den Beinen |
| | purpurrotes Gesicht | | |
| | möchte die Fenster öffnen | | |
| | Schwäche | | Mattigkeit |
| | Kurzatmigkeit | | Atembeschwerden |
| | Lethargie | | Mattigkeit |
| Herz-Yang-Mangel | Palpitationen | ! | Herzklopfen |
| | Kältegefühl, Frösteln, Abneigung gegen Kälte | ! | Gefühl von Kälte |
| | kalte Extremitäten | | Kälte der Extremitäten |
| | müde, lustlos | | Mattigkeit |
| | Druck und Beklemmungsgefühl in der Brust, Schmerzen | | drückende Schmerzen entlang des Brustbeins |
| | leuchtend blasses Gesicht | | sehr blasses Gesicht |
| | Ödeme | | Ödeme |
| | profuse Schweiße | | schwitzt abends im Bett an den Beinen |
| | Lippenzyanose | | |
| | Bewußtlosigkeit | | komatöse Zustände |
| | Depressionen und Angst | | Angst beim Zubettgehen |
| Herz-Yang-Kollaps | Lippenzyanose | ! | |
| | kalte Extremitäten | ! | Kälte der Extremitäten |
| | Palpitationen | | Herzklopfen |
| | Dyspnoe, schwache und oberflächliche Atmung | | Atembeschwerden |
| | reichliches Schwitzen | | schwitzt abends im Bett stark an den Beinen |
| | bis Koma vom Leere-Typ | | bis komatöse Zustände |

| TCM: Bl 23 | Syndrome | Homöopathikum: Terebinthina |
|---|---|---|
| Name | Symptome | Symptome |
| Nieren-Yang-Mangel | Kältegefühl im Kreuz und Knie ! | Kälte der Extremitäten |
| | reichlicher, klarer Urin ! | |
| | Abneigung gegen Kälte ! | |
| | Kreuzschmerzen/Lumbalgien | ziehende Rückenschmerzen |
| | Schwäche der Beine und Knie | ziehende Lähmungsschmerzen im linken Oberschenkel |
| | leuchtend weißer Teint | sehr blasses Gesicht |
| | Impotenz, Ejaculatio praecox, Spermatorrhoe/Infertilität/Frigidität | Spermatorrhoe |
| | Trägheit/Apathie | Mattigkeit |
| | weiche Stühle, frühmorgendliche Diarrhoe | Diarrhoe |
| | Appetitmangel | |
| | allgemein schwach und matt | Mattigkeit |
| | Bauchschmerzen, Borborygmen | drückende und schneidende Schmerzen in der linken Oberbauchgegend |
| | Kribbeln nach längerem Laufen | Neuralgien der Beine |
| | Beinödeme | Beine ödematös |
| | Dysmenorrhoe mit stechenden Schmerzen | Metrorrhagie |
| | Wärme bessert | |
| Mangelnde Festigkeit des Nieren-Qi | Harntröpfeln nach der Miktion ! | |
| | nächtliche Samenergüsse ohne Träume ! | Spermatorrhoe ohne Ausschweifung |
| | Schmerzen/Schwäche im Kreuzbereich | ziehende Rückenschmerzen |
| | klarer, reichlicher Urin | heller Urin |
| | häufige Miktion mit dünnem Strahl | häufiger Harndrang |
| | Enuresis/Nykturie, Harninkontinenz | Krämpfe beim Versuch zu urinieren |
| | Spermatorrhoe, Ejaculatio praecox, nächtliche Samenergüsse | Spermatorrhoe |
| | Uterusprolaps | Uterus drängt schmerzhaft abwärts |
| | chronischer Fluor vaginalis | blutiger, übelriechender Fluor |
| | keine Stuhlgangkontrolle | |
| | schwache Knie | Gefühllosigkeit der Glieder, besonders der Beine |
| | Schwindel | Schwindel |
| Nieren-Essenz-Mangel | schlechte Knochenentwicklung bei Kindern, später Fontanellenschluß; Knochenerweichung bei Erwachsenen ! | |
| | Haarausfall, frühes Ergrauen ! | |
| | schwache sexuelle Aktivität ! | |
| | Gedächtnisschwäche, Stumpfsinn | kann sich nicht konzentrieren |
| | Tinnitus, früh schwerhörig | Ohrklingen |
| | Schwindel | Schwindel |
| | frühe Menopause | |

| TCM: Bl 23 Name | Syndrome Symptome | | Homöopathikum: Terebinthina Symptome |
|---|---|---|---|
| Unfähigkeit der Niere, das Qi zu empfangen | Belastungsdyspnoe, schnelle und oberflächliche Atmung | ! | Atembeschwerden |
| | Schwitzen | ! | schwitzt abends im Bett an den Beinen |
| | klarer, reichlicher Harnfluß, besonders während des Asthmaanfalls | ! | |
| | Asthma mit Behinderung der Einatmung | | Atembeschwerden |
| | kalte Extremitäten | | Kälte der Extremitäten |
| | Schwellung des Gesichts | | |
| | dünner Körper | | |
| | Mattigkeit | | Mattigkeit |
| | psychische Erschöpfung | | Benommenheit |
| | Rückenschmerzen | | ziehende Rückenschmerzen |
| Nieren- und Leber-Yin-Mangel | trockene Augen und Hals | ! | |
| | Nachtschweiße | ! | schwitzt abends im Bett an den Beinen |
| | Hypomenorrhoe | ! | spärliche Mensis |
| | rote, belaglose Zunge | | Zunge rot und glänzend |
| | blaßgelber Teint | | Blässe |
| | dumpfe Hinterkopf- und Scheitelkopfschmerzen | | Kopfschmerzen |
| | Schlafstörungen, Träume | | unruhiger Schlaf, wacht auf, erwacht voller Schrecken |
| | Taubheitsempfindungen in den Extremitäten | | Gefühllosigkeit der Extremitäten |
| | gerötete Wangen | | |
| | Schwindelgefühl | | Schwindel |
| | unscharfes Sehen | | Mouches volantes, schwarze Punkte und Flecken, Iritis/Absonderungen der Augen |
| | Neigung zu Wutausbrüchen | | Wutausbrüche bei Kindern |
| | Kreuzschmerzen | | ziehende Rückenschmerzen |
| | Tinnitus | | Ohrenklingen |
| | trockene Stühle | | harter Stuhl |
| | nächtliche Samenverluste | | Spermatorrhoe |
| | Hypo-/Amenorrhoe | | spärliche Mensis |
| | verspätete Periode | | |
| | Infertilität der Frau | | |
| Nieren- und Milz-Yang-Mangel | chronische Diarrhoe | ! | Diarrhoe mit tetanischen Krämpfen |
| | Frösteln | ! | |
| | Kältegefühl am Rücken | | |
| | körperliche Schwäche | | Mattigkeit |
| | psychische Lustlosigkeit | | Benommenheit |
| | Schleim in der Kehle | | |
| | Atemnot | | Atembeschwerden |
| | Abneigung gegen das Sprechen | | |
| | Verlangen zu liegen | | |
| | abdominale Distension | | brennendes Gefühl im Hypogastrium |
| | schlechter Appetit | | |

| TCM: Bl 23 Name | Syndrome Symptome | | Homöopathikum: Terebinthina Symptome |
|---|---|---|---|
| Nieren- und Milz-Yang-Mangel (Forts.) | Abneigung gegen Kälte kalte Extremitäten reichlicher oder spärlicher, klarer Harnfluß | | Kälte der Extremitäten spärlicher Harnfluß |
| | weiche Stühle, morgendlicher Durchfall, wasserähnlicher Durchfall | | Diarrhoe |
| | Ödeme des Rückens und der Beine Borborygmen kaltes Abdomen kalte Beine | | Beine ödematös Knurren im Bauch Kältegefühl im Bauch Kälte der Extremitäten |
| Nieren-Yang-Mangel mit Überfließen des Wassers | Knöchelödeme, evtl. bis zum Oberen Erwärmer, Gesichtsödeme | ! | Beine ödematös |
| | Kältegefühl in Beinen und Rücken Völle und Distension im Abdomen Kreuzschmerzen Kältegefühl | | Kältegefühl der Beine Meteorismus, Auftreibung des Abdomens ziehende Rückenschmerzen |
| | spärlicher, klarer Urin Ascites Palpitationen kalte Hände | | spärlicher Urin Herzklopfen |
| | Belastungsdyspnoe dünnes, wäßriges, schaumiges Sputum Husten, Asthma | | erschwerte Atmung trockener Husten |
| Leere und Kälte der Blase | häufiger, klarer, reichlicher Harnfluß Inkontinenz, Enuresis Lumbalgie | ! | ziehende Rückenschmerzen |
| Nässe-Kälte der Blase | schwierige, häufig drängende Miktion oft plötzlicher Harndrang | ! | |
| | trüber, blasser Urin Schweregefühl im Hypogastrium und Urethra | ! ! | Urin wird nach Stehenlassen trübe |
| | kalter Lendenbereich, auch mit Schmerzen Kälte-Symptome | | Ziehen der Lendenmuskulatur bei Bewegung im Freien |

## 11.2.4 Ni 4 als Luo-Punkt

Name
**Da Zhong – »Die große Glocke«**

Spezifische Qualifikation
- Luo-Punkt der Nieren-Leitbahn

Spezifische Wirkrichtung
- stärkt den Rücken
- erhebt den Geist
- kräftigt die Milz
- stärkt den Geist

Lage
½ Querfinger hinter dem inneren Knöchel, Höhe der Malleolusspitze, innerer Rand der Achillessehne

Homöopathikum
- **Equisetum**

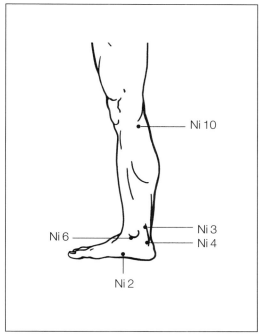

Abb. 70

| TCM: Ni 4 | Syndrome | | Homöopathikum: Equisetum |
|---|---|---|---|
| Name | Symptome | | Symptome |
| Milz-Qi-Mangel | Appetitlosigkeit | ! | |
| | müde, schlapp, lustlos | ! | |
| | weiche Stühle bis Durchfall | ! | |
| | postprandiale Distension | | |
| | leichte Bauchschmerzen, Spannungsgefühl – besser durch Druck | | |
| | blaßgelber, fahler Teint | | |
| | Schwäche der Extremitäten | | |
| | Übelkeit | | |
| | Engegefühl im Thorax und Epigastrium | | |
| | Schweregefühl | | |
| | Leere im Kopf, Somnolenz | | |
| | langsames Sprechen | | |
| | erhöhtes Körpergewicht | | |

# 12. Blasen-Leitbahn

## 12.1 Hauptpunkte

### 12.1.1 Bl 67 als Tonisierungspunkt

Name
**Zhi Yin – »Das äußere Yin«**

Spezifische Qualifikation
- Tonisierungspunkt der Blasen-Leitbahn

Spezifische Wirkrichtung
- eliminiert Wind
- beseitigt Obstruktionen der Leitbahn
- belebt das Blut
- klärt die Augen
- stärkt das Yang

Lage
Lateraler Nagelwinkel der 5. Zehe

Homöopathikum
- **Kalium carbonicum**

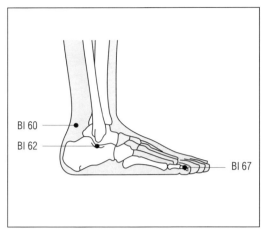

Abb. 71

| TCM: Bl 67 | Syndrome | | Homöopathikum: Kalium carbonicum |
|---|---|---|---|
| Name | Symptome | | Symptome |
| Nässe-Hitze der Blase | Brennen bei der Miktion, schwere, häufig drängende Miktion, oft im Harnfluß unterbrochen, dunkler, spärlicher, scharf riechender, trüber Urin, Hämaturie | ! | Mehrmals nachts Wasserlassen, unwillkürliches Wasserlassen bei, Husten usw. |
| | Fieber | ! | |
| | Durst | | |
| | emotionale Symptome | | Niedergeschlagen, wechselnde Stimmungen, sehr reizbar, Furcht |

## 12.1.2 Bl 65 als Sedierungspunkt

Name
**Shu Gu – »Der geschnürte Knochen«**

Spezifische Qualifikation
- Sedierungspunkt der Blasen-Leitbahn

Spezifische Wirkrichtung
- beseitigt Obstruktion der Leitbahn
- beseitigt Hitze
- beseitigt Wind

Lage
Im Übergangsbereich Corpus → Caput des Os metatarsalis V

Homöopathikum
- **Cantharis**

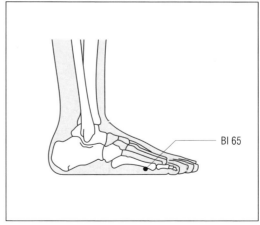

Abb. 72

| TCM: Bl 65 | Syndrome | | Homöopathikum: Cantharis |
|---|---|---|---|
| Name | Symptome | | Symptome |
| Nässe-Hitze der Blase | Brennen bei der Miktion, schwere, häufig drängende Miktion, oft im Harnfluß unterbrochen, dunkler, spärlicher, scharf riechender, trüber Urin, Hämaturie Fieber | ! | Nephritis mit blutigem Urin, Brennen im Nierengebiet mit schmerzhaftem Harndrang; blutiger, tropfender Urin |
| | Durst | | Brennender Durst mit Widerwillen gegen alle Flüssigkeiten |
| | emotionale Symptome | | Wildes Delirium, ängstliche Ruhelosigkeit, die in Wut endet, akute Manie |

## 12.2 Spezialpunkte

### 12.2.1 Bl 64 als Yuan-Punkt

Name
**Jing Gu – »Pyramidenknochen«**

Spezifische Qualifikation
- Yuan-Punkt der Blasen-Leitbahn

Spezifische Wirkrichtung
- beseitigt Hitze
- eliminiert Wind
- beruhigt den Geist
- klärt das Gehirn
- stärkt den Rücken
- kühlt Hitze der Blase

Lage
Äußerer Fußrand, proximal des Grundgelenks der 5. Zehe

Homöopathikum
- **Nux vomica**
- **Causticum**
- **Apis**

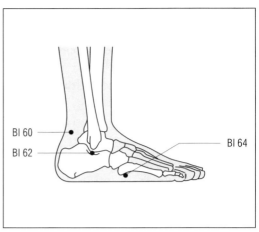

Abb. 73

| TCM: Bl 64 | Syndrome | | Homöopathikum: Nux vomica |
|---|---|---|---|
| Name | Symptome | | Symptome |
| Nässe-Hitze der Blase | Brennen bei der Miktion, schwere, häufig drängende Miktion, oft im Harnfluß unterbrochen, dunkler, spärlicher, scharf riechender, trüber Urin, Hämaturie | ! | Schmerzen im Blasenhals beim Harnlassen, Reizblase, erfolgloser Drang |
| | Fieber | | Fieberanfälle morgens früh |
| | Durst | | |
| | emotionale Symptome | | Reizbar, empfindlich gegen alle Eindrücke, mürrisch, nörgelig |

| TCM: Bl 64 | Syndrome | | Homöopathikum: Causticum |
|---|---|---|---|
| Name | Symptome | | Symptome |
| Nässe-Hitze der Blase | Brennen bei der Miktion, schwere, häufig drängende Miktion, oft im Harnfluß unterbrochen, dunkler, spärlicher, scharf riechender, trüber Urin, Hämaturie | ! | Langsame Entleerung, evtl. Harnverhaltung, Verlust des Empfindungsverhaltens für Urinabgang |
| | Fieber | ! | |
| | Durst | | Trinkt gerne kaltes Wasser |
| | emotionale Symptome | | Wirkt auf vegetative Funktion der Blase über Medulla oblongata |

| TCM: Bl 64 | Syndrome | | Homöopathikum: Apis |
|---|---|---|---|
| Name | Symptome | | Symptome |
| Nässe-Hitze der Blase | Brennen bei der Miktion, schwere, häufig drängende Miktion, oft im Harnfluß unterbrochen, dunkler, spärlicher, scharf riechender trüber Urin, Hämaturie | ! ! | Brennen und Schmerzhaftigkeit beim Wasserlassen; spärlicher und stark gefärbter Urin; die letzten Tropfen brennen und schmerzen |
| | Fieber | | Äußere Hitze, Schweiß bricht aus |
| | Durst | | Nachmittags Frösteln mit Durst |
| | emotionale Symptome | | Apathie, Gleichgültigkeit, linkisch, Stupor, teilnahmslos |

## 12.2.2 KG 3 (Ren 3) als Mu-Punkt

Name
**Zhong Ji – »Zentraler Pol«**

Spezifische Qualifikation
- Mu-Punkt der Blasen-Leitbahn

Spezifische Wirkrichtung
- beseitigt Nässe-Hitze
- fördert die Qi-transformierende Wirkung der Blase
- beseitigt Hitze
- stärkt das Yin der Blase
- belebt das Nieren-Yang
- fördert die Verbreitung des Qi

Lage
2 Querfinger über der Symphyse auf der Mittellinie

Homöopathie
- **Rhus toxicodendron**

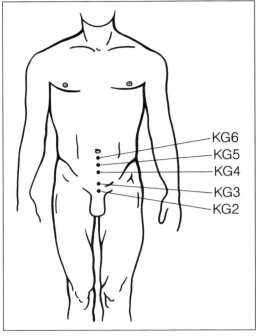

Abb. 74

| TCM: Ren 3 | Syndrome | Homöopathikum: Rhus toxicodendron |
|---|---|---|
| Name | Symptome | Symptome |
| Empor-loderndes Leber-Feuer | Reizbarkeit mit Jähzorn und Schreien bis Gewalt, Zornesausbrüche | extreme Unruhe |
|  | zerberstende Kopfschmerzen an den Schläfen | Kopfschmerzen |
|  | Hitze: rotes Gesicht und Augen, wenig dunkler Harn, Trockenheit, Durst, trockene Stühle bitterer Mundgeschmack |  |
|  | Epistaxis, Hämatemesis, Hämoptysis durch Träume gestörter Schlaf | Nasenbluten beim Bücken, Hämoptysis schlaflos um Mitternacht, Träume von großen Anstrengungen |
|  | Muskelspasmen Schmerzen im Hypochondrium | rheumatische Muskelschmerzen heftige Schmerzen im Abdomen |
| Kälte blockiert die Leber-Leitbahn | Schmerzen im Hypochondrium geschwollener Hoden, geschrumpfte Vagina | heftige Schmerzen im Abdomen Scrotum dick geschwollen |
|  | Schmerzen und Spannung im Unterbauch, Hoden, Scrotum Wärme bessert | heftige Schmerzen im Abdomen, Scrotum dick geschwollen besser durch warme Anwendungen |

| TCM: Ren 3 Name | Syndrome Symptome | | Homöopathikum: Rhus toxicodendron Symptome |
|---|---|---|---|
| Fülle-Hitze des Dünndarms | abdominale Schmerzen, Völlegefühl | | heftige Schmerzen im Abdomen |
| | Zungengeschwüre | ! | Mundulcera |
| | häufiger, dunkler, spärlicher, schmerzhafter Harnfluß | ! | spärlicher, dunkler, trüber Urin |
| | Hämaturie | | Hämaturie |
| | Schwerhörigkeit, Tinnitus | | |
| | Ruhelosigkeit, Reizbarkeit | | extreme Unruhe |
| | Hitzeempfindungen in der Brust | | stechende Schmerzen in der Brust |
| | Durst | | |
| Nässe-Hitze im Dickdarm | Bauchschmerzen | ! | heftige Schmerzen im Abdomen |
| | Diarrhoe | ! | Diarrhoe |
| | Stuhl mit Schleim und Blutauflagerungen, stinkend; heftiger Stuhldrang, der nach dem Stuhlgang weiter anhält | ! | Diarrhoe von Blut und Schleim |
| | spärlicher, dunkler Harn | | spärlicher, dunkler Harn |
| | Fieber, Schwitzen senkt das Fieber nicht | | intermittierende Fieber |
| | Durst ohne Verlangen zu trinken | | |
| | Schweregefühl des Körpers und der Extremitäten | | |
| | Engegefühl im Thorax und Epigastrium | | Beklemmung in der Brust |
| Nässe-Hitze der Blase | Brennen bei der Miktion | ! | |
| | schwere, häufig drängende Miktion, oft im Harnfluß unterbrochen | ! | Dysurie |
| | dunkler, spärlicher, scharf riechender, trüber Urin | | trüber, dunkler Urin |
| | Hämaturie | | Dysurie mit Blutverlust |
| | Fieber | | intermittierende Fieber |
| | Durst | | teilnahmslos, traurig, unruhig |
| | emotionale Symptome | | |
| Nässe-Kälte der Blase | schwierige, häufig drängende Miktion oft plötzlicher Harndrang | ! | Dysurie |
| | trüber, blasser Urin | ! | trüber Urin |
| | Schweregefühl in Hypogastrium und Urethra | ! | |
| | kalter Lendenbereich, auch mit Schmerzen | | Schmerzen in der Lendenregion |
| | Kältesymptome | | |

## 12.2.3 Bl 28 als Shu-Punkt

Name
**Pang Guang Shu – »Zustimmungspunkt der Blase«**

Spezifische Qualifikation
- Shu-Punkt der Blasen-Leitbahn

Spezifische Wirkrichtung
- reguliert die Blase
- beseitigt Nässe
- beseitigt Hitze
- stillt Schmerzen
- beseitigt Stagnation
- öffnet die Wasserwege im Unteren Erwärmer
- stärkt die Lenden

Lage
3 Querfinger lateral der Mittellinie in Höhe des 2. Sakralloches

Homöopathikum
- **Pareira brava**

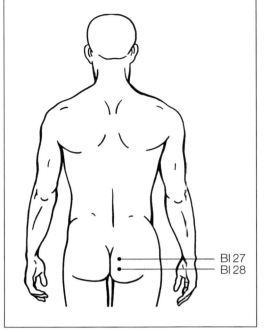

Abb. 75

| TCM: Bl 28 | Syndrome | | Homöopathikum: Pareira brava |
|---|---|---|---|
| Name | Symptome | | Symptome |
| Leere und Kälte der Blase | häufiger, klarer, reichlicher Harnfluß<br>Inkontinenz<br>Enuresis<br>Lumbalgie | ! | Urinieren schwierig |
| Nässe-Kälte der Blase | schwierige, häufig drängende Miktion<br>oft plötzlicher Harndrang<br>trüber, blasser Urin<br>Schweregefühl in Hypogastrium und Urethra<br>kalter Lendenbereich, auch mit Schmerzen<br>Kälte-Symptome | !<br><br>!<br>! | ständiger Harndrang |
| Nässe-Hitze der Blase | Brennen bei der Miktion<br>schwere, häufig drängende Miktion, oft im Harnfluß unterbrochen<br>dunkler, spärlicher Urin<br>stark und scharf riechender, trüber Urin<br>Hämaturie<br>Fieber<br>Durst | !<br>!<br><br>!<br>! | dunkler Urin<br>Geruch nach Ammoniak<br><br>Urin blutig |

## 12.2.4 Bl 58 als Luo-Punkt

Name
**Fei Yang – »Das zurückweichende Yang«**

Spezifische Qualifikation
- Luo-Punkt der Blasen-Leitbahn

Spezifische Wirkrichtung
- beseitigt Fließhindernisse der Leitbahn
- stärkt die Niere
- senkt das Yang ab
- stärkt die Blasen-Leitbahn

Lage
Außenseite der Wade, auf der Hälfte der Linie zwischen Kniegelenksspalt und äußerem Knöchel am Hinterrand der Fibula

Homöopathikum
- **Medorrhinum**

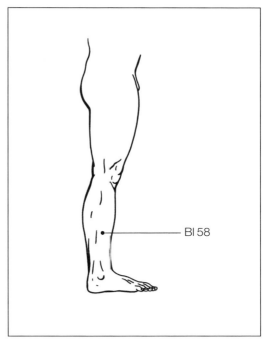

Abb. 76

| TCM: Bl 58 | Syndrome | | Homöopathikum: Medorrhinum |
|---|---|---|---|
| Name | Symptome | | Symptome |
| Mangelnde Festigkeit des Nieren-Qi | Harntröpfeln nach der Miktion | ! | Urin fließt sehr langsam |
| | nächtliche Samenergüsse ohne Träume | ! | Nächtliche Ergüsse, danach große Schwäche |
| | Schmerzen/Schwäche im Kreuzbereich klarer, reichlicher Urin, häufige Miktion mit dünnen Strahl | | Rückenschmerzen mit brennender Hitze |
| | Enuresis/Nykturie, Harninkontinenz | | Nächtliche Enuresis, Urin fließt sehr langsam |
| | Uterusprolaps | | (chronische Störungen im Becken) |
| | chronischer Fluor vaginalis | | Weißfluß |
| | keine Stuhlgangkontrolle | | |
| | schwache Knie | | |
| | Schwindel | | |

# III.
# Anhang

# 1. Verzeichnis der beschriebenen homöopathischen Arzneimittel

**A**brotanum 163
Acidum fluoricum 136
Acidum nitricum 156
Aconitum 77, 99
Aethusa 163
Agaricus 108
Aloe 138, 201
Alumina 90, 186
Ammonium carbonicum 169
Antimonium tartaricum 179, 203
Apis mellifica 232
Argentum nitricum 131, 189, 190
Arsenicum album 18, 134, 156, 212
Aurum metallicum 73

**B**elladonna 4
Berberis 63, 68, 196, 223

**C**actus grandiflorus 103, 105
Calcium carbonicum 109
Cantharis 97, 107, 119, 231
Carbo vegetabilis 18, 172
Causticum 232
Ceanothus 142, 144
Chamomilla 18
Chelidonium 4, 60, 67
China 18, 61, 138, 142
Colocynthis 64
Crataegus 77
Cuprum metallicum 47, 90

**D**igitalis 71

**E**quisetum 229
Euphrasia 190

**F**abiana imbricata 57
  (s. auch Pichy-Pichy)
Ferrum phosphoricum 171

**G**elsemium sempervirens 83
Ginseng 99, 103
Graphites 152

**H**epar sulfuris 177
Hydrastis 92, 191

**I**pecacuanha 81

**K**alium carbonicum 66, 83

**L**ycopodium 18, 43, 64, 209

**M**edorrhinum 237
Mercurius solubilis 204
Moschus 167
Myrica cerifera 69

**N**aja tripudians 103
Nux moschata 54
Nux vomica 18, 142, 154, 232

**O**enanthe crocata 89
Opium 191
Origanum 101, 103

**P**areira brava 236
Phosphorus 47, 86, 115, 119, 133, 182, 212
Plumbum 88
Podophyllum 150
Psorinum 116
Pulsatilla 18

**R**aphanus sativus 128
Rhus toxicodendron 234

**S**anguinaria 174
Sepia 150, 196, 204
Silicea 114, 136
Spigelia 73, 101
Staphisagria 101, 103
Sulfur 116, 190, 210

**T**abacum 81
Terebinthina 224
Thuja 123, 158

**V**eratrum album 98, 191

## 2. Übersicht: Akupunkturpunkte und zugeordnete homöopathische Arzneimittel

| | | | |
|---|---|---|---|
| Bl 2 | Mercurius corrosivus (re) | Di 6 | Antimonium tartaricum |
| | Magnesium carbonicum (li) | Di 10 | Antimonium crudum |
| Bl 11 | Phellandrium aquaticum | | Arsenicum album |
| Bl 12 | Millefolium | Di 11 | Alumina |
| Bl 13 | Antimonium tartaricum | | Causticum |
| Bl 14 | Agaricus muscarius | Di 15 | Arnica |
| Bl 15 | Gelsemium (li) | Di 20 | Alumina |
| | Kalium carbonicum (re) | Dü 3 | Plumbum |
| Bl 16 | Phytolacca | | Zincum sulfuricum |
| Bl 17 | Apis (re) | Dü 4 | Alumina |
| | Naja tripudians (li) | | Cuprum metallicum |
| Bl 18 | Fabiana imbricata | Dü 7 | Veratrum album |
| | Kalium carbonicum | | Staphisagria |
| Bl 19 | Berberis | Dü 8 | Oenanthe crocata |
| Bl 20 | Ceanothus | Dü 15 | Arsenicum album |
| Bl 21 | Abrotanum | | Phosphorus |
| | Aethusa cynepium | Du Mai 3 | Ginseng |
| Bl 22 | Argentum nitricum | | Hypericum |
| Bl 23 | Terebinthina | | Murex |
| Bl 25 | Aloe | | Origanum majorana |
| Bl 27 | Cantharis | | Staphisagria |
| Bl 28 | Pareira brava | | Uranium nitricum |
| Bl 31 | Lachesis | Du Mai 4 (LG 4) | Selenium |
| Bl 39 | Cuprum | Du Mai 5 (LG 5) | Argentum nitricum |
| | Ferrum metallicum | Du Mai 6 (LG 6) | Bufo rana |
| | Marmoreck | | Corallium rubrum |
| Bl 41 | Capsicum | Du Mai 10 (LG 10) | Osmium |
| | Terebinthina | | Tellurium metallicum |
| Bl 42 | Solidago virgaurea | Du Mai 11 (LG 11) | Hydrophobinum |
| Bl 45 | Cantharis | | Paris quadrifolia |
| Bl 47 | Coccus cacti | | Stramonium |
| Bl 54 | Luesinum | Du Mai 12 (LG 12) | Coca |
| Bl 58 | Medorrhinum | Du Mai 13 (LG 13) | Carboneum sulfuratum |
| Bl 60 | Magnesium phosphoricum | | Lathyrus sativus |
| Bl 62 | Cimicifuga | | Picricum acidum |
| Bl 64 | Apis | Du Mai 14 (LG 14) | Menyanthes |
| | Causticum | Du Mai 15 (LG 15) | Cuprum arsenicosum |
| | Nux vomica | Du Mai 16 (LG 16) | Rhus radicans |
| Bl 65 | Cantharis | Du Mai 19 (LG 19) | Theridion |
| Bl 67 | Kalium carbonicum | | Zincum |
| Di 1 | Plantago major | 3E 3 | Silicea |
| Di 2 | Argentum nitricum | 3E 4 | Psorinum |
| Di 3 | | | Sulfur |
| Di 4 | Hydrastis | 3E 5 | Phosphorus |
| | Opium | | Causticum |
| | Veratrum album | 3E 10 | Phosphorus |

| | | | |
|---|---|---|---|
| 3E 15 | Natrium sulfuricum | Ma 19 | Adonis vernalis |
| 3E 16 | Arsenicum album | Ma 21 | Carduus marianus |
| | Phosphorus | Ma 23 | Bryonia (re) |
| 3E 17 | Kalium muriaticum | | Staphisagria (li) |
| 3E 22 | Kalium muriaticum | Ma 25 | Berberis (re) |
| 3E 23 | Capsicum | | Sepia (li) |
| Gb 34 | Plumbum | Ma 26 | Ignatia |
| Gb 37 | Myrica cerifera | Ma 27 | Acidum phosphoricum (re) |
| | Silicea | | Cuprum (li) |
| Gb 38 | Berberis | Ma 28 | Plumbum |
| Gb 40 | Colocynthis | Ma 29 | Juniperus |
| Gb 43 | Lycopodium | Ma 30 | Aurum metallicum |
| | China | | Helonias dioica |
| He 3 | Kalium phosphoricum | Ma 31 | Iris versicolor |
| He 5 | Phosphorus | Ma 36 | Arsenicum iodatum |
| | Gelsemium | | Pulsatilla |
| He 7 | Aconitum | Ma 40 | Moschus |
| | Aurum metallicum | Ma 41 | Graphites |
| | Crataegus | Ma 42 | Acidum nitricum |
| | Spigelia | | Arsenicum album |
| He 9 | Digitalis purpurea | Ma 45 | Nux vomica |
| Le 2 | Bryonia | Mi 2 | Arsenicum album |
| Le 3 | Cuprum | Mi 3 | Aloe |
| | Phosphorus | | China |
| Le 5 | Kalium carbonicum | Mi 4 | Podophyllum (re) |
| | Secale cornutum | | Sepia (li) |
| Le 6 | Chelidonium | Mi 5 | Acidum fluoricum |
| Le 9 | Lycopodium | | Aesculus hippocastanum |
| Le 12 | Antimonium crudum | | Calcium fluoratum |
| | Iris versicolor | | Silicea |
| Le 13 | Ceanothus (li) | Mi 6 | Kalium carbonicum |
| | China (li) | | Secale cornutum |
| | Nux vomica (re) | Mi 9 | Causticum (re) |
| Le 14 | Nux moschata | | Nux vomica (li) |
| Lu 1 | Hepar sulfuris | Mi 11 | Iris versicolor |
| Lu 2 | Acidum benzoicum (re) | Mi 15 | Ceanothus (li) |
| | Euphrasia (li) | | China |
| Lu 5 | Ferrum phosphoricum | | Nux vomica (re) |
| Lu 7 | Ipecacuanha | Mi 21 | Kalium carbonicum |
| | Phosphorus | Ni 1 | Lyopodium |
| Lu 9 | Ammonium carbonicum | Ni 2 | Sulfur |
| | Carbo vegetabilis | Ni 3 | Arsenicum album |
| | Sanguinaria | | Phosphorus |
| Lu 11 | Belladonna | Ni 4 | Equisetum arvense |
| Ma 10 | Conium (li) | | Gelsemium |
| | Petroleum (re) | | Plumbum |
| Ma 12 | Hyoscyamus (li) | Ni 6 | Apis (re) |
| | Zincum (re) | | Lachesis (li) |
| Ma 14 | Arnica | Ni 7 | Mercurius solubilis |
| Ma 15 | Aranea diadema | | Sepia |
| Ma 16 | Drosera | Ni 8 | Kalium carbonicum |
| Ma 18 | Nux moschata | | Secale cornutum |

| | | | |
|---|---|---|---|
| Ni 11 | Cantharis | PC 9 | Aconitum |
| Ni 13 | Pulsatilla | | Ginseng |
| Ni 14 | Kalium bichromicum | Ren 2 | Ferrum iodatum |
| Ni 15 | Plumbum | Ren 3 | Rhus toxicodendron |
| Ni 16 | Aurum | Ren 4 | Hydrastis |
| Ni 18 | Natrium sulfuricum (re) | Ren 5 | Phosphorus |
| | Sulfur (li) | Ren 6 | Cantharis |
| Ni 20 | Arsenicum album | | Silicea |
| Ni 21 | Crataegus (re) | Ren 7 (KG 7) | Cantharis |
| | Strophantus (li) | Ren 9 (KG 9) | Silicea |
| Ni 22 | Graphites | Ren 11 (KG 11) | Mezereum |
| Ni 23 | Glonoinum | Ren 12 (KG 12) | Thuja |
| Ni 25 | Lycopodium | Ren 13 (KG 13) | Cuprum |
| Ni 26 | Antimonium tartaricum | Ren 14 (KG 14) | Ipecacuanha |
| Ni 27 | Antimonium tartaricum | | Tabacum |
| PC 1 | Cactus | | Veratrum album |
| PC 6 | Calcium carbonicum | Ren 15 (KG 15) | Phosphoricum acidum |
| | Zincum | Ren 16 (KG 16) | Argentum metallicum |
| PC 7 | Origanum | | Phosphorus |
| | Spigelia | Ren 17 (KG 17) | Raphanus sativus |
| | Staphisagria | Ren 18 (KG 18) | Mercurius bijodatus |
| | Cactus | Ren 19 (KG 19) | Calcium iodatum |
| | Ginseng | Ren 20 (KG 20) | Bromium |
| | Naja tripudians | Ren 21 (KG 21) | Rumex |
| | | Ren 22 (KG 22) | Rumex |

# 3. Literaturverzeichnis

*Bischko, Johannes:* Einführung in die Akupunktur, Band 1. Haug, Heidelberg 1989

*Boericke, William:* Homöopathische Mittel und ihre Wirkung. Materia Medica und Repertorium. Verlag Grundlagen und Praxis, Leer 1972

*De la Fuye, Roger; Schmidt, Heribert:* Die moderne Akupunktur. Hippokrates, Stuttgart 1952

*Deutsche Homöopathie-Union:* Homöopathisches Repetitorium. DHU, Karlsruhe 1991

*Geyer, Erwin:* 100 wichtige Punkte der Akupunktur und Homöopathie. Praktischer Leitfaden. Sonntag, Stuttgart 1994

*Hempen, Carl:* dtv Atlas zur Akupunktur. dtv, München 1995

*Focks, Claudia; Hillenbrand, Norman:* Leitfaden Traditionelle Chinesische Medizin: Schwerpunkt Akupunktur. Gustav Fischer, Stuttgart 1997

*Lorenzen, Udo; Noll, Andreas:* Die Wandlungsphasen der traditionellen chinesischen Medizin. Bd. 1 Wandlungsphase Holz, 1992; Bd. 2 Wandlungsphase Metall, 1994; Bd. 3 Wandlungsphase Erde, Müller & Steinicke, München 1996

*Marciocia, Giovanni:* Die Grundlagen der chinesischen Medizin. Ein Lehrbuch für Akupunkteure und Arzneimitteltherapeuten. Verlag für Traditionelle Chinesische Medizin Dr. Erich Wühr, Kötzting 1994

*Pothmann, Raymund* (Hrsg.): Injektionsakupunktur. Akupunktur in Klinik und Praxis. Hippokrates, Stuttgart 1992

*Porkert, Manfred; Hempen, Carl:* Systematische Akupunktur. Urban und Schwarzenberg, München 1995

*Schnorrenberger, Claus:* Lehrbuch der chinesischen Medizin für westliche Ärzte. Die theoretischen Grundlagen der chinesischen Akupunktur und Arzneiverordnung. Hippokrates, Stuttgart 1983

*Schoeller, Heinz:* Die Weihe'schen Druckpunkte: ihre Beziehung zur Akupunktur, Neuraltherapie und Homöopathie. Haug, Ulm 1954

*Schoeller, Heinz:* Die Beziehung der Akupunktur, der Weihe'schen Druckpunkte und der Neuraltherapie zur Homöopathie. In: AHZ 1952

*Ross, Jeremy:* Zang Fu, die Organsysteme der traditionell chinesischen Medizin: Funktion, Beziehung und Disharmoniemuster in Theorie und Praxis. Medizinisch-Literarische Verlagsgesellschaft, Uelzen 1995

*Nicht veröffentlichte Skripten:*
- Vorlesungen »Homöopathie« von 1992–1995 an der MUL Lübeck
- Vorlesungen »Akupunktur nach Bischko« von 1992–1993 an der MUL Lübeck
- Vorlesungen Ausbildungszentrum Nord für Klassische Akupunktur und Traditionelle Chinesische Medizin, 1994–1998

# Mit den 101 wichtigsten homöopathischen Arzneimitteln

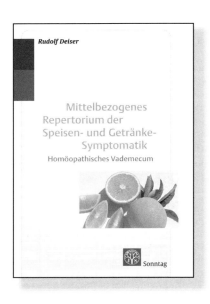

R. Deiser
**Mittelbezogenes Repertorium der Speisen- und Getränke-Symptomatik**
Homöopathisches Vademecum
1999, 176 S., geb.
DM 49,90 / ÖS 364 / sFr 46,–
ISBN 3-87758-159-5

Zeitintensives Studium im Repertorium und eine umfangreiche Materia medica bahnen dem Homöopathen den Weg zum Simile. Die einschlägigen Rubriken durchzuarbeiten, zu studieren und zu vergleichen, erfordert hohen Aufwand und entmutigt oft. Mit diesem handlichen Repertorium wird die Suche jetzt erheblich einfacher, denn es listet die Rubriken der in der Praxis besonders wichtigen Symptomatik »Speisen und Getränke« erstmals nach Mitteln auf. Es wurden die 101 wichtigsten homöopathischen Arzneimittel ausgewählt. Der Vorteil: Schnell, einfach und übersichtlich finden Sie die Essenz der Mittel in einem Kapitel.

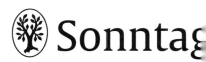

# Das praxisorientierte Grundseminar

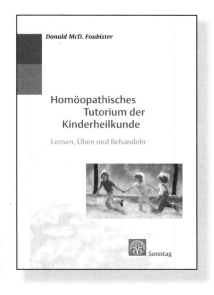

D. Foubister
**Homöopathisches Tutorium der Kinderheilkunde**
Aus dem Englischen übersetzt.
1999, 268 S., geb.
DM 59,– / ÖS 431 / sFr 53,50
ISBN 3-87758-144-7

Allergien, Infekte, umweltbedingte oder psychosomatische Störungen nehmen bei Kindern eher zu als ab. Hier kann die Homöopathie helfen. In einer Reihe mit M. TYLER, D. BORLAND, J. WEIR und M. BLACKIE baut der Verfasser dieses praxisorientierte Grundseminar auf:
- Einführung,
- Homöopathie und Pädiatrie,
- pädiatrische Arzneimittelbilder und Nosoden,
- spezielle Krankheitsbilder und therapeutische Tipps
- sowie das Kapitel, mit dem er in Homöopathiekreisen weltbekannt wurde: »Carcinosum«.

Mit einer Fälle von anschaulichen Fallbeispielen.

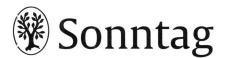